JN412235

국제화 시대의 전문 간호 인재를 위한

국제간호

저자 이도영·노기옥·정은정·백성희·노진원·손해경·김윤정

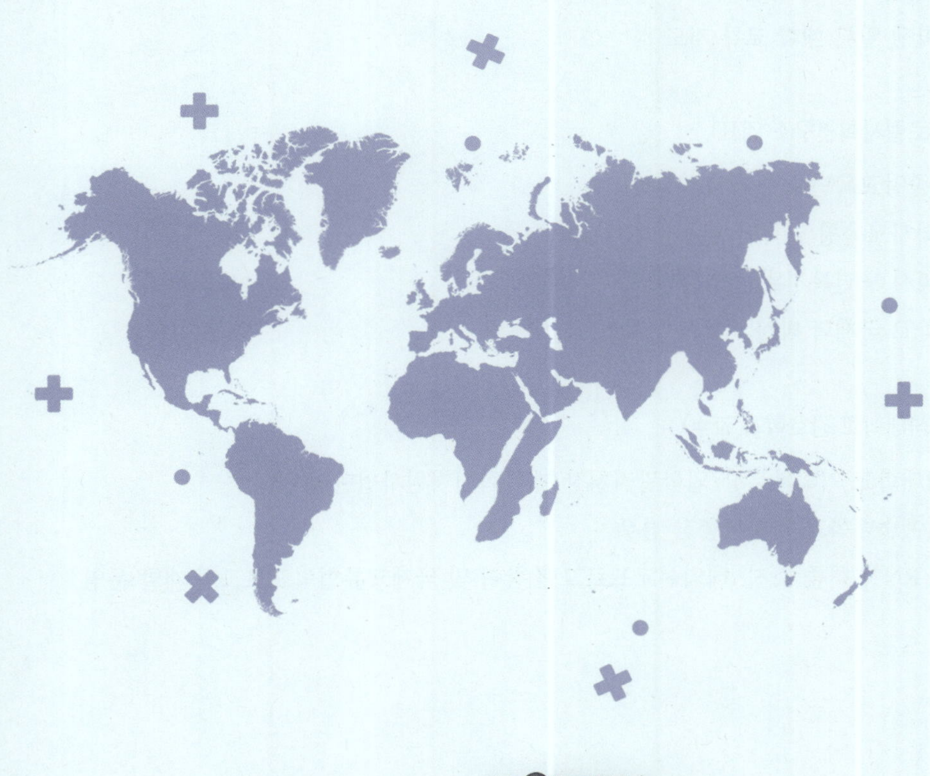

사이플러스
Science plus

저자소개

- **이도영**(창신대학교 간호학과 교수)
  - 창신대다문화케어-통일센터 센터장
  - 창신대학교 KOICA 국제개발협력 이해증진사업 책임교수
  - 창신대학교 KOICA 인큐베이팅 프로그램 책임교수
  - 창신대학교 해외인턴십 담당교수
  - 미얀마 의료봉사 경험

- **노기옥**(건양대학교 간호학과 교수)
  - 건양대학교 시뮬레이션센터장
  - 건양대학교 종양전문간호대학원 주임교수
  - 다문화 관련 교과서 집필
  - 간호대학생 일본 대학 교류 지도

- **정은정**(글로컬사회연구소 대표)
  - 교육부 중앙교육연수원 강사(다문화)
  - 부산광역시교육청 교육연수원 강사(다문화)
  - 부산광역시 노인복지위원회 위원
  - 동아대학교 국제학 박사

- **백성희**(백석대학교 간호학과 교수)
  - 전) 백석대학교 기획본부장/입학관리처장/대학혁신지원사업단장
  - 현) 백석예술대학교 기획부총장 겸무
  - NCLEX RN 면허증 소지. 해외선교프로그램 참여 및 국제교류협력프로그램 개발 운영

- **노진원**(연세대학교 보건행정학부 교수)
  - 연세대학교 보건행정학부 학부장, 지구건강연구소 소장, 의료경영연구센터 센터장
  - 네덜란드 흐로닝언 대학 국제보건 박사
  - 미국 존스 홉킨스 MPH/MBA
  - 고려대학교 보건학 박사
  - 이화여자대학교 경영학 석사
  - 이화여자대학교 통계학 경영학 학사
  - 국내외 논문 200편 이상, 저서 총 4편 등 지역사회 건강증진을 포함한 국내외 사회경제적 취약계층 지원을 위한 연구역량 보유

- **손해경**(을지대학교 간호학과 교수)
  - 을지대학교 입학관리팀장
  - 을지대학교 기관생명윤리위원회 위원
  - The Pacific Asia Society 해외봉사 참여
  - 간호대학생 일본 대학 교류 지도 경험

- **김윤정**(배재대학교 간호학과 교수)
  - NCLEX-RN(뉴욕 주 미국간호사)
  - 뉴욕 Stonybrook 대학병원, 응급실 방문교수
  - North Carolina 주립대학교, 간호학과 방문교수
  - 뉴욕 Stonybrook 대학병원, 응급실, 병동 임상실습수료
  - 뉴욕 Stonybrook 대학병원, ACLS Insturctor 자격증
  - 뉴욕 Stonybrook 대학병원, Difficult airway 과정수료
  - Journal of Comprehensive Nursing Research and Care, 편집위원

머리말

세계화 시대로의 변화에 따라 간호의 역할과 범위는 지속적으로 확대되며 발전하고 있습니다. 최근 발생한 코로나19 팬데믹은 지구촌 건강을 위협하였으나, 전 세계 의료 현장에서 간호사의 노고와 헌신으로 팬데믹의 위기를 극복할 수 있었습니다. 국제간호의 발전은 간호가 단순히 개인적인 건강관리에서 벗어나, 글로벌 차원에서 건강을 증진하고 질병을 예방하는 중요한 역할을 하고 있다는 것을 의미하고 있습니다. 따라서 국제화 시대에 미래 사회의 건강과 글로벌 보건안보 실현을 위해 간호사들에게는 끊임없는 학습과 글로벌 역량이 요구되고 있습니다.

이 책은 국제간호의 다양한 측면을 다루며, 글로벌 건강문제에 대한 이해를 돕기 위해 작성되었습니다. 각 장은 해당 분야의 전문가들이 집필하였으며, 일부 장에서는 국제간호를 수행한 실제 사례를 제시하여 학문적 이론과 실천을 통합하는 경험을 갖도록 구성하여 국제간호의 중요성과 그 역할을 강조하였습니다.

이 책은 국제간호학을 학습하는 학생들뿐만 아니라 실무자인 간호사들에게도 귀중한 자원이 될 것입니다. 다양한 시각에서 건강 관련 문제에 접근하고 해결하는 능력을 배양하며, 변화하는 글로벌 환경 속에서 간호의 역할을 재조명할 기회를 제공하는 데 목적이 있습니다. 이 책이 국제사회에 대한 이해를 높이고, 전문직 국제간호사로 나아가기를 희망하는 독자들에게 유익한 정보와 통찰을 제공할 것을 기대합니다.

제 1 장 국제간호의 이해 (창신대학교 간호학과, 이도영 교수)
제 2 장 감염병과 비감염병 (백석대학교 간호학과, 백성희 기획부총장)
제 3 장 국내외 감염병 대응 전략 (백석대학교 간호학과, 백성희 기획부총장)
제 4 장 빈곤, 환경오염과 건강 (건양대학교 간호학과, 노기옥 교수)
제 5 장 여성, 아동 · 청소년 건강 (건양대학교 간호학과, 노기옥 교수)
제 6 장 글로벌문화와 의료문화역량 (글로컬사회연구소, 정은정 대표)
제 7 장 세계화와 건강 (글로컬사회연구소, 정은정 대표)
제 8 장 국제정치와 간호 (을지대학교 간호학과, 손해경 교수)
제 9 장 국제의료관광 (을지대학교 간호학과, 손해경 교수)
제10장 보건의료와 국제화 (배재대학교 간호학과, 김윤정 교수)
제11장 국제개발협력의 이해 (연세대학교 보건행정학부, 노진원 교수)
제12장 국제개발협력 사례 (연세대학교 보건행정학부, 노진원 교수)
제13장 통일과 간호 (창신대학교 간호학과, 이도영 교수)

감사의 글

이 책의 출판을 위해 많은 분의 도움과 지지가 있었습니다. 먼저, 이 책의 내용을 집필하고 연구하여 주신 모든 저자분께 깊은 감사의 말씀을 드립니다. 아울러 출판 과정에서 여러 가지 지원을 아끼지 않으신 사이플러스 대표님과 관계자 여러분께도 감사드립니다. 독자의 마음을 고려한 철저한 검사와 세심한 편집 덕분에 보다 완성도 높게 발간될 수 있었습니다.

이 책에 관심을 보여주신 독자분들께도 감사의 말씀을 전합니다. 앞으로도 유익한 내용으로 보답할 수 있도록 최선을 다하겠습니다. 이 책이 많은 이들에게 도움이 되기를 소망합니다.

2025년 2월 5일

집필진 일동

목차

제 1 장

국제간호의 이해

학습성과

1. 국제간호를 이해하고, 정의와 의미에 대해 설명할 수 있다.
2. 세계화에 따른 국제간호의 필요성에 대해 설명할 수 있다.
3. 국제간호를 위한 핵심역량에 대해 설명할 수 있다.
4. 세계화를 위한 국제간호의 목표를 설명할 수 있다.
5. 지속가능발전목표에 부합하는 국제간호를 설명할 수 있다.
6. 국제사회 속에서 올바른 전문간호직의 미래를 제시할 수 있다.

제 1 장 국제간호의 이해

1. 세계화를 향한 국제간호

1) 국제간호의 정의

국제화는 '경제 · 환경 · 정치 · 문화적으로 다른 여러 나라와 교류하는 것'을 의미한다. 국제화 추세에 발맞추어 교통, 통신, 네트워크는 경제, 사회, 문화의 통합을 가져왔으며, 이러한 추세에 따라 건강 측면에서도 국가 간 연결된 사회문화, 행동, 정치, 경제 및 환경적 요인들이 고려되어야 한다.

국제보건(global health)은 '전 세계 모든 사람을 위한 건강형평성과 증진을 최우선으로 하는 학문, 연구 및 실행영역'으로 정의되며, 범국가적인 건강을 강조하고, 보건의료 및 타 전문직과의 협력을 통해 개인과 집단의 건강을 증진하고자 하는 예방적 활동을 의미한다. 또한, 국제간호(global nursing)는 '지구촌에 있는 모든 사람의 건강향상을 위한 건강의 사회적 결정요인을 고려하고, 인간 존엄성, 인권, 문화적 다양성에 민감하며, 타 보건의료인과 협력하여 근거기반으로 정책수립, 옹호, 리더십, 연구, 교육, 간호하는 것'을 의미한다.

국제간호는 국경을 가로지르는 건강문제 만을 일컫는 것이 아니라, 세계적으로 중요시 다루는 환경, 기후변화, 도시화, 전염병 퇴치와 같이 다국적 건강 결정요인과 같은 해결방안 마련이 필요한 건강문제를 포함한다**[표 1-1]**. 국제보건 문제를 해결하기 위해 국제사회의 공동 책임과 협력적 문제해결을 위한 적극적인 활동이 촉구되고 있으며, 이에 따라 간호전문직의 역할과 참여의 중요성이 급부상하면서 '국제간호'에 대한 관심이 증대하였다. 따라서 세계화와 건강 불평등 문제를 해결하기 위해 국가 간 협력과 통합된 건강관리 및 예방 체계 구축을 위해 국제간호학이 발전되어 가고 있는 실정이다.

[표 1-1] 국제간호 관련 정의

● '국제간호'란 모든 인류를 위한 지속가능한 지구적 건강 및 형평성 증진에 근거기반 간호를 제공하는 것이며, 건강의 사회적 결정요인을 고려하여 개인 및 인구집단의 돌봄, 연구, 교육, 리더십, 옹호 및 정책 구상을 포함하여야 한다. ● '국제간호사'란 인권, 존엄성, 문화적 다양성을 존중하고 지역사회 및 다른 보건의료제공자와 상호의존적인 파트너십을 반영하고 숙고해야 한다. [출처] Global Advisory Panel on the Future of Nursing(GAPFON)
● '국제간호'는 건강의 사회적 결정인자에 주목하고 개인 및 인구집단, 간호실무, 연구, 교육, 리더십, 옹호와 정책 구상을 포함하며, 윤리적이면서 인간의 존엄성, 인권, 문화적 다양성을 존중하는 실무를 제공하는 것이다. [출처] Wilson et al., 2016
● '국제간호'는 온 인류의 지속가능한 건강과 평등을 증진하기 위한 근거기반 간호과정을 활용하는 것이다. [출처] 국제보건전문가 집단

2) 세계화에 따른 국제간호의 필요성

(1) 국내 외국인 증가 추세에 따른 국제간호의 필요성

한국에서 거주하는 결혼이민자, 귀화자, 유학생, 외국인 노동자 등이 매년 증가하여, 국내에 체류하고 있는 외국인이 2,507,584명으로 전체 인구(51,325,329명) 대비 외국인의 비율은 4.9%를 차지하며, 인종과 국적도 다양해지고 있다. 또한 편리한 교통과 세계화로 국가 간 이동이 활발하게 이루어지면서 의료기술이 발전한 국가에서 제공하는 양질의 의료서비스를 이용하려는 인구의 해외 이동 역시 활발해지고 있다. 한국의 의료기관을 이용하는 외국인 환자는 2009년 6만 명에서 연평균 약 23.3% 증가하여 2019년 49만 7,464명으로 조사되었으며, 외국인들의 국내 의료기관 이용의 급증과 다양화로 인하여 간호사는 국제적이고 전문적인 간호를 제공할 준비가 되어 있어야 한다.

국내 의료기관은 진료중심에서 성형수술, 치과치료, 장기이식수술, 난임치료, 건강검진 등으로 외국인들이 이용하고 있으며, 특히 종합병원을 이용하는 국제진료 대상자는 53.4%를 차지하였다. 2009년도에 「의료법」(제27조의2)의 개정으로 외국인 환자의 유치와 알선이 합법화되고, 2015년 「의료 해외진출 및 외국인환자 유치 지원에 관한 법률」이 제정되면서[표 1-2], 간호사의 국제화 역량 함양은 필수가 되었다. 국제진료센터를 갖춘 종합병원은 점차 증가하여 35개의 의료기관이 있으며, 국내의 간호 대상자가 다양한 문화적, 사회적 배경을 가진 집단으로 확대됨에 따라 간호사의 국제간호에 대한 역량 향상이 필요하게 되었다.

[표 1-2] 의료법 〈부칙〉

의료 해외진출 및 외국인환자 유치 지원에 관한 법률 〈법률 제13599호, 2015.12.22.제정〉〈2016.06.23.시행〉
◆ 제정이유 의료 해외진출 및 외국인환자 유치 사업은 고부가가치를 창출하는 산업으로서 새로운 국가 성장 동력으로 높은 관심을 받고 있으나, 이에 대한 법적 · 제도적 지원이 미흡한 상황임. 이에 의료 해외진출 및 외국인환자 유치에 필요한 법률적 근거를 마련하여, 외국인환자의 권익 및 국내 의료 이용편의 증진을 지원하여 외국인이 안전하고 수준 높은 보건의료서비스를 받을 수 있도록 하고 국가 경제 · 사회 발전에 기여하려는 것임

[출처] 의료법 〈부칙〉. 국가법령정보센터

(2) 간호사의 국제적 이동에 따른 국제간호의 필요성

한국 간호사 해외 취업의 역사는 1960년, 한국 간호사들이 광부들과 함께 서독으로 파견되었던 것이 시작이라고 볼 수 있다. 당시 간호사의 해외 취업은 한국의 열악한 간호 근무 환경과 낮은 임금에 비해 고액의 임금을 받을 수 있어, 국내 간호사들이 외화획득의 국가경제 발전에 이바지하고, 국제 선진의료를 접할 수 있다는 자부심으로 많은 간호사들의 관심을 끌었다. 1998년 IMF로 인한 국내 경제 파탄과 실업 인구 증가 시에도 간호사 실업률은 43%로, 국내 간호사들은 해외 취업을 활성화하기도 하였다.

현대사회의 세계적인 간호사수 부족현상은 미국, 캐나다, 호주와 같은 부유하고 산업화된 선진국뿐만 아니라 다른 여러 나라에도 확산되고 있다. 간호사의 국제적 이동에 따른 부정적 측면은 첫째, 자국의 노동력 과다 유출로 인해 첨단기술 노동력을 가진 젊은 세대의 고급인력이 해외로 빠져나갈 수 있으며, 둘째, 국내 간호사 공급이 줄어들면 임금 상승 및 경제에 부정적 영향을 미칠 수 있다는 점이다. 반면 긍정적 측면은 첫째, 해외에서 인한 간호사들이 귀국할 경우 새로운 기술, 지식, 경험을 공유하여 간호 수준을 향상시키고 국제 경쟁력을 높이는데 기여할 수 있으며, 둘째, 자국과 외국 간의 간호 국제적 네트워크가 구축될 수 있고, 셋째, 단기적으로 청년 실업 해소에, 중장기적으로는 국가경제에 긍정적인 영향을 미칠 수 있다는 점이다.

간호사의 해외 취업은 글로벌 경쟁에서 살아남기 위한 전략일 뿐만 아니라 전 세계적인 간호사 부족 문제로 인해 타 직종에 비해 해외 취업이 비교적 쉬운 분야로서 더욱 확대될 것이다. 간호사들이 진출하기 원하는 국가에서 간호사에게 요구하는 실무능력이나 내용은 자국의 간호 실무에서 요구되는 것과 차이가 있을 수 있으므로, 해외 취업을 원하는 간호사들은 그 나라에서 요구하는 능력이나 실무 지식을 정확히 파악하고 준비하는 것이 중요하다. 이를 통해 자신이 가지고 있는 능력을 정당히 인정받고, 시간과 비용을 절약할 수 있다.

(3) 전 세계적 간호인력 부족에 따른 국제간호의 필요성

코로나 팬데믹 초기에 전 세계적으로 약 600만 명의 간호사가 부족하다고 보고되었으며, 간호업무의 증가로 인해 부족 현상이 심화되었다. 국제간호협의회(International Council of Nurses, ICN)와 간호사이주국제센터 등 주요 국제간호 단체들이 발표한 보고서에 따르면, 간호 인력 부족 문제를 해결하기 위한 조치가 이루어지지 않으면 2030년까지 전 세계적으로 1,300만 명의 간호사가 부족할 것으로 간호 인력 부족의 심각성을 발표하였다.

월스트리트저널은 코로나 팬데믹 이후, 개발도상국의 간호사들이 더 높은 급여를 제시하는 선진국으로 떠나는 의료 이민 현상을 보도했다. 이와 함께 선진국에서는 팬데믹과 고령화로 인한 돌봄인력 부족 문제를 해결하기 위해 '세계 간호사 쟁탈전'이 일어나고 있다고 전했다 **[표 1-3]**. 21세기에는 국제 무역의 자유화로 의료서비스 산업의 수출입이 활발해지고, 자원 경쟁이 심화되면서 간호 분야에서도 세계 시장에 대한 대비가 필요하다는 추세가 나타나고 있다.

[표 1-3] 선진국 간호사 쟁탈 전쟁… 개도국 해외 간호 인력 유출 비상

선진국이 코로나19 팬데믹 이후 급감한 간호 인력 확보를 위해 저임금과 격무에 시달리는 개발도상국 의료 인력을 빼가면서 '세계 간호사 쟁탈전'이 벌어지고 있다.

선진국은 고령화가 심화하면서 돌봄 인력 확충에 사활을 걸고 있다. 자국민 의료 인력을 수년에 걸쳐 양성하는 대신 개발도상국에서 의료진을 데려오는 것이다. 영국이 지난 1년간 간호사와 간병종사자 등 전체 의료 인력에 발급한 비자는 전년의 3배인 10만 1570개에 이른다. 특히 최근 1년간 영국이 짐바브웨 국민에게 발급한 보건의료 비자는 1만 7421건으로 전년보다 약 6배나 많다.

이런 선진국의 '의료 인력 빼가기'에 세계보건기구(WHO)는 보건인력이 심각하게 부족한 국가를 '레드리스트'로 선정하고 있다. 현재 54개 나라가 이 리스트에 선정됐으며, 대부분 유럽의 표적이 되는 아프리카 국가들이다. '레드리스트' 국가의 평균 의료 종사자 수는 인구 1만 명당 15명에 불과하지만 선진국에서는 1만 명당 148명에 달한다. 짐바브웨 전문간호사 연합 사무총장은 "일부 병원에서 간호사 한 명이 최대 25명 또는 30명의 환자를 돌보는 경우도 있다"고 털어놓았다.

[출처] 서울신문 보도자료 일부. 2023.08.02

세계보건기구(WHO)는 인류의 공동 건강 목표를 달성하기 위한 간호사의 역할이 중요하다고 강조하며 2020년을 "세계 간호사 및 조산사의 해"로 지정했다. 2020년 4월, WHO는 세계보건의 날을 맞아 ICN 및 Nursing Now가 공동으로 발표한 '세계간호 2020(State of the World's Nursing 2020)' 보고서를 통하여 간호 인력에 대한 전반적인 현황과 간호정책방향을 제시하였다 **[표 1-4]**. 이와 같은 시대적 흐름 속에서 국가 간 협력과 공조의 필요성이 커짐에 따라, 국제간호의 중요성도 점점 더 강조되고 있다.

[표 1-4] WHO, 첫 번째 "세계간호 2020" 보고서

WHO & Nursing Now (2020). State of the world's nursing 2020 – Investing in education, jobs and leadership
■ 2020년 현 상황(Current status of evidence in 2020) ○ 국제간호 인력은 2,790만 명이며, 1,930만 명은 전문직 간호사임. 2013-2018기간 동안 총 470만 명이 증가하였고, **간호사가 보건의료전문직 중 약 59%로 가장 많은 비율을 차지하고 있음**. 2,790만 명 간호사 중 1,930만 명(69%)은 전문직 간호사, 600만 명(22%)는 준전문 간호사, 260만 명(9%)은 어느 쪽으로도 분류되지 않는 간호 인력임 ○ **국제적으로 보편적 의료보장과 SDG 목표에 상응하는 간호 인력을 가지고 있지 않음**. 세계 간호사의 80% 이상은 세계 인구의 절반에 해당하는 국가에서 일하고 있음. 국제적인 간호 인력 부족(2016년 660만 명 부족으로 추정)은 2018년 590만 명으로 약간 감소하였음. **530만 명(89%)의 부족은 저개발 국가에 집중되어 있음**. 이들 국가는 간호사 수의 증가가 인구증가속도를 따라잡지 못하고 있음 ○ 일부 지역에서 **보건의료 인력의 노령화 양상은 간호 인력의 안정성을 위협함**. 국제적으로 간호 인력은 상대적으로 젊으나, 지역 간 편차가 있으며, 미국, 유럽 등지에서는 지속적으로 간호 인력의 연령이 증가하고 있음. 젊은 간호사 수가 적은 나라들은 간호학과 졸업자수를 늘리고, 보건의료서비스의 접근성을 유지하기 위해 지속 근로 패키지를 강화해야 함. 간호 인력이 젊은 국가는 국가가 간호사 분포의 형평성을 개선해야 함 ○ 2030년까지 모든 국가에서 간호사 부족을 해결하기 위해서는 간호학 졸업자수는 연 평균 8% 증가가 필요하고, 이러한 졸업자를 고용하고 유지할 수 있는 역량을 키워야 함. 이 정도의 증가가 없다면, 2030년에 간호사는 3,600만 명이 될 것이고, 주로 아프리카, 동남아시아, 중동 지역에서 570만 명의 간호사가 부족할 것으로 예상함. 미국, 유럽, 서태평양 지역은 국가적으로 정의한 간호사 부족에 직면할 것임 ○ 대부분의 국가(157개국 중 152개국, 97%)는 간호교육의 최소 연한을 3년으로 하고 있음. 대부분 나라는 교육 내용과 기간의 표준을 보고하였으며(91%), 인증제도(89%), 교수 자격의 국가 표준(77%), 전문직 간 교육(67%)를 보고함. **교수 부족과 인프라의 제약, 임상 현장 유용과 같은 역량의 제약과 더불어 간호사의 최소 교육 훈련 수준에 상당한 편차가 존재하고 있음** ○ 78개국(조사 응답국의 53%)은 전문간호사 역할(Advanced practice roles for nurses)을 가지고 있음을 보고함. 전문간호사는 농촌 지역사회의 일차보건의료 접근성을 개선하고, 도시 지역에서 취약계층의 보건의료접근성의 불평등을 개선한다는 강력한 근거가 있음 ○ 8명 중 한 명의 간호사는 자신이 태어나고 교육받은 국가가 아닌 나라에서 간호사로 일하고 있음. **간호 인력의 국제적 이동이 증가하고 있음**. 이를 통제하지 못하면, 간호사 부족이 악화될 수 있으며, 보건의료의 불평등 접근을 심화시킬 수 있음. 선진국은 간호 졸업생 수 감소와 보건의료체계 안에서 새로운 졸업 간호사를 채용할 능력과 간호사 일자리에 비해 간호사 수 부족 등으로 과도하게 국제적 간호 인력 이동에 의존하는 것 같음 ○ **대부분 국가(86%)는 간호 인력 규제에 책임을 가지고 있는 기관이 있음**. 약 2/3(64%) 국가는 간호실무를 하기 전 초기 역량 평가를 요구하고 있고, 3/4(73%)은 실무를 지속하기 위해서는 지속적인 전문직 개발(보수교육)을 요구하고 있음. 그러나 간호교육과 실무 규제는 상호 인식의 합의를 넘어 조화를 이루지 못하고 있음. 규제 기관은 이동성이 크고, 팀 기반 및 디지털 시대에 맞추어 교육과 실무 규정의 개선, 간호 인력 등록 등에 어려움이 있음

○ 간호는 노동 현장에 편견과 관련하여 상당히 여성 중심적인 직업으로 남아 있음. **간호 인력이 약 90%가 여성이지만, 보건의료에서 리더십을 발휘하는 지위에 간호사나 여성은 거의 없음.** 성차별적 임금 차이뿐만 아니라 근무환경에서 성차별적인 요소들이 있다는 증거가 있음. 근무시간과 근무조건, 최소 임금을 포함한 법적 보호와 사회적 보호 등이 대부분의 국가에서 보고되었으나, 지역 간 동일하지는 않음. 단지 1/3 이상(37%)의 국가가 실무현장에서 보건의료인에 대한 공격을 방지할 수 있는 수단이 있다고 보고함

■ **10가지 주요 행동강령 : 간호 인력 정책 방향**

1. 간호사 부족에 영향을 받는 국가는 최소한 590만 명의 간호 인력을 추가 교육하고 고용할 수 있도록 재정 지원을 증가시킬 필요가 있음. 간호교육의 추가적 투자는 저개발 국가에서 인구 일인당 US $ 10 로 추정함. 추가적인 투자는 졸업 간호사를 고용하는 데에도 필요함
2. 국가는 보건의료 인력에 관한 자료수집, 분석, 활용을 위한 역량을 강화해야 함
3. 간호사 이동과 이민은 효과적으로 관찰되어야 하고, 책임 있고, 윤리적으로 관리되어야 함
4. 간호교육과 훈련 프로그램은 일차보건의료와 보편적 의료보장에 기여하는 간호사로 양성하는 것이어야 함
5. 간호 리더십과 거버넌스는 간호 인력 강화에 매우 중요함
6. 기획 및 규제당국은 간호실무의 공헌을 최적화해야 함
7. 정책결정자, 사용자, 규제자는 숭고한 직업을 지원하는 여러 수단을 조정해야 함
8. 각 국가는 젠더 민감성이 있는 간호 인력 정책을 세심하게 계획해야 함
9. 전문직 간호 인력 규제는 현대화되어야 함
10. 협력(부처 간, 공·사 이해당사자간)이 중요함

■ **결론 : 간호 인력에 대한 교육, 직업, 리더십에 투자 필요**

○ 간호 인력에 대한 리더십, 스튜어드십, 관리 역량을 확립하여 적절한 교육, 건강, 고용, 젠더 아젠다를 개선하도록 할 것
○ 교육, 양질의 일자리, 공정한 보수, 배치, 실무, 생산성, 규제 및 간호 인력 유지에 필요한 정책 수단의 채택을 통해 간호에 대한 투자 수익을 최적화할 것
○ 간호 교육, 기술 및 직업에 대한 추가 투자를 가속화하고 지속할 것

세계보건기구(WHO)는 2020.4.7(화) 세계 보건의 날을 맞아 국제간호협의회(ICN) 및 Nusring Now와 공동으로 작업한 첫 번째 세계간호 2020(State of the World's Nursing 2020)보고서를 공개하였다. 여기에는 위와 같이 간호 인력에 대한 현황과 간호정책 방향을 제시하였다.

[출처] 주제네바 대한민국 대표부 홈페이지. 2020

2. 국제간호 역량

1) 국제간호를 위한 핵심역량

Wilson 등(2012)은 의대생 대상으로 개발한 국제보건역량을 간호사 대상으로 수정 · 보완하여 국제보건간호 역량을 재개발하였다. Wilson 등(2012)은 국제보건 간호역량의 하부영역을 '국제사회의 질병부담', '이민, 여행, 이동이 건강에 미치는 영향', '건강의 사회적, 환경적 결정인자', '건강과 보건의료의 세계화', '자원이 부족한 환경에서의 보건의료', '인간의 권리이며 개발자원으로서의 건강'의 6개 영역으로 구분하였다. 한국에서는 Wilson 등(2012)의 연구를 바탕으로 간호교육자가 인지하는 국내 간호대학생들이 필요하다고 생각하는 국제보건역량 6개의 하부영역에 따른 24개의 역량을 제시하였다[표 1-5]. 제시된 국제보건 핵심역량은 간호대학의 학부생 수준을 고려하였기 때문에 갖춰진 역량의 대부분이 '설명할 수 있다'의 수준에 머물고 있지만, 이러한 역량을 달성하기 위해서는 간호교육자들은 국내외 국제보건의 최근 경향 분석을 통하여 국제보건의 균형 잡힌 시각을 가질 수 있도록 교육 및 프로그램을 적극적으로 개발하여 참여기회를 제공하여야 할 것이다.

코로나 팬데믹 이후 진행된 의대 교육에서 다뤄야 할 국제보건역량에 대한 델파이 연구에 따르면 필요한 역량은 '전 세계적인 질병 부담', '보건의료 세계화', '건강 결정 요인', '자원 부족 국가의 보건의료', '국제 보건 거버넌스', '인권으로서의 보건의료', '문화적 다양성과 보건의료', '국제보건활동 참여'로 총 8개 분야로 나타났다. 간호교육에서도 이러한 시대적 변화에 맞도록 지속적으로 국제간호역량을 향상시키기 위한 연구가 필요하다.

[표 1-5] 간호교육자가 인지한 국내 간호학생들을 위한 국제보건 핵심역량

영역		역량
1	국제사회의 질병부담	1. 전 세계적인 발생되는 질병과 사망의 주요 원인을 알고, 지역별 질병 위험의 차이를 설명할 수 있다. 2. 국제보건에서 건강 불평등을 감소시키기 위한 주요 공중보건활동(예시:millenium 개발목표, 에이즈·결핵·말라리아 퇴치를 위한 국제기금 조성 등)을 설명할 수 있다. 3. 건강 및 건강 관련 연구를 위한 우선순위 설정, 보건 의료 서비스 분배와 기금을 토의할 수 있다.
2	이민, 여행, 이동이 건강에 미치는 영향	4. 해외여행이나 국외 출산이 건강에 미치는 위험을 설명할 수 있다. 5. 해외여행이나 국외 출산이 대상자에게 질병이 발생할 위험에 처할 수 있음을 인식하고, 적절한 사정이나 의뢰를 할 수 있다. 6. 문화적 맥락이 건강과 질병을 인지하는데 어떤 영향을 주는지 설명할 수 있다. 7. 개인의 문화적 배경을 고려하여 대상자의 건강 문제와 관심을 끌어낼 수 있다. 8. 통역자를 활용하여 환자 및 가족과 효과적으로 의사소통할 수 있다. 9. 에이즈, 말라리아, 다제내성 결핵, 에볼라와 같은 질환이 발생할 위험성이 높은 나라와 여행 시 주의해야 할 활동에 대해 설명할 수 있다.

영역		역량
3	건강의 사회 및 환경적 결정인자	10. 빈곤, 교육, 생활 방식과 같은 사회적·경제적 요인이 건강과 의료서비스 접근성에 미치는 영향을 설명할 수 있다. 11. 건강의 주요 사회적 결정요인과 국가 간과 국내의 기대수명 차이에 미치는 영향을 설명할 수 있다. 12. 저소득, 교육, 의사소통 요인들이 의료서비스 접근성과 질에 미치는 영향을 설명할 수 있다. 13. 깨끗한 물, 위생, 식품 및 대기에 대한 접근성이 개인 및 집단의 건강에 미치는 관계를 설명할 수 있다. 14. 위해한 환경과 인간의 건강과의 관계를 설명할 수 있다.
4	건강과 보건의료의 세계화	15. 보건의료실무, 산업과 문화, 다국적 협약, 다국적 기관에서의 세계화 경향이 건강과 보건의료의 질과 이용에 미치는 지역적·국제적 영향을 설명할 수 있다. 16. 해외여행이나 무역이 전염병 및 만성 질환의 확산에 어떻게 기여하는지 설명할 수 있다. 17. 보건의료 인력들이 국제적 고용과 이동에서의 일반적인 경향과 영향을 설명할 수 있다.
5	자원이 부족한 환경에서의 보건의료	18. 국내외적 자원이 부족한 현장에서 건강과 보건의료 혜택의 장애요인에 대해 설명할 수 있다. 19. 취약계층을 대상으로 한 실무에서 문화적, 윤리적 쟁점을 설명할 수 있다. 20. 자원이 부족한 환경에서 주요 질환에 대한 진단검사 시행이 어려운 경우, 간호사정을 잘 수행할 수 있도록 필요한 질환의 증상과 징후를 확인할 수 있다. 21. 흔한 질환의 치료를 위한 증상 관리와 임상절차를 설명할 수 있다. 22. 자원이 부족한 환경에서 예방접종이나 모자보건 프로그램과 같은 질병예방 및 건강증진을 위한 중재와 전략을 설명할 수 있다.
6	인간의 권리이며 개발자원으로서의 건강	23. 건강과 인권 간의 관계를 기본적으로 이해하고 설명할 수 있다. 24. 건강과 인권을 연계하는 세계보건기구의 역할, 세계인권선언, 생명의학연구에 대한 국제적 윤리지침(2002), 헬싱키선언(2008) 등을 설명할 수 있다.

[출처] 이현경 외(2015). 간호교육자가 인지한 국내 간호학생들을 위한 국제보건 핵심역량

2) 세계화를 위한 국제간호의 목표

(1) 지속가능발전의 국제적 배경

지속가능발전(sustainable development)은 전 세계적인 문제를 각 국가가 함께 논의하고 실천하기 위한 목표이다. 이는 시대적 흐름과 국제사회 공통의 노력을 통해 더욱 구체화되고 있다**[표 1-6]**. 이와 같은 국제적 노력들은 지속가능발전을 위한 글로벌 협력을 촉진하고 있으며, 경제적 · 환경적 · 사회적 측면에서 균형 잡힌 발전을 추구하고자 한다.

[표 1-6] 지속가능발전의 국제적 배경

년도	국제적 배경	내용
1962년	"침묵의 봄"	• 1962년 레이첼 카슨의 책 "침묵의 봄(Silent Spring)"은 과학기술이 초래한 환경 오염 위험을 알리고, 전 세계인들은 환경문제를 본격적으로 인식하고 관심을 갖는 계기를 가지고 왔다.
1972년	"성장의 한계" 보고서 유엔인간환경회의 "인간환경선언" 유엔환경계획기구 발족	• 1972년 로마클럽의 "성장의 한계(The Limits to Growth)" 보고서는 인구폭발과 경제성장의 지속 시 미래는 지구의 자원, 식량, 환경의 파괴가 예측하였으며, 환경보호와 지속적인 경제성장을 위한 지속가능한 발전의 개념이 처음 등장하였다. • 1972년 6월 유엔은 스웨덴의 스톡홀름에서 '인간환경회의(UNCHE: UN Conference on the Human Environment)'가 개최하고 "인간환경선언(스톡홀름선언)"을 선포하였다. • 1972년 12월에는 유엔에서 환경문제를 전담하는 기구인 '유엔환경계획(UNEP: UN Environmental Programme)'을 발족하였다.
1987년	브룬트란트 보고서 "우리 공동의 미래"	• 유엔환경계획(UNEP)의 세계환경개발위원(WCED)가 "우리 공동의 미래(Our Common Future)"의 보고서를 통해 지속가능한 발전을 광범위하게 논의하였다.
1992년	리우회의(UNCED)와 '리우선언', '의제21(Agenda21)'	• 1992년 유엔환경개발회의(UNCED)는 지구의 환경문제와 지속가능한발전을 위한 '리우선언'과 세부 행동강령인 '의제21(Agenda21)'을 채택하였다. UN 3대 환경 협약인 기후변화협약, 생물다양성협약, 사막화방지협약의 체결과 유엔지속가능발전위원회(UNCSD: UN Commission on Sustainable Development) 창설되었다.
2000년	유엔 새천년 정상회의와 '새천년개발목표(MDGs)'	• 2000년 55차 유엔총회는 뉴욕에서 '새천년개발목표(MDGs: Millennium Development Goals)' 의제 채택과 2015년까지 빈곤 감소, 보건, 교육개선, 환경보호 등 지정된 8가지 목표를 제시하였다.
2002년	지속가능발전세계정상회의(WSSD)와 '요하네스버그 선언'	• 2002년 남아프리카 공화국 요하네스버그에서 열린 지속가능발전세계정상회의(WSSD: World Summit on Sustainable Development)는 전 세계가 실천해온 환경과 지속가능발전의 성과를 평가하고 이행과제를 구체화하였다.
2012년	리우 + 20 정상회의(UNCSD)와 '우리가 원하는 미래', '녹색경제'	• 2012년 유엔지속가능발전회의(= 리우 + 20 정상회의)가 브라질 리우데자네이루에서 개최되었다. 각국의 지속가능 발전에 대한 의지를 재확인하고, 새천년개발목표(MDGs)를 대체하는 지속가능발전목표(SDGs)를 설정하는 절차에 합의하였다.
2015년	제 70차 유엔총회와 '지속가능발전목표(SDGs)'	• 2015년 제 70차 유엔총회에서는 만료된 2015년 새천년개발목표(MDGs)의 뒤를 잇는 지속가능발전목표(SDGs)를 결의하였다. • '2030 지속가능발전 의제'라고도 하는 지속가능발전목표(SDGs)는 '단 한 사람도 소외되지 않는 것(Leave no one behind)'이라는 슬로건과 함께 인간, 지구, 번영, 평화, 파트너십이라는 5개 영역에서 전 세계의 방향성을 17개 목표와 169개 세부목표로 제시하였다. 새천년개발목표가 추구하던 빈곤퇴치에서 한 걸음 더 나아가 사회적 불평등, 사회발전, 경제발전, 환경, 이행수단 등을 포함하였다.

[출처] 지속가능발전포털(https://ncsd.go.kr/background)

(2) 국제간호와 2030 지속가능발전

새천년개발목표(Millennium Development Goals, MDGs)는 아동사망률 감소, 모성 보건증진, HIV/AIDS, 말라리아 등 질병퇴치의 주요 보건 목표를 포함했으나, 여러 보건 문제들이 공통적으로 다뤄지지 않아 지원이나 활동에 어려움이 있었다. 또한 교육, 보건 등 좁은 의미의 사회개발목표들에만 국한되어 있어 빈곤의 근본적인 원인인 환경, 평화, 불평등 등의 과제는 논의되지 않았다. 따라서 이러한 문제점을 보완하려는 방향으로 구성되어 더 광범위한 전 세계의 공동 목표의 관점에서 지속가능발전목표(Sustainable Development Goals, SDGs)를 제시하여, 근본적인 문제해결을 위해 개발도상국뿐만 아니라 중진국과 선진국의 책임감과 참여를 필요로 하였다. 2000년대 연구에서는 새천년개발목표(MDGs)의 달성을 위한 간호사의 역할이 강조되었고, 간호사들이 세계적으로 영향을 미치는 문제에 적극 참여해야 한다는 필요성이 제기되었다. 또한, 세계 시민정신을 함양하고, 국제화와 사회적 책임, 전문성 개념을 반영한 간호대학 교육과정 개설에 관한 연구가 진행되었다.

지속가능발전목표는 17개의 목표와 169개의 세부목표로 구성되어 있으며**[그림 1-1]**, 빈곤, 교육, 보건 양성평등, 환경 등 좁은 의미의 사회보장에 한정되어 있는 새천년개발목표의 한계를 넘어 사회 개발뿐만 아니라 식량안보, 경제개발, 평화와 안보, 환경지속성, 불평등 완화 등 국제사회가 해결해야 할 과제를 광범위하게 포함하고자 하였다. 더욱이 개발도상국만의 문제가 아닌 중진국 및 선진국에 해당하는 국가 내 빈곤층 해소, 기후변화, 도시화에 따른 다양한 과제해결, 청년 일자리 창출을 포함하였다.

모든 보건 및 의료서비스는 문화, 재정, 지리적 제한 없이 언제든지 접근할 수 있어야 하며, 이는 양질의 전문 인력에 의해 제공되어야 한다. 마찬가지로 간호전문직의 윤리적 책임도 이에 상응하여, 국가 간의 건강 불평등을 넘어, 간호사는 누구에게나 건강권 보호를 위한 보다 적극적인 책임을 져야 한다. 간호의 국제화와 윤리에 대한 연구에 따르면, 간호사는 교육, 연구, 실무에 적용될 국제화 관점을 갖추고 문화적 역량을 넘어 사회적 옹호자로 나아가야 한다고 설명하고 있다.

ICN은 2017년 5월 12일 제46회 국제간호사의 날을 맞아 '간호사, 지속가능발전목표 달성을 위해 앞장서서 목소리 내라(Nurses: A Voice to Lead, Achieving the Sustainable Development Goals)'라는 주제를 설정하고, 지속가능발전목표의 국제사회 공동 목표를 달성하기 위해 간호사들이 변화를 선도하며 적극적으로 간호 전문직의 참여를 촉구하였다. ICN은 "지속가능발전목표 달성을 위해 간호사가 어떻게 기여할 것인가를 고민하고, 적극적으로 참여해 목소리를 내고 행동해야 한다."라며, "간호사는 지속가능발전목표 달성의 성공의 열쇠를 쥐고 있는 핵심 전문가"라고 강조하였다. 특히 지속가능발전목표의 세 번째 목표인 『모든 연령층을 위한 건강한 삶 보장과 웰빙 증진』은 간호사가 전문적으로 핵심역할을 해야 하는 명백한 영역이며, 사회적 정의를 구현하기 위한 책무를 가진 전문 직군으로 세계화와 국제사회의 공동 노력에 참여하는 전문직 간호사로서 필요한 역량을 개발하여 전 세계인의 건강증진에 기여할 수 있도록 책임을 다해야 할 것이다.

SUSTAINABLE DEVELOPMENT GOALS
1 NO POVERTY
2 ZERO HUNGER
3 GOOD HEALTH AND WELL-BEING
4 QUALITY EDUCATION
5 GENDER EQUALITY
6 CLEAN WATER AND SANITATION
7 AFFORDABLE AND CLEAN ENERGY
8 DECENT WORK AND ECONOMIC GROWTH
9 INDUSTRY, INNOVATION AND INFRASTRUCTURE
10 REDUCED INEQUALITIES
11 SUSTAINABLE CITIES AND COMMUNITIES
12 RESPONSIBLE CONSUMPTION AND PRODUCTION
13 CLIMATE ACTION
14 LIFE BELOW WATER
15 LIFE ON LAND
16 PEACE, JUSTICE AND STRONG INSTITUTIONS
17 PARTNERSHIPS FOR THE GOALS
SUSTAINABLE DEVELOPMENT GOALS

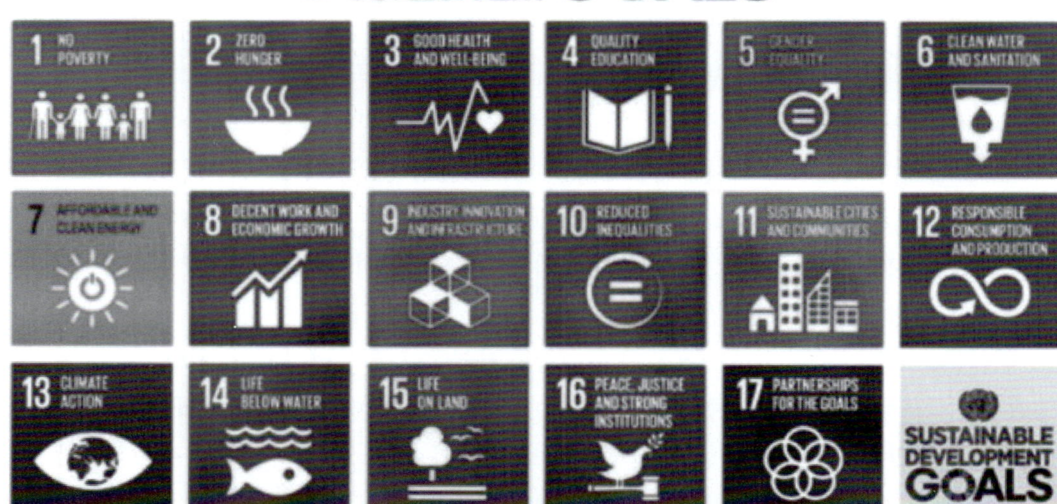

1. 모든 곳에서 모든 형태의 빈곤 종식
2. 기아 종식, 안전하고 영양이 개선된 식량 달성, 지속가능한 농업 장려
3. 모든 연령층을 위한 건강한 삶 보장과 웰빙 증진
4. 포용적이고 공평한 양질의 교육보장과 모두를 위한 평생학습 기회 증진
5. 성 평등 달성과 모든 여성 및 여아의 권익신장
6. 모두를 위한 물과 위생의 이용가능성과 지속가능한 관리 보장
7. 모두를 위한 적정가격의 신뢰할 수 있고 지속가능하며 현대적인 에너지에 대한 접근 보장
8. 지속적·포용적·지속가능한 경제성장, 완전하고 생산적인 고용과 모두를 위한 양질의 일자리 증진
9. 회복력 있는 사회기반시설 구축, 포용적이고 지속가능한 산업화 증진과 혁신 도모
10. 국내 및 국가 간 불평등 감소
11. 포용적이고 안전하며 회복력 있고 지속가능한 도시와 주거지 조성
12. 지속가능한 소비와 생산 양식의 보장
13. 기후변화와 그로 인한 영향에 맞서기 위한 긴급 대응
14. 지속가능발전을 위하여 대양, 바다, 해양자원의 보전과 지속가능한 이용
15. 육상생태계 보호, 복원 및 지속가능한 이용 증진, 지속가능한 산림 관리, 사막화 방지, 토지황폐화 중지와 회복, 생물다양성 손실 중단
16. 지속가능발전을 위한 평화롭고 포용적인 사회 증진, 모두에게 정의 보장과 모든 수준에서 효과적이고 책임성 있으며 포용적인 제도 구축
17. 이행수단 강화와 지속가능발전을 위한 글로벌 파트너십 재활성화

[그림 1-1] 지속가능발전의 국제적 배경

[출처] UN 홈페이지

3. 국제사회 속 전문간호직의 미래

1) 국제간호학 교육의 필요성

국제보건 문제 해결을 위한 국제사회의 협력적 문제해결과 공동의 책임의 중요성이 높아짐에 따라 간호전문직의 역할과 참여의 중요성은 높아지고 있다. Lancet 보고서(2010)에 따르면 간호사를 포함한 21세기 보건의료인 교육에서 국제보건역량개발을 위한 교육과정과 습득의 필요성을 강조하고 있다. 한국의 경우에는 보건의료 시장개방, 의료기관 해외진출, 국제결혼 및 외국인 증가 등으로 인하여 국내 · 외에서 간호사들이 국제적인 간호업무가 확장되고 있으며, 이에 따른 국제보건 간호역량의 증진의 필요성이 요구되고 있다. 따라서 세계화의 흐름에 따라 국제적 역량을 겸비한 간호사로 준비된 간호인재를 배출하기 위해서는 간호교육에서도 이에 대한 요구도를 수용하여 국제보건 간호역량에 대한 교육과정 및 프로그램을 개발하여야 할 것이다.

캐나다, 호주, 뉴질랜드, 남아프리카 간호교육협의회로 구성된 GANES(Global Alliance for Leadership in Nursing Education and Science)는 간호 인력은 국제보건의 핵심인력임을 강조하며, 국제보건향상을 위하여 전 세계 간호 인력 교육에 대한 투자를 강조하였다. 간호 인력의 국제적 역량은 전 세계 국가 간의 건강 격차를 감소시키고, 간호사가 보건의료체계와 사회적 체계를 연계하고, 타당하고 경제적인 역할을 확대할 것이다. 또한 간호대학생들의 국제보건역량 향상은 세계화 추세에 따라 국제보건에 따른 간호를 제공할 수 있는 능력을 향상시키고, 글로벌 리더로서 역할을 하는 데 도움이 될 것이다. 한국간호교육평가원에서도 간호대학생이 갖춰야 할 핵심역량 중 하나로 글로벌 보건의료 정책변화에 대한 대응능력을 제시하며, 변화하는 국제적인 보건의료 환경에 대한 이해를 강조했다. 국제화에 따른 시대적인 변화로 국제적인 이동의 증가와 빠르게 발전하는 기술은 국가 간 상호 연결성을 높이고 있다.

2) 국제간호 실현을 위한 간호법의 중요성

미래의 간호사는 글로벌 시대에 맞춰 자신의 국가의 환자만을 돌보는 것이 아니라, 국경을 초월하여 개인과 지역사회 대상자들을 포함한 다양한 대상자들을 간호하여 건강형평성을 높여야 한다. WHO 사무총장 마가렛 챈(Margaret Chan)은 지속가능발전목표와 세계시민의 보편적 건강보장을 달성하기 위해서는 간호사의 역할이 매우 중요하다고 강조하였다. 간호법은 간호에 관한 사항을 규정한 독립적인 법률을 제정하여, 간호사 등의 면허 및 자격 업무 범위, 양성 등에 대한 간호정책 개선에 관한 사항들을 체계적으로 관리함으로써 간호의 질을 향상시키는 것을 목표로 한다. 간호의 질의 개선은 전 세계적인 목표이며, 전 세계 인류의 건강에 기여하는 중요한 과제이다[표 1-7].

[표 1-7] 전 세계 간호계도 한국 간호법 제정 지지 선언

국제간호협의회(ICN) 파멜라 회장 "간호법은 국민을 위한 법" 강조
경제협력개발기구(OECD) 38개국 중 33개국이 간호법을 보유 중인 가운데, 국제간호협의회(ICN)가 대한민국 국회에 간호법 제정을 촉구하고 나섰다. 1899년에 설립된 ICN은 세계 135개국이 가입한, 가장 오랜 역사와 규모를 자랑하는 전문직 단체다. ICN 파멜라 시프리아노(Pamela Cipriano) 회장은 6일 대한간호협회 주최로 국회 앞에서 열린 간호법 제정과 불법진료·불법의료기관 퇴출을 위한 수요집회에 참석해 "ICN도 한국에서 간호법이 제정될 수 있도록 최선을 다해 돕겠다"면서 간호법 제정 지지를 선언했다. 파멜라 회장은 이날 간호법 제정 지지선언문을 통해 "간호사가 현장에서 전문지식으로 우수한 간호를 제공하고, 보건의료시스템의 중추적 역할을 하려면 법적·제도적 기반 마련이 급선무"라며 "간호법은 국민의 보편적 건강을 보장하기 위한, 국민을 위한 법임을 분명히 알아야 한다"고 강조했다. 그러면서 "간호법이 국회 발의 후 직역 간 갈등을 이유로 제정이 지연되고 있다는 점은 이해하기 어려운데다, 간호법 제정을 위해 4개월 넘게 집회와 시위를 진행 중인 사실도 놀라운 일"이라며 "ICN은 한국에서 간호법을 제정하는 것에 대해 간호 인력을 지원하고 강화하는데 절대적으로 필요하다고 판단하고 있다"고 설명했다. 마지막으로 파멜라 회장은 "ICN은 우수한 한국 간호계가 더욱 발전해 최고의 의료가 국민들에게 제공될 수 있도록, 간호법 제정을 적극 지지하고 함께 노력하겠다"고 강조했다. 파멜라 회장은 ICN 제1부회장으로 활동했으며, 미국간호사협회장을 지낸 인물이다. ICN에 따르면 세계보건기구(WHO)에서 발간한 '세계간호현황보고서'에서도 전 세계 국가들이 간호와 관련된 법적 체계와 규정을 갖춰 간호사가 실무에 적합한 능력을 갖추도록 독려하고 있다.

[출처] 대한간호협회 홈페이지 (2022.04.06.) 언론보도자료 일부

또한 ICN은 46회 국제간호사의 날 세계 간호사들이 함께 인식하고 실천해야 지속가능발전목표를 달성할 수 있으며, 이를 달성하기 위해서는 간호사는 중요한 핵심역할을 담당하고 있다고 하였다. 간호사는 인간의 건강권을 옹호해야 하는 전문직 윤리적 책무를 가지므로 간호사 한 사람 한 사람이 자신의 위치에서 리더가 되어야 할 것을 제안하였다. 타 전문직과 다학제적으로 협력하고, 긍정적인 변화를 만들기 위한 영향력을 발휘하기 위해 개인, 지역사회, 정부를 설득하고 협상할 수 있어야 한다. 또한, 간호사는 주도적으로 정책제시와 정책결정과정에 참여하고, 각국 간호협회가 전문직 단체로서 간호사들이 전문직으로서 목표를 성취할 수 있는 영향력을 발휘하여야 한다고 하였다.

이에 간호법은 간호사의 이익을 위한 법이 아니라, 다양화되는 간호업무에 따른 숙련되고 전문적인 간호사를 양성하여 국민의 건강과 대상자의 안전을 위한 법이다. 따라서 간호법의 제정되기까지의 역사적인 과정의 어려움을 이해하고[표 1-8], 간호법이 앞으로 보편적 건강권과 사회적 돌봄의 공적 가치를 실현할 수 있도록 간호 책무를 성실히 수행하는 데 최선을 다하여야 할 것이다.

[표 1-8] 간호법 추진경과

2005. 4. 27.	「간호사법」(열린우리당 김선미 의원 대표 발의) 제정안 발의/*임기만료 폐기
2005. 8. 24.	「간호법」(한나라당 박찬숙 의원 대표발의) 제정안 발의/*임기만료 폐기
2019. 4. 5.	「간호법」(자유한국당 김세연 의원 대표발의) 및 「간호 · 조산법」(더불어민주당 김상희 의원 대표발의) 제정안 발의/*임기만료 폐기
2021. 3. 25.	「간호법」(더불어민주당 김민석 의원 대표발의, 공동발의 49인) 「간호법」(국민의힘 서정숙 의원 대표발의, 공동발의 33인) 「간호법 · 조산법」(국민의당 최연숙 의원 대표발의, 공동발의 33인) 발의
2021. 4. 26.	국회 보건복지위원회 상정
2021. 8. 24.	국회 보건복지위원회 간호법안 공청회 개최
2021.11. 24.	국회 보건복지위 제1법안소위 개최, 3건의 간호법안 1차 심의
2022. 2. 10.	국회 보건복지위 제1법안소위 개최, 3건의 간호법안 2차 심의
2022. 4. 27.	국회 보건복지위 제1법안소위 개최, 3건의 간호법안 3차 심의
2022. 5. 9.	국회 보건복지위 제1법안소위 개최, 간호법 의결
2022. 5. 17.	국회 보건복지위원회 개최, 간호법 의결
2023. 1. 16.	국회 법제사법위원회 전체회의 간호법 법안2소위 회부
2023. 2. 09.	국회 보건복지위원회 전체회의 간호법 본회의 직회부 가결
2023. 3. 23.	간호법, 국회 본회의 부의 가결
2023. 4. 27.	간호법, 국회 통과
2023. 5. 16.	윤석열 대통령 간호법에 거부권(재의요구권) 행사
2023. 5. 30.	간호법, 국회 본회의 재차 표결 끝 부결
2023. 11.22.	「간호법」(더불어민주당 고영인 의원 대표발의) 제정안 발의
2024. 3. 28.	간호사법(국민의힘 유의동 의원 대표발의) 제정안 발의
2024. 4. 23.	「간호법」(국민의힘 최연숙 의원 대표발의) 제정안 발의
2024. 6. 19.	「간호법」(더불어민주당 강선우 의원 대표발의) 제정안 발의
2024. 6. 20.	「간호사 등에 관한 법률」(국민의힘 추경호 의원 대표발의) 제정안 발의 (전체 의원 108명 참여로 간호법안 당론 발의)
2024. 6. 20.	더불어민주당, 「간호법」 당론으로 채택
2024. 6. 28.	「간호법」(더불어민주당 이수진 의원 대표발의) 제정안 발의
2024. 7. 16.	간호법안, 국회 보건복지위원회 상정
2024. 7. 19.	「간호법」(조국혁신당 김선민 의원 대표발의) 제정안 발의
2024. 7. 22.	간호법안, 보건복지위원회 1차 법안심사소위 개최
2024. 8. 8.	여야 간호법안 8월말 처리 합의

2024. 8. 22.	간호법안, 보건복지위원회 2차 법안심사소위 개최
2024. 8. 27.	「간호법」, 보건복지위원회 법안심사소위 통과
2024. 8. 28.	「간호법」, 보건복지위원회 통과 「간호법」, 법제사법위원회 통과 「간호법」, 국회 본회의 통과(재석 290명 중 찬성 283표 가결)
2024. 9. 10.	「간호법」, 국무회의 의결
2024. 9. 20.	「간호법」 공포

[출처] 대한간호협회 홈페이지

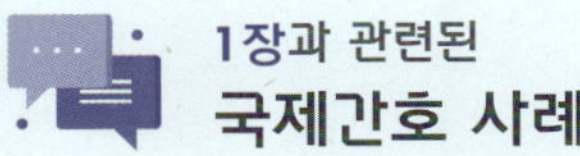

1장과 관련된

국제간호 사례

안녕하세요. 저는 창신대학교 간호학과 2학년 조유민입니다. 전 세계적으로 영향력을 펼칠 간호 인재가 되고 싶다는 저의 작은 꿈을 이루기 위해, 저는 세계 각국의 사람들과의 소통, 협력 등의 경험이 필요하다고 생각했습니다. 이를 위해 호주로의 어학연수, 베트남으로의 의료봉사를 다녀왔습니다.

호주에서의 어학연수는 저에게 단순한 언어 습득을 넘어선 경험이 되었습니다. 다양한 국적과 문화적 배경을 가진 사람들과 함께 학습하고, 그들과의 상호작용을 통해 언어뿐만 아니라 그들의 가치관과 생활양식 등 문화적 정체성을 이해할 수 있었습니다. 영어는 그들과의 소통의 도구였지만, 그들이 사용하는 표현 하나 하나엔 각자의 문화가 담겨있고, 이를 이해하는 과정에서 언어는 그 자체로 문호의 다리를 놓는 역할을 한다는 것을 깨달았습니다. 특히, 수업 외의 시간에는 다양한 문화적 교류의 기회가 많았습니다. 이때 각기 다른 국가의 관습, 가치관 등을 직접 체험하고 이해할 수 있는 시간이 되었습니다. 이러한 경험은 다양한 문화를 지닌 사람들을 만나게 될 미래의 간호사로서 그들의 문화적 배경을 존중하고 이해하여 그에 맞는 간호를 제공하는 데 있어 중요한 밑거름이 될 수 있으리라 생각합니다.

또한, 베트남에서의 의료봉사는 호주 어학연수에서 배운 문화적 다양성에 대한 이해와 존중을 의료 현장에서 실제로 적용해볼 수 있는 소중한 기회였습니다. 낯선 환경에서 만난 다른 문화적 배경을 지닌 환자분들을 만났을 때, 이러한 경험을 바탕으로 단순한 치료를 제공하는 것을 넘어, 그들의 문화와 생활 방식을 이해하고 존중하는 것이 간호에서 얼마나 중요한지를 체감할 수 있었습니다. 환자분들과 소통 할 때 언어가 통하지 않아 소통이 되지 않음에도, 그들의 고유한 가치관을 이해하고 존중하려 하는 태도로 문화적 이해를 바탕으로 한 접근이 신뢰를 형성하고, 환자들의 적극적인 협조를 이끌어내는데 도움이 되었습니다. 뿐만 아니라 의료봉사는 전 세계 각국의 의료인들과 협력하는 법을 깨우칠 수 있었던 기회였습니다. 현지 의료진들과 영국, 호주, 미국 등 세계 각국에서 온 의료계열 봉사자들은 각기 다른 배경을 가지고 있었지만, 베트남 현지 의료에 도움이 되고자 하는 한 가지 목표를 공유하며 함께 나아갔습니다. 제한된 자원 속에서도 최고의 돌봄을 제공하고자 서로의 지식과 경험을 나누며 협력하는 과정에서, 저는 진정한 팀워크의 의미를 배울 수 있었습니다. 특히, 문화적 차이와 언어 장벽을 극복하며 함께 문제를 해결하는 과정은 국제간호사로서 필수적인 협력 능력을 키우는 데 큰 도움이 되었습니다. 각자의 역할을 존중하고 서로의 강점을 극대화하며 목표를 향해 나아가는 경험은 지속가능발전목표 17번 '지속가능발전을 위한 글로벌 파트너십 강화'의 일환으로, 전 세계 사람들과의 협력과 연대가 건강과 복지 증진에 중요한 역할을 한다는 것을 다시금 확인할 수 있는 계기가 되었습니다.

다양한 문화적 배경을 이해하고 존중하는 방법을 배운 '호주 어학연수'와 전 세계 사람들과 협력하고 그 속에서 서로의 가치를 존중하며 문제를 해결하는 능력을 기를 수 있었던 '베트남 의료봉사'를 통해 국제적으로 영향력을 펼칠 예비 간호사로서의 역량을 키울 수 있었습니다. 저는 앞으로도 이러한 경험을 바탕으로, 국제간호에 기여하기 위해 노력할 것이며, 이뿐만 아니라 지속가능발전목표 등 다양한 분야에서도 영향력을 펼칠 수 있도록 노력할 것입니다.

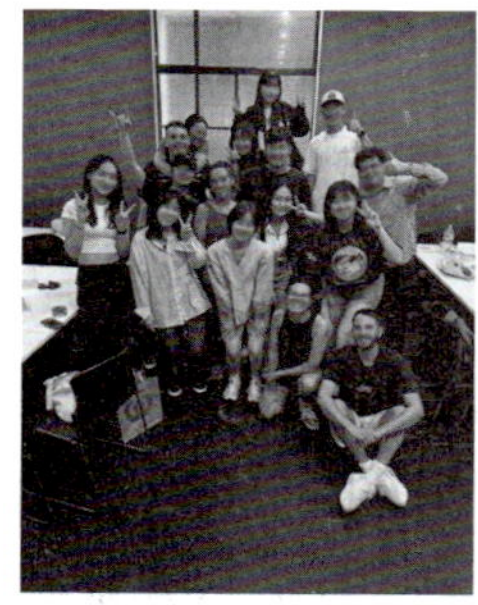
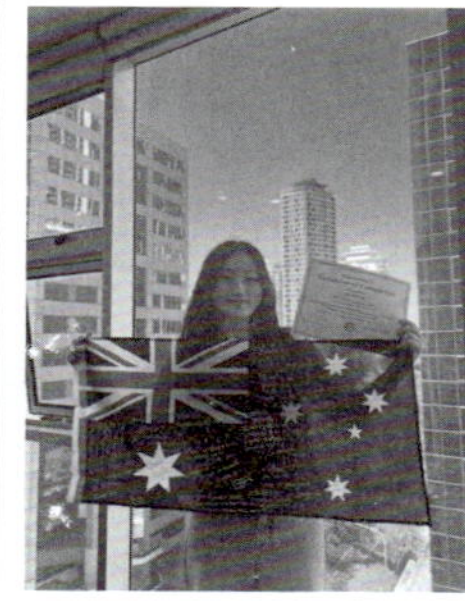
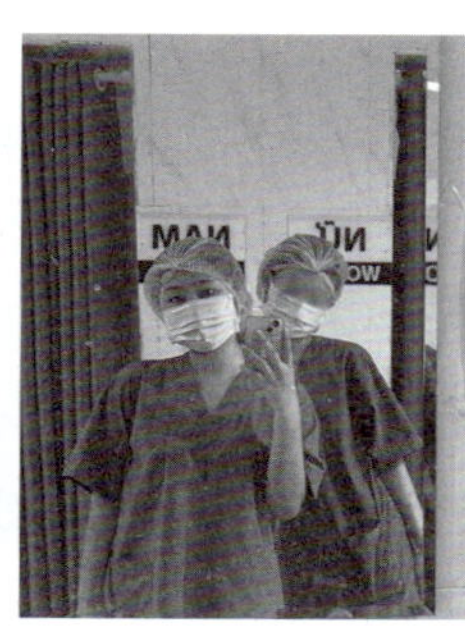
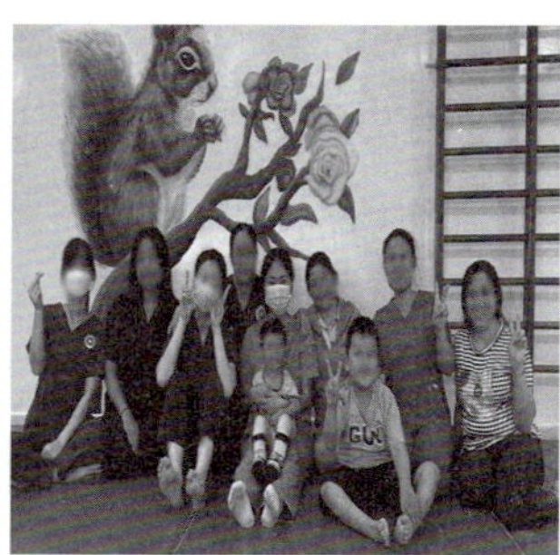

간호대학 2학년 조유민 학생의 국제간호역량 향상을 위한 노력

참고문헌

- 김희숙, 이도영(2021). 국제간호교육이 간호대학생의 국제보건 간호역량과 국제개발협력 이해 및 교육만족도에 미치는 효과. 근관절건강학회지, 28(1), 50-60. https://doi.org/10.5953/JMJH.2021.28.1.50
- 나무위키 "국제간호협의회" 검색. https://ko.wikipedia.org/wiki/%EA%B5%AD%EC%A0%9C%EA%B0%84%ED%98%B8%ED%98%91%EC%9D%98%ED%9A%8C
- 대한간호협회 홈페이지. (2022.04.06.). https://www.koreanurse.or.kr/board/board_read.php?board_id=press&no=849
- 대한간호협회 홈페이지. 간호법 추진경과. http://www.koreanurse.or.kr/nurse_law/nurse_law.php
- 법무부 홈페이지. https://www.moj.go.kr/moj/2412/subview.do
- 병원간호사회(2019). 병원간호 인력 배치현황 실태조사.
- 서울신문 22023.08.02 보도자료. 선진국 간호사 쟁탈 전쟁…개도국 해외 간호 인력 유출 비상. https://www.seoul.co.kr/news/newsView.php?id=20230802500158
- 송지호(2006). 세계화와 간호사의 해외취업. 간호학탐구, 15(2), 18-34.
- 송정은(2022). 텍스트 네트워크 분석과 토픽모델링을 통한 국제간호 관련 연구동향. 고려대학교 대학원 석사학위 논문.
- 장미미, 장선희, 이도영(2022). 종합병원 간호사의 자기효능감, 문화 간 의사소통 능력이 문화적 역량에 미치는 영향. 다문화건강학회지, 12(1), 29-39. https://doi.org/10.33502/JKSMH.12.1.029
- 이지민, 홍성정(2019). 간호학생의 취업여건, 취업스트레스, 사회적 인식이 해외취업 의향에 미치는 영향. Asia-pacific Journal of Multimedia Services Convergent with Art, Humanities, and Sociology, 9(3), 541-549. http://dx.doi.org/10.21742/AJMAHS.2019.03.51
- 이현경, 김희순, 조은희, 김상희, 김정희(2015). 간호교육자가 인지한 국내 간호학생들을 위한 국제보건 핵심역량. 한국간호교육학회지, 21(4), 561-573.
- 의료법. 〈부칙〉https://law.go.kr/%EB%B2%95%EB%A0%B9/%EC%9D%98%EB%A3%8C%EB%B2%95
- 지속가능발전포털. https://ncsd.go.kr/background
- 주제네바 대한민국 대표부 홈페이지. 2020. WHO, 첫 번째 "세계간호 2020" 보고서. https://overseas.mofa.go.kr/ch-geneva-ko/brd/m_8846/view.do?seq=1342202
- 한국보건산업진흥원(2019). 외국인환자 유치실적 통계 분석 보고서.
- 홍경자, 윤순녕, 강창희(2004). 한국 간호사의 해외 취업실태와 실무능력에 관한 연구. 대한간호, 43(5), 62-82.
- Davidson, P. M., Meleis, A., Daly, J., & Douglas, M. M. (2003). Globalisation as we enter the 21st century: reflections and directions for nursing education, science, research and clinical practice. Contemp Nurse, 15(3), 162-174.
- Green, A. (2006). Nursing and midwifery: Millennium Development Goals and the global human resource crisis. International Nursing Review.
- ICN, ICNM (2022, January). Sustain and Retain in 2022 and Beyond. The Global nursing workforce and the COVID-19 pandemic. CGFNS Internation.
- Koplan, J. P., Bond, T. C., Merson, M. H., Reddy, K. S., Rodriguez, M. H., Sewankambo, N., et al. (2009). Towards a common definition of global health. The Lancet, 373, 1993-1995. https://doi.org/10.1016/s0140-6736(09)60332-9
- Mill, J., Astle, B. J., Ogilvie, L., & Gastaldo, D. (2010). Linking Global Citizenship, Undergraduate Nursing Education, and Professional Nursing Curricular Innovation in the 21st Century. Advances in Nursing Science, 33(3), E1-E11.

- McCracken, K., & Phillips, D. R. (2017). Global health: An introduction to current and future trends: Routledge.
- OECD (2021). OECD homepage. https://www.oecd.org/en/data/datasets/oecd-health-statistics.html
- Silva, A. L. d. (2008). Nursing in the era of globalisation: challenges for the 21st century. Iss 4.
- Songrim Kim, Sun Young Kyung, Ie Byung Park and Kwi Hwa Park (가천의대 연구팀) (2023). Consensus on global health competencies for Korean medical students using a modified Delphi method. Korean J Med Educ, 35(4), 389-405. DOI: https://doi.org/10.3946/kjme.2023.275
- Wilson, L., Mendes, I. A. C., Klopper, H., Catrambone, C., AlMaaitah, R., Norton, M. E., et al. (2016). 'Global health' and 'global nursing': Proposed definitions from the global advisory panel on the future of nursing. Journal of Advanced Nursing, 72(7), 1529-1540. https://doi.org/10.1111/jan.12973

제 2 장

감염병과 비감염병

학습성과

1. 감염병의 개념을 정의하고, 전파 경로에 따른 감염병의 종류를 나열할 수 있다.
2. 신종 감염병의 위협 요인을 이해하고, 21세기 신종 감염병에 대해 설명할 수 있다.
3. 비감염병의 정의와 범위를 설명할 수 있다.
4. 비감염병을 예방하고 관리하는 방법에 대해 설명할 수 있다.
5. 감염병과 비감염병이 사망률에 미치는 영향을 설명할 수 있다.

제 2 장 감염병과 비감염병

1. 감염병

1) 감염병의 정의와 전파 경로

감염병은 다양한 방법으로 사람에게서 사람으로 전파되는 병으로 박테리아, 바이러스, 기생충, 균류와 같은 병원성 미생물에 의해 유발되는 병이다. 예를 들면 혈액이나 체액에 노출되거나, 공기 전염성 바이러스를 흡입하거나 또는 곤충에게 물림으로써 발생할 수 있다.

감염병은 특정 질병이나 감염성 인자가 퍼지면서 전파된다. 주된 전파 경로는 감염자의 호흡기 비말에 의한 전파이며, 비말 이외 표면 접촉, 공기 등을 통해서도 전파가 가능하지만 공기전파는 밀폐된 장소에서 장시간 동안 호흡기 비말을 만드는 환경에서 제한적으로 전파되는 것으로 알려져 있다.

임질은 성교를 통해 전파된다. A형 간염은 분변 및 구강을 통해 바이러스에 의해 감염되며, 보툴리누스와 살모넬라증은 오염된 음식을 통해, B형 간염은 바이러스가 혈액을 통해 전파된다. 콜레라는 심각한 수입 질병으로 오염된 물을 통해 미생물이 직 · 간접적으로 접촉됨으로써 전파된다. 비말 전파는 비교적 입자가 큰 5㎛ 이상의 미생물이 포함된 비말이 감염된 사람의 기침이나 재채기를 통해 전염되는데 대표적인 병으로 코로나바이러스감염증(COVID-19)과 인플루엔자가 있다. 곤충매개 전파는 모기에 의해 전파되는데 말라리아와 황열, 벼룩에 의해 전파되는 흑사병 등 병을 옮길 수 있는 곤충이나 동물에 물렸을 때 전파된다. 공기 전파는 결핵이나 홍역과 같이 공기를 통해 전파되는 것을 말한다. 이 외에 구체적인 감염병의 종류는 [표 2-1]과 같다.

[표 2-1] **전파 경로에 따른 감염병의 종류**

구분	감염병	
백신으로 예방 가능한 감염병	• 디프테리아(diphtheria) • 인플루엔자(influenza) • 이하선염(mumps) • 소아마비(poliomyelitis)	• 혈우병 인플루엔자B군(haemophilus influenza group B) • 홍역(measles) • 백일해(pertussis) • 풍진(rubella)
성 매개 전파 감염병	• 클라미디아(chlamydia) • 인간면역결핍 바이러스 (human immunodeficiency virus, HIV) 감염	• 임질(gonococcal infection) • 매독(syphilis)
바이러스성 감염병	• A형 간염(hepatitis A) • C형 간염(hepatitis C)	• B형 간염(hepatitis B)
음식 및 수인성 매개 감염병, 환경 관련 감염병	• 보툴리누스(botulism) 중독 • 지르바니아증(giardiasis) • 렙토스피라증(leptospirosis) • 리스테리아증(listeriosis) • 이질세균증(shigellosis) • 선모충(trichinosis)	• 캄필로박터증(campylobacteriosis) • 크립토스포리디움증(cryptosporidiosis) • enterohaemorrhagic *E. coli* 감염 • 살모넬라증(salmonellosis) • 톡소플라즈마증(toxoplasmosis)
공기 매개 감염병	• 레지오넬라증(legionellosis) • 결핵(tuberculosis)	• 수막구균성 질병(meningococcal disease) • 폐렴구균 감염(pneumococcal infections)
동물원성 감염병	• 브루셀라증(brucellosis) • 광견병(rabies)	• 포충증(echinococcosis)
심각한 수입 감염병	• 콜레라(cholera) • 흑사병(plague)	• 말라리아(malaria) • 바이러스성 출혈열(viral haemorrhagic fevers)
소외열대 감염병	• 기니충(연가시메디나충) • 트라코마 • 사상충증(river blindness) • 샤가스병	• 림프사상충증(lymphatic filariasis) • 토양매개 연충(회충) • 주혈흡충증 • 내장레슈마니아증

2) 21세기 신종 감염병

신종 감염병(emerging infectious disease, EID)은 인류에게 처음 발생했거나, 과거에 등장했지만 발병률이나 지리적 범위가 급격히 증가하고 있는 전염병을 말한다. 국제적 감염병 이슈는 몇 년을 주기로 반복되고 있는데, 특히 신종 호흡기 질환의 대유행이 최근에 자주 발생하고 있다. 사스, 신종플루, 메르스, 에볼라바이러스, 지카바이러스, 코로나19가 이에 속한다.

(1) 사스(Severe Acute Respiratory Syndrome, SARS, 중증급성호흡기증후군)

2002년 11월 중국 광동지역에서 시작된 사스는 홍콩, 싱가포르, 베트남 등 아시아 지역을 거쳐 미주로 확산된 신종 감염병이다. 사스는 주로 비말에 의해 밀접 접촉자들에게 전파되며, 발열과 기침, 호흡곤란, 비정형 폐렴 등의 증상이 발현된다.

(2) 신종플루(2009 Influenza A, H1N1)

멕시코와 미국에서 2009년 4월 돼지로부터 유래한 것으로 밝혀진 신종플루 바이러스가 세계적으로 유행하였다. 신종플루 바이러스는 항공 여행객을 통해 4~6주 만에 전 세계 모든 대륙에 전파되었다. 원래 인플루엔자는 겨울철에 유행하는 급성 호흡기 바이러스 감염병으로 호흡기 비말이나 감염환자와의 직접 또는 간접 접촉에 의하여 감염되며, 매년 인구의 약 10%가 감염되고 있다. 인플루엔자에 감염되기 쉬운 노인, 영유아 및 만성 내과 질환 환자의 경우 폐렴의 합병 또는 기저질환의 악화로 입원 치료까지 요하게 되며, 일부는 사망에 이르게 되는 등 종종 심각한 질환으로 간주된다. 또한, 10~40년 주기로 발생하는 인플루엔자는 항원 변이에 의한 것으로 세계적 대유행하는 것이 특징이며, 전 세계 인구의 30~50%가 감염되고 있다.신종플루가 세계적으로 대유행하게 됨에 따라 세계보건기구(WHO)는 2009년 4월 25일 국제 공중보건 비상사태(Public Health Emergency of International Concern, PHEIC)를 선포하고, 2010년 8월 10일에 신종플루 대유행 종료를 선언하였다.

신종플루는 감염병 예방과 의료서비스 접근이 제한된 동남아시아와 아프리카의 가난한 사람들에게 심각한 사망 피해를 야기하였다. 신종플루는 선진국에 대하여 의료비용 증가라는 경제적 피해를 야기하였다. 특히 신종플루가 멕시코와 미국에서 돼지로부터 발생하였다고 알려지면서 많은 국가들이 북아메리카로부터의 돼지 및 돼지 제품의 수입을 금지하였다.

(3) 메르스(Middle East Respiratory Syndrome coronavirus, MERS-CoV, 중동호흡기증후군)

코로나바이러스에 의해 유발되는 바이러스성 호흡기 질환인 메르스는 2012년 사우디아라비아에서 처음으로 발견되었다. 발열, 기침 및 호흡곤란 등의 증상이 나타나며 치사율이 36%에 이른다. 동물에서 인간으로의 전파 경로는 명확히 밝혀지지 않아 박쥐 또는 단봉낙타에 의해서 전파되었을 것이라 추정되기는 하나, 대부분의 메르스 감염자는 병원 환경에서 사람 간 비말이나 접촉에 의하여 감염 전파되는 것으로 알려져 있다.

메르스는 2012년 4월 최초로 확인된 이래 중동지역 아라비아 반도를 중심으로 26개국에서 환자가 발생하여 사망에 이르게 하였다. 2015년 한국에서도 메르스가 전파되어 당시 확진환자 186명, 사상자 38명으로 치사율 20.4%를 기록한 바 있다.

(4) 에볼라바이러스(Ebola virus)

1976년 남수단의 콩고민주공화국의 에볼라강 근처 마을과 수단 외곽 지역에서 발생한 에볼라는 치료하지 않으면 치사율이 높은 급성 중증 감염병이다. 에볼라강 근처의 한 마을에서 발생했다고 해서 에볼라바이러스라고 명명되었다.

에볼라는 과일박쥐 또는 감염된 포유류에 의하여 전파된 것으로 알려져 있고, 사람 간 전파는 환자의 혈액 · 체액 등이 피부상처 또는 점막을 통해 감염되거나, 감염환자의 성 접촉으로 정액을 통해 감염되는 것으로 알려져 있다. 의료계 종사자도 환자를 치료하는 동안 자주 감염되는 사례가 보고되었다.

에볼라바이러스에 감염된 후 증상 발생까지의 기간은 약 2~21일 정도 소요된다. 첫 번째 증상으로는 갑작스러운 발열, 피로, 근육통, 두통, 인후열이다. 구토, 설사, 발진, 신장과 간 기능 손상 외에도 내출혈과 외출혈(잇몸출혈, 대변에서 피가 나오는 등)이 동시에 나타난다. 2014년 에볼라 유행의 경우, 2월 초 서아프리카 기니 남부 산림지대에서 시작되어 아프리카에서 인구가 가장 많은 나이지리아 및 말리까지 확산되었다.

(5) 지카바이러스(Zika virus)

지카바이러스는 뎅기열, 치쿤구니야열, 황열 바이러스와 동일한 플라비바이러스(Flavivirus) 중 하나로, 1947년 우간다 지카 숲에 서식하는 붉은 털 원숭이의 혈액에서 처음 분리되었다. 1953년 나이지리아에서 처음으로 지카바이러스가 사람에게서 질병을 일으키는 것으로 인지되었다. 특히 2007년 미크로네시아 연방의 얍섬(Yap Islands)과 아프리카 가봉에서 유행하면서 그 존재가 본격적으로 알려지게 되었다.

지카바이러스는 감염된 숲모기에 물려 감염되며, 감염환자와의 성접촉 또는 수혈을 통한 감염이 가능하며, 산모에게서 태아로 수직 감염되지만, 감염환자와의 일상적인 접촉으로는 전파되지 않는 것으로 알려져 있다. 지카바이러스에 감염되면, 반점구진성 발진이 나타나고, 발열, 관절통, 결막염, 근육통, 두통 등이 동반되나, 그 증상이 경미하여 감염자의 약 80%는 증상을 인지하지 못하는 것으로 알려져 있다. 2015년 이전까지는 아프리카, 동남아, 태평양섬 지역에서 발생하였으나, 2015년 5월 브라질에서 첫 감염보고가 된 이후 중남미지역으로 유행지역이 확산되고 있다. 이에 WHO는 2016년 2월 1일 국제공중보건 비상사태를 선포하였다. 2007년 이후 총 65개국에서 환자 발생이 보고되었고, 13개국에서 지카바이러스 관련 합병증으로 의심되는 소두증 사례 보고가 있었으며, 길랭-바레증후군 사례를 보고한 나라도 15개국에 이른다.

(6) 코로나19(COVID-19)

① 코로나19 발생과 사망 추이

코로나19는 2019년 12월 31일 중국 우한에서 최초로 발생하였다. 즉, 중국 후베이성 우한시 위생건강위원회가 2019년 12월 31일 27명의 폐렴환자가 발생하여 격리치료 및 모니터 중이라고 발표한 이후 우한에서의 대규모 발병이 코로나19에 의한 것임이 밝혀졌다. 코로나19 감염이 확산되자 중국은 1월 23일 인구 1,100만 명 규모의 우한시를 봉쇄하는 극단적 조치를 전격 단행하였다. 그럼에도 불구하고 신종 코로나바이러스는 중국 전역으로 확산되었다. 중국으로부터 아시아 여러 나라로 확산됨에 따라 WHO는 2020년 1월 30일 국제적 공중비상사태를 선언하였다. 이후 이탈리아를 중심으로 스페인과 프랑스 등 유럽으로 확산되자 WHO는 2020년 3월 11일 급기야 팬데믹을 선언하게 되었다.

2020년 5월을 기준으로 미국이 전 세계에서 가장 많은 확진자와 사망자를 기록하였으며, 스페인과 이탈리아 및 러시아가 그 뒤를 따르고 있다. 코로나19는 유럽, 북미를 넘어 아프리카와 라틴아메리카의 저개발국가로 확대되었다. 2020년 1월 5일부터 2024년 5월 19일까지 전 세계 총 확진자 수는 775,522,404명, 사망자는 7,049,617명으로 보고되고 있다[그림 2-1]. 이는 미국, 프랑스, 이탈리아, 독일 및 영국 등 북미와 유럽에서 확진자가 급격히 증가한 것이 원인인 것으로 보인다.

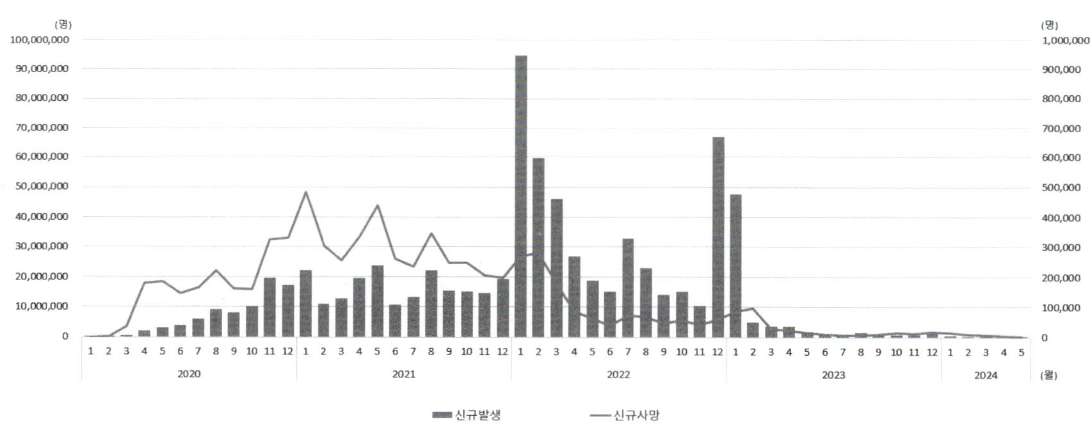

[그림 2-1] 전 세계 코로나19 발생 · 사망 보고 현황('20.1.5~'24.5.19)

[출처] 세계보건기구

2023년 2월 기준 전 세계 코로나19 누적확진자는 7억 3,958만 3,553명(사망 684만 7,673명)으로 보고됐다. 누적확진자는 미국 1억 175만 명, 중국 9,890만 명, 독일 3,800만 명, 일본

3,300만 명, 스페인 1,375만 명, 대만 995만 명, 폴란드 640만 명, 칠레 515만 명 이상이다. 누적사망자수는 미국 110만 6,000명, 브라질 69만 8,000명, 영국 20만 6,000명, 독일 16만 7,000명, 프랑스 16만 1,000명, 중국 11만 9,000명, 스페인 11만 9,000명, 일본 7만 1,000명, 필리핀 6만 6,000명 이상이다. 특히 누적 사망자수는 미국 > 브라질 > 인도 > 러시아 > 멕시코 > 페루 > 영국 > 이탈리아 순이며, 누적 확진자수는 미국 > 중국 > 인도 > 프랑스 > 독일 > 브라질 > 일본 > 한국 순이다.

② 향후 전망

신종 코로나바이러스는 코로나바이러스의 일종으로 기본적으로는 중동호흡기증후군(MERS, 메르스)이나 중증급성호흡기증후군(SARS, 사스)과 동일한 계열이다. 박쥐 등 야생동물을 중간숙주로 인간에게 전염된다는 점이 유사하다. 다만, 메르스는 병원 내 집단발병에 국한되었던 반면 사스는 병원 내 감염은 물론 지역사회 2차 감염도 있었는바, 신종 코로나바이러스는 병원 내 감염은 물론 지역사회로 확산되고 있다는 점에서 사스와 보다 유사하다고 할 수 있다. 그렇지만 중국에서의 발병 · 확산 및 세계적 전파 속도를 볼 때 사스보다 전염성이 훨씬 크다. 특히 신종 코로나바이러스는 매우 이례적으로 '무증상 전파'가 확인되고 있다.

감염병의 추이를 역사적 사건을 통해 반추해 볼 때, 코로나19는 백신이나 치료방법이 없는 상태에서 확산되었다는 점에서 과거 스페인 독감의 추이와 유사하다. 1918년부터 1919년 사이 스페인 독감은 3차에 걸친 큰 파동을 일으키면서 확산되었다. 따라서 감염병 전문가들은 코로나19도 스페인 독감과 같은 경로를 따라 확산될 것이므로 2020년 겨울에 큰 파동이 있을 것으로 예상했으며 이러한 예상은 현실로 나타났다. 그리고 고강도 사회적 거리두기는 코로나19의 확산 차단에 상당한 효과가 있었다. 그렇지만 고강도 사회적 거리두기에 따른 국민들의 피로도 증가와 경제 파탄으로 인한 국론 분열과 사회적 혼란이 부작용으로 나타났다. 유럽과 미국의 주요 도시들에서 국경이나 도시 봉쇄에 대해 반대하고 외출 금지에 대항하여 개인의 자유로운 이동을 보장하라고 요구하는 시위가 확대되었고 경제적 파탄에 따라 봉쇄를 해제하고 경제활동을 재개할 수 있도록 하라는 목소리 또한 심상치 않았다.

그럼에도 불구하고 사회적 거리두기는 코로나19의 확산 방지에 커다란 공헌을 하였다. 경제적 상황 개선과 국민들의 자유 보장을 위해 사회적 거리두기를 완화시키는 경우 코로나19의 제2차 및 제3차 확산은 현실화될 것이다. 이는 보다 심각한 경제적 위기와 봉쇄를 가져올 것이다. 스페인 독감 당시 적극적인 봉쇄 조치를 취한 미국의 주들이 그렇지 않은 주보다 독감 이후 보다 용이하게 경제적 회복을 달성한 이력이 있다.

사회적 거리두기의 완화는 코로나19의 재확산을 야기하고 특히 의료진과 방역 당국의 피로도가 증가하는 상황에서 제3차 확산이 가속화되는 경우 의료체계 붕괴와 경제적 위기는 물론 사회적 혼란과 불안이 가중되어 심각한 국가안보 위기상황을 초래할 수 있으므로 재택근무, 원격학습, 원격의료 등으로 대표되는 비대면 사회에 필요한 기술발전의 지원과 산업 구조의 개편 및 국민의 인식 개선 등이 이루어져 코로나19 재확산 시 신속한 대응책으로 활용되어야 할 것이다.

2. 비감염병

1) 비감염병의 정의와 위험요인

비감염병은 감염병과 대비되는 개념으로, 이 또한 전 세계적인 사망의 주요 원인이며 유전적 · 생리학적 · 환경적 · 행태적 요인의 복합적인 결과로 나타나며 장시간에 걸쳐 이환이 지속되는 특징을 지닌다. 비감염병은 경제 수준에 따라 기회불균형을 유발하기 때문에 개발도상국 등 빈곤하고 취약한 계층이 많은 나라에서는 건강과 삶을 위협하는 심각한 국제보건 이슈로 대두되고 있다. 지금은 비감염병 시대라 할 수 있어 전 세계적으로 비감염병을 보건 영역에 국한하지 않고 금융, 무역, 농업, 교육 및 환경 전반에 영향을 주는 문제로 인식하고 이를 효과적으로 대처하기 위해 노력하고 있다.

비감염병은 뇌졸중이나 심장마비와 같은 순환기계 질환, 암, 만성폐쇄성폐질환이나 천식과 같은 만성 호흡기계 질환, 당뇨, 알츠하이머병, 치매와 같은 만성 신경질환, 관절염과 같은 근골격계 질환, 교통사고와 같은 예상치 않은 사고, 자살 등을 포함하는 것으로, 사람들을 무력화시키고, 일상적인 활동 참여에 심한 장애를 초래하며, 적절한 치료를 하지 않으면 사망도 초래할 수 있는 질환을 말한다.

비감염병은 대부분 감염병과 대조적이며 그 특징은 다음과 같다.

- 감염 인자에 의해 사람에서 사람으로 감염되지 않는다.
- 오래 지속되는 경향이 있다.

비감염병을 유발하는 5대 위험요인에는 '흡연', '공기오염', '과도한 음주', '불건강한 식습관', '신체활동의 부족'이 있고, 이와 같은 위험요인이 비감염병을 공통으로 유발시킨다[그림 2-2].

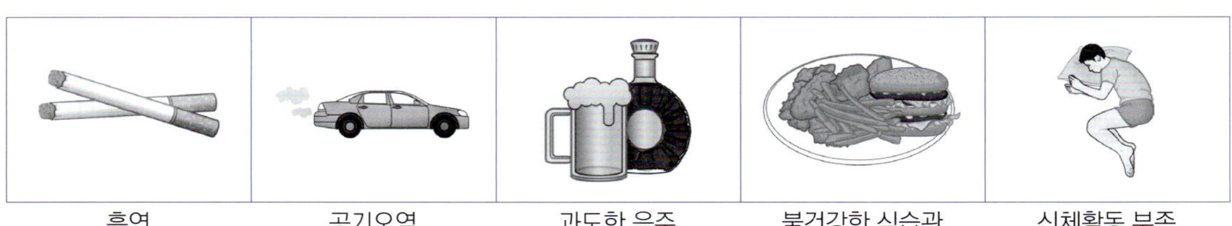

[그림 2-2] 비감염병의 5대 위험요인

비감염병을 이해하기 위해서는 혈당, 체질량지수(Body Mass Index, BMI), 암, 심혈관계 질환 등 관련된 용어를 이해하여야 한다[표 2-2].

[표 2-2] 비감염병 관련 용어

주요 용어	정의
혈당	몸의 에너지를 만드는 주요 자원
BMI	킬로그램(kg) 단위의 몸무게를 표면적의 제곱(m^2)으로 나눈 값
암	세포의 무절제한 성장이 특징인 질환 중의 하나
심혈관계 질환	혈관에 관련된 질환으로 허혈성 심장병과 뇌졸중을 포함
콜레스테롤	지방과 비슷한 물질로 몸에서 만들어지고 고기, 생선, 가금류, 계란과 같은 동물성 음식에서 발견
당뇨병	혈당의 조절이 잘되지 않아 발생하는 병
고혈압	혈압이 140/90mmHg 이상의 수치를 보임
허혈성 심장병	심장 근육에 부적절한 산소공급으로 심장 기능이 적절히 되지 않는 질병
비만	BMI가 30 이상인 상태
과체중	BMI가 25 이상 30 미만인 상태
뇌졸중	갑작스럽게 뇌의 기능을 상실하는 것으로 응고나 출혈 때문에 발생

2) 주요 비감염병

WHO(2024)에서 발표한 2021년의 주요 사망원인에 해당하는 질환 중 비감염병에 대해서 살펴보면 다음과 같다.

(1) 심혈관계 질환

심혈관계 질환은 전 세계 사망원인 1위에 해당하는 질환이다. 심장 및 주요 혈관과 관련된 병을 포괄하는 광범위한 개념으로 일반적으로 혈관벽에 지방이 침착되는 죽상동맥경화를 통해 질병이 발생하는 것을 의미한다.

심혈관계 질환은 심근경색이나 심장마비로 이어질 수 있는 관상동맥 심장질환과 뇌졸중을 유발하는 뇌혈관질환을 포괄하며 협심증이나 말초혈관질환도 포함된다. 사망자의 85%는 심장마비와 뇌졸중에 기인한 것으로 보고되고 있다.

심장근육에 혈액을 공급하는 혈관은 관상동맥으로, 혈전때문에 막히면 심장근육이 손상되어 발생한다. 일명 심근경색이라 불리며 갑자기 흉통, 식은땀, 호흡곤란, 구토, 현기증, 통증 등이 나타난다. 뇌에 혈액을 공급하는 혈관이 막혀서 뇌에 피가 통하지 않으면 뇌경색이라 부르며, 뇌혈관이 터져서 발생하는 뇌출혈을 합쳐서 뇌졸중이라 한다.

심장질환과 뇌졸중을 합하여 심뇌혈관질환이라 부른다. 생존과 직결되므로 신속한 진단과 치료가 필요한 응급질환이다. 흡연, 부족한 신체활동과 고혈압, 당뇨병, 심장질환, 이상지질혈증 등 만성질환은 심뇌혈관질환의 위험요인이다. 대부분 질환은 우리나라 10대 사인에 들어갈 정도로 중요하다. 또한 만성질환자는 일반인보다 코로나19 등에 감염 시 사망위험도가 최소 1.5배 이상 높아지기 때문에 비감염병 관리 측면에서 간과하면 안 된다.

심혈관계 질환의 국제적 도전 과제는 발견되지 않은 고혈압이나 당뇨로 많은 사람들이 본인의 혈압, 혈중 콜레스테롤, 혈당을 알지 못해 관리가 이루어지지 않고 있다는 점이다. 트랜스지방, 포화지방, 당, 염분이 많은 가공식품이 건강하지 못한 음식섭취를 증가시키며, 흡연과 대기오염에 대한 노출이나 정적인 생활방식에도 영향을 미친다.

(2) 만성호흡기질환

만성호흡기질환은 기관지와 폐에 염증이 생겨 심한 경우 호흡곤란이 발생하는 폐질환을 총칭한다. 만성폐쇄성폐질환, 천식, 직업성 폐질환 및 폐고혈압 등의 형태로 나타난다.

특히 만성폐쇄성폐질환은 폐의 공기흐름을 제한하는 만성 폐질환을 지칭하는 용어로 가장 일반적인 증상은 숨가쁨, 과도한 가래 생성, 만성 기침이다. 만성폐쇄성폐질환은 생명을 위협하는 질병으로 사망에 이를 수 있다.

주요 위험요인으로는 직접흡연이나 간접흡연, 실내 공기오염, 실외 대기오염, 알레르기 유발 항원, 직업성 위험요인으로 화학물질과 분진에의 노출 등을 들 수 있다. 어린 시절 실내 공기오염의 노출은 나중에 만성폐쇄성폐질환으로 발전될 위험요인으로 작용한다.

만성호흡기질환은 완치가 불가능하지만 다양한 치료를 통해 기도와 기관지를 확장하고 숨이 찬 증상을 완화할 수 있다.

만성호흡기질환의 국제적 도전 과제는 만성 폐질환과 호흡기 알레르기 유발 요인에 대한 진단기술을 높이고 해당 질병의 치료를 위한 의약품의 접근 가능성을 높이는 것이다.

따라서 WHO에서는 만성호흡기질환의 예방과 관리의 목표를 다음과 같이 수립하고 있다.

- 전염성이 없는 질병의 전염병에 대한 인식 제고
- 가난한 사람들과 이들을 위한 좀 더 건강한 환경 조성
- 담배 흡연 및 간접 흡연 노출, 실내 및 실외 대기오염, 건강에 해로운 음식 및 신체 활동과 같은 비감염성 질환의 위험요소 감소
- 만성폐쇄성폐질환을 가진 사람들을 위한 효과적인 치료법에 대한 접근성 향상
- 주요 비감염병으로 인한 조기사망과 피할 수 없는 장애 예방

이를 목표로 고소득 국가에서는 환자들이 적절한 시기에 진단과 치료받지 못하는 경우를 줄이고, 환자의 이환이 심해지지 않도록 교육을 시행하는 것이다. 중 · 저소득 국가에서는 극소수의 환자만 진단과 치료를 받고 있으므로 보건의료서비스의 접근성을 높이고 적절한 비용으로 서비스와 의약품이 공급될 수 있도록 해야 한다.

(3) 암

암은 신체조직의 자율적인 과잉 성장에 의해 비정상적으로 자라난 덩어리인 종양이 형성되어 기존의 구조를 파괴하거나 변경시킨 상태를 의미하며, 악성종양 또는 신생물이라고 한다. WHO(2018)는 전 세계적으로 가장 흔하게 발생하는 암과 가장 일반적인 암 사망 수를 추정하여 발표하였다[표 2-3].

[표 2-3] 암 발생 현황

흔하게 발생하는 암	일반적인 암 사망자 수
• 폐(200만 건) • 유방(200만 건) • 대장(180만 건) • 피부암(비흑색종)(140만 건) • 전립선(128만 건) • 위(103만 건)	• 폐(176만 명) • 대장(86만 2천 명) • 위(78만 3천 명) • 간(78만 2천 명) • 유방(62만 7천 명)

암은 고소득 국가에 해당하는 OECD국가에서도 사망률이 낮은 편이 아니다. 국가의 소득수준이나 다른 특성에 따라 특정 암에 의한 사망 정도가 다른 양상을 보일 뿐이다. 예를 들면 고소득 국가에서 대장암과 유방암은 매우 높은 사망률을 보이는 반면, 위암 및 자궁경부암의 사망률은 낮다. 또한 주로 흡연에 의해 나타나는 폐암은 소득수준과 상관없이 나타난다. 전 세계적으로 지역적 특성에 따른 암 발생과 사망의 주요 내용은 다음과 같다.

- 간암은 아프리카에서 매우 중요하다.
- 자궁경부암은 다른 지역보다 아프리카의 모든 암 중 가장 많은 부분을 차지한다.
- 위암은 WHO 서태평양 지역에서 매우 중요하다.
- 방광암은 다른 곳보다 유럽에서 전체 암 중 가장 큰 비중을 차지한다.
- 자궁경부암으로 인한 죽음이 아프리카에서 가장 높다.
- 자궁경부암으로 인한 사망이 다른 지역에서는 주요 4대 원인에 속하지 않는 문제일 수 있다.

- 폐암 사망은 아프리카 전체 암 사망에서 중요한 부분을 차지하지 않는다.
- 방광암 사망은 유럽에서만 주요 사망원인이다.
- 위암 및 식도암은 서태평양에서만 주요 사망원인이다.

이와 같이 암 발생율이 증가하고 있지만 전 세계 대부분 지역에서 저소득과 고소득 국가 사이에 유병률과 사망률에 명백한 차이점과 불평등이 존재한다.

암의 위험요인은 높은 체질량지수, 과일과 채소 섭취의 부족, 신체활동 부족, 흡연, 음주 등으로 약 30~50%는 금연과 음주량 조절, 체중조절, 규칙적인 운동, 감염 예방 등의 위험요소 관리를 통해 예방이 가능하다고 알려져 있다. 암으로 인한 고통, 장애, 사망을 감소시키기 위한 조기진단, 스크리닝, 치료, 완화의료가 필요하다.

암의 치료는 수술, 약물요법, 방사선요법 등으로 이루어지며 치료계획은 종양의 종류와 크기, 암의 진행 단계, 환자가 이용가능한 자원의 정도에 따라 달라진다.

암에 대한 국제적 도전 과제는 조기발견 프로그램이 효과적이지 않을 경우 암이 늦게 발견되어 치료 가능한 치료법이 존재하지 않을 수 있다는 점이다. 일부 고소득 국가에서 자궁경부암, 유방암, 직장암, 대장암에 대해 광범위한 인구집단을 대상으로 검사가 이루어지고 있지만, 다수의 중 · 저소득국가의 경우에는 조직검사가 열악하여 암으로 인한 사망을 예방하기 어렵다. 더 나아가 다수의 암이 고염분 식품, 가공식품, 주류, 담배로 인해 발생하지만 발암물질 유발 제품의 생산 및 유통을 통제하기 어렵다는 것이 문제이다.

(4) 당뇨병

당뇨병은 혈액 내의 포도당(혈당)이 높아서 소변으로 포도당이 넘쳐 나오는 데서 붙은 이름으로 탄수화물을 섭취하면 위장관에서 소화효소에 의해 기본 구성성분인 포도당으로 변한 다음 혈액으로 흡수된다. 포도당은 우리 몸에서 사용하는 가장 기본적인 에너지원이며, 세포가 흡수된 포도당을 이용하려면 인슐린이라는 호르몬이 필요하다. 인슐린은 췌장의 베타세포에서 분비되어 식사 후 올라간 혈당을 낮춘다. 그러나 인슐린이 부족하거나, 인슐린 저항성이 커져 인슐린이 원활하게 작용하지 않으면 체내에 흡수된 포도당은 세포 속으로 들어가지 못하고 혈액 속에 쌓여 결국 소변으로 넘쳐 나오게 되는데 이런 병적인 상태를 당뇨병이라고 한다.

혈당이 높으면 다른 합병증이 발생하므로 평생 관리가 필요한 질환이다. 당뇨로 인한 혈당상승은 심혈관 및 기타 질병의 위험을 증가시켜 전 세계적으로 220만 명이 당뇨와 연관되어 사망하고 있다.

당뇨병은 두 가지로 나뉜다. 가장 흔한 것은 제2형 당뇨병으로 일반적으로 성인에게 발생하며 신체가 인슐린에 저항이 생기거나 충분한 인슐린을 만들지 못할 때 발생한다. 주로 과체중이나 비만인 사람의 경우 발생 확률이 더 높은 편이다. 제2형 당뇨 환자에게는 식이요법과 체중 감소를 위한 운동이 권고되고, 약물요법으로 경구혈당강하제를 우선 처방하며 생활습관 교정으로 혈당이 조절되지 않을 경우에만 인슐린을 투여한다.

당뇨병의 3대 증상은 다음, 다식, 다뇨이다. 체중감소, 시력 저하, 피로감 및 무기력이 동반되기도 한다. 혈당이 높아지면 소변으로 당이 빠져나가는데 이때 포도당이 신장을 통해 다량의 물을 끌고 나가기 때문에 소변을 많이 보게 된다. 몸 안에서는 수분이 모자라 갈증이 심하며 물을 많이 마시게 된다. 섭취한 음식물이 에너지로 이용되지 못하므로 공복감이 심해지고 점점 더 먹으려 한다. 다식은 인슐린 작용이 충분하지 못해 체내에서 에너지원인 당질을 제대로 이용하지 못하고, 소변으로 당이 많이 빠지기 때문이다. 그리고 체중감소를 호소하는 환자도 많은데 이는 섭취한 에너지가 인슐린 부족으로 충분히 이용되지 못하고 소변으로 배출되기 때문이다. 이를 보충하기 위해 체내에 저장된 지방과 단백질에서 포도당이 만들어지지만, 이 또한 인슐린 부족으로 충분히 이용되지 못한다. 저장되어 있던 지방과 단백질이 소모되기 때문에 당뇨병이 악화되면 식사량이 줄지 않아도 체중이 많이 감소할 수 있다. 또한 체력저하, 피로, 무기력, 졸음 등을 호소하며 충분히 잠을 자거나 쉬어도 피로가 가시지 않는 경우가 많다. 여성은 비뇨생식 계통 감염이 흔해져 질염이나 방광염, 전신 가려움 등의 증상이 나타나는 경우가 많다.

제2형 당뇨병은 서서히 발생하므로 대부분 증상이 없다. 당뇨병인지도 모르고 지내다가 뒤늦게 진단받는 경우도 많다. 당뇨병에 대한 국제적 도전 과제는 설탕이 많은 가공식품과 탄산음료가 증가하고 있다는 것으로 국가의 당뇨병 예방책으로 영양이나 신체활동에 대한 정책이 부족하다는 것이다. 당뇨를 신속하게 진단하고 적절하게 치료하는 것도 필요하다.

WHO에서는 중 · 저소득 국가에서 당뇨병의 감시, 예방 및 통제와 그 합병증에 대한 효과적인 조치를 지원하는 것을 목표로 하고 있다. 건강한 식이요법과 규칙적인 신체활동을 통해 과체중 및 비만에 대한 세계적 문제를 줄이는 것이 당뇨병을 예방하고 조절할 수 있다고 보고하고 있다.

3. 감염병, 비감염병의 국제적 발생 현황과 사망률

감염병과 비감염병은 전 세계적인 질병 부담에 매우 중요하다. 세계보건기구(WHO)는 2000년 이후 매년 전 세계 10대 사망원인을 발표하고 있다. 2021년의 주요 사망원인은 1위 심혈관계 질환, 2위 코로나19, 3위 뇌졸중, 4위 만성폐쇄성폐질환, 5위 하기도감염, 6위 호흡기암 · 폐암, 7위 알츠하이머병과 기타 치매, 8위 당뇨, 9위 신장질환, 10위 결핵 순으로 나타났다(WHO, 2024)**[그림 2-3]**.

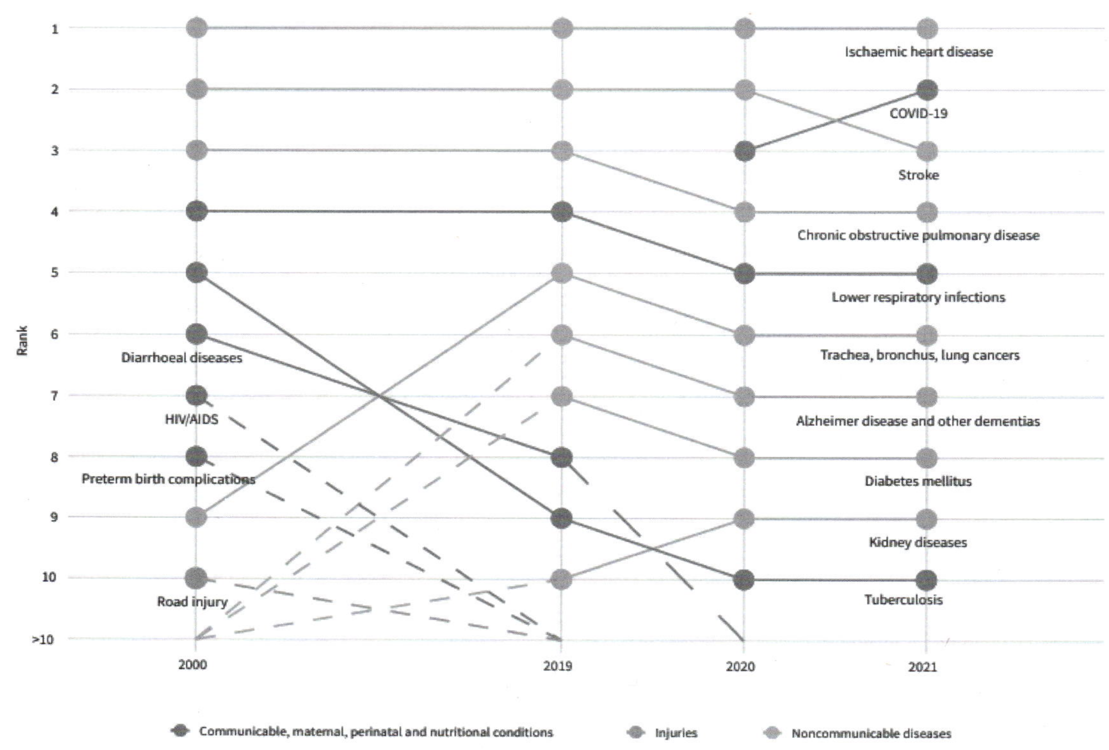

[그림 2-3] 세계 10대 사망원인(2000년을 기준으로, 2019년, 2020년, 2021년의 변화 추이)

[출처] 세계보건기구

WHO에 따르면, 2021년 사망원인 1위는 협심증 및 심근경색 등을 포함한 심혈관계 질환이다. 심혈관계 질환으로 인한 사망자는 지난 20년간 꾸준히 증가하여 전 세계 사망자 중 심혈관계 질환으로 인해 목숨을 잃은 사람이 가장 많은 것으로 나타났다. 2019년까지 뇌졸중은 사망원인 2위로 약 600만 명이 뇌졸중으로 사망하였으나 3위로 밀려났고, 2019년 12월 31일 중국 우한에서 코로나19가 최초로 발생한 이후 이로 인한 사망자가 급증하여 2021년에는 사망원인 2위를 차지했다. 4위 만성폐쇄성폐질환으로 약 350만 명이 목숨을 잃었다. 만성폐쇄성폐질환은 주로 흡연으로 발생하는 만성 호흡기 질환이다. 소아 생명을 위협하는 폐렴과 세기관지염 등을 포함한 하기도감염은 2000년 300만 명 이상의 사망자가 발생했지만, 최근 들어 감소 추세를 보인다. 그러나 5위로 여전히 높은 순위를 기록하고 있다.

한편 6위 호흡기암 · 폐암은 2000년 이후 가파른 증가세를 보이며 사망자 수는 지난 20년간 50% 증가한 180만 명을 기록했다. 7위는 알츠하이머병과 기타 치매이다. WHO는 알츠하이머병 등으로 인한 사망자의 65%가 여성이라고 밝혔다. 8위는 지난 20년간 70% 급증한 당뇨병, 9위는 2000년

10위 이하에 있었던 신장질환이 차지했다. 그리고 10위는 결핵으로 2019년 전 세계 약 1천만 건의 결핵이 발생하고, 이 중 약 140만 명이 사망하였고, 2000년 5위에서 2019년 9위로 떨어지면서 전 세계적으로 사망자가 30% 감소했다. 그렇지만 치료받은 결핵의 사망률은 50%에 달한다. 결핵은 아프리카와 동남아시아 지역에서 상위 10대 사망 원인에 속하며 아프리카에서는 2000년 이후 사망이 약간 증가한 후 최근 몇 년 동안에야 감소하기 시작했다.

통계를 보면 전 세계 주요 사망원인으로써 감염병은 상당히 감소하였다. 그렇지만 하기도 감염은 여전히 가장 치명적인 감염병으로 남아 있고, 호흡기암 · 폐암은 최근 가파른 증가세를 보이며 사망자 수는 지난 20년간 50% 증가하여 코로나19를 포함하는 감염병이 얼마나 위력이 강력한지 각인시켜주고 있으며, 특히 열악한 보건의료 재정 · 인프라, 의료인력 문제 등의 문제를 가진 저소득국의 감염 위기를 더욱 높이는 결과를 초래하고 있다. 따라서 저소득국가의 감염병 및 모자보건 · 영양결핍에 따른 사망률은 전체 사망률의 67.7%로 가장 큰 원인을 차지하며, 만성질환(비감염병)으로 인한 사망 비중은 24.3% 수준에 불과하다(WHO, 2016).

최근 정보통신기술의 발전과 세계화에 따라 국경이 개방되고 상품과 노동력이 자유롭게 이동하고 있으며 세계 여행 또한 급격히 증가하고 있다. 이로 인해 감염병의 전 지구적 확산이라는 새로운 위협이 발생하고 있다. 따라서 특정 지역에서만 유행하던 감염병이 전 지구적으로 확대되게 된 것이다.

더욱이 현대의 감염병은 사람과 사람의 접촉에만 국한되지 않는 특징이 있다. 새롭게 유행하기 시작한 감염병의 약 3/4은 동물로부터 인간에게 감염되는 특징을 보여주고 있다. HIV, 웨스트 나일 바이러스, 사스, 원숭이 수두, 그리고 출혈열 바이러스 등이 그 대표적인 예이다. 이는 인간 생활 터전의 확대에 따른 생태환경의 파괴와 변화에 기인한 것이다. 지구화와 세계화의 확산으로 개발도상국에서 농장이나 공장 부지를 확대 조성하고 도시화가 급격히 진행됨에 따라 이와 같은 생태환경 파괴와 변화는 가속화될 것으로 보이기 때문에 신종 감염병의 확산은 향후에도 지속될 것으로 전망된다. 또한 개발도상국의 열악한 위생 환경, 신선한 음용수 제공의 한계, 청결하지 못한 식습관 등은 감염병의 발병과 확산의 또 다른 원인이 될 수 있다.

참고문헌

- 감염병 포털. https://dportal.kdca.go.kr/pot/index.do
- 국제한인간호재단(2023). 국제간호(2판). 학지사메디컬.
- 기모란 외(2016). 메르스 백서. 대한의사협회 의료정책연구소. pp. 195-196.
- 김미지 외(2023). 글로벌 건강과 간호. 계축문화사.
- 김우주(2009). 신종인플루엔자 A/H1N1 대유행: 현황과 전망, 대한의사협회지, 제52권 제8호, pp. 788-789.
- 박영준 외(2016). 지카바이러스 감염증 국외 동향 및 국내 위기평가, (주간)건강과 질병, 제9권 제23호, p. 430.
- 변웅(2015). 2014 서아프리카 에볼라 바이러스 발현 현황 및 원인 분석과 국제사회의 외교적 대응, 국립외교원 외교안보연구원, p. 39.
- 보건복지부, 국립보건원(2002). [보도자료] 03년 전반기 사스 방역 상황 종료, 2003. 7. 7.
- 보건복지부, 질병관리청(2014). 2014 에볼라바이러스병 대응 지침, 1-3, 2014. 11.
- 오일석(2020). 신종감염병 대응을 위한 보건안보. 국가안보전략연구원.
- 이주원(2020). 질병관리청 공식 출범…정은경 청장 코로나19 극복 최우선 과제, 서울경제, 2020. 9. 14.
- 질병관리청 홈페이지. http://www.cdc.go.kr/contents.es?mid=a20804000000
- 질병관리청(2024). 국제보건규칙 개정문안 합의, "미래 팬데믹 대비 강화 위한 첫 걸음 내딛어" 보도자료.
- 질병관리청. 지카바이러스 감염증 관리 지침, pp. 2-4.
- 하진, 최문선, 유지연(2023). 제3차 감염병의 예방 및 관리에 관한 기본계획, 2023-2027. 정책보고. 질병관리청 감염병정책국.
- 황원주 외 공역(2021). 글로벌헬스의 이해. 수문사.
- WHO. 코로나19 대시보드. https://data.who.int/dashboards/covid19/data
- WHO(2016). Zika Virus Siuation Report, 1, 2016. 7. 14.
- WHO(2024). World health statistics 2024, Monitoring health for the SDGs, Sustainable Development Goals.

제 3 장

국내외 감염병 대응 전략

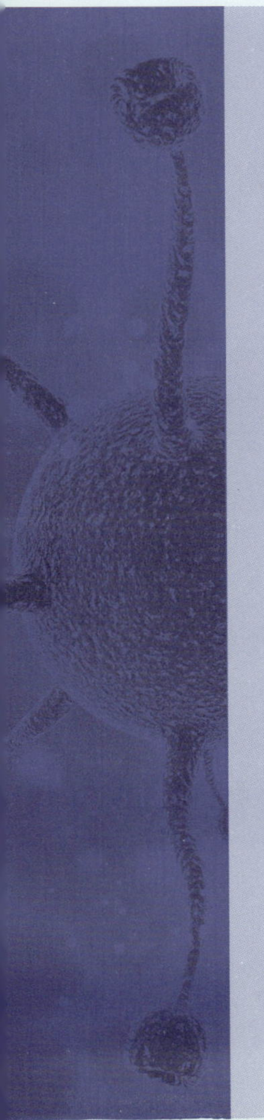

학습성과

1. 감염병이 범 국가 보건 안보에 미치는 영향에 대해 설명할 수 있다.
2. 팬데믹 위기 상황에 대해 정의할 수 있다.
3. 국제사회의 감염병 대응 전략에 대해 설명할 수 있다.
4. 해외 감염병을 예방하기 위한 예방접종 유형 및 방법에 대해 설명할 수 있다.
5. 해외 감염병 의심 시 신고방법과 해외 감염병 예방수칙에 대해 설명할 수 있다.

제 3 장 국내외 감염병 대응 전략

1. 감염병이 범 국가 보건 안보에 미치는 영향

통제 불가능한 감염병이 실재하거나 급박한 위협으로 인식되는 경우 국가는 기능을 유지하고 국민의 안전을 담보하기 위해서 반드시 대응체계를 마련해야 한다.

만일 해외에서 자연 발생하여 유입된 통제 불가능한 감염병으로 인하여 다음과 같은 상황이 발생한 경우 국가는 이를 보건 안보문제로 인식하여야 한다.

- 정치 · 사회적 안정성에 대한 심각한 위협
- 국내 · 외 경제에 대한 심각한 위협
- 군사력의 심각한 약화
- 초국경적 분쟁의 발생
- 국가 통제력의 상실

2. 감염병으로 인한 팬데믹 위기 상황의 정의

감염병으로부터 발생한 국제 공중 보건 위기 상황에 대해 다음의 네 가지 조건을 모두 충족한 경우 세계보건기구(WHO)에서는 '팬데믹 위기 상황(pandemic emergency)'이라고 선언할 수 있다(질병관리청, 2024).

① 넓은 지리적 분포를 가지고 여러 국가에 걸쳐 전파되었거나 그럴 가능성이 높은 경우
② 동 국가들의 보건 체계의 역량을 초과하거나 초과할 위험이 크다고 판단되는 경우
③ 국제적 교통과 무역의 혼란을 포함하여 실질적인 사회적 · 경제적 혼란을 초래하거나 일으킬 위험이 큰 경우
④ 전 정부 그리고 전 사회적 접근과 신속하고 공평하며 고도로 조율된 국제적 행동을 요구하는 경우

3. 국제사회의 감염병 대응 전략

우리나라와 미국, 일본 및 중국은 기본적으로 감염병 대응을 재난이나 안전관리 차원에서 대응하고 있다. 특히 미국은 생물학 무기나 생물 테러와 관련하여 CIA, FBI 등 정보기관이나 안보기관이 국가안보차원에서 감염병에 대한 대응을 병행하고 있고, 우리나라는 「재난 및 안전관리 기본법」과 「감염병 예방 및 관리에 관한 법률」을 연계하여 공중 보건을 담당하는 보건복지부를 중심으로 감염병에 대응하고 있다.

이제 우리나라와 미국, 일본 및 중국의 감염병 대응 전략을 구체적으로 살펴보면 다음과 같다.

1) 우리나라

(1) 법제

우리나라는 「감염병의 예방 및 관리에 관한 법률」을 기본으로 감염병에 대응하고 있다. 이 법은 국민 건강에 위해가 되는 감염병의 발생과 유행을 방지하고, 그 예방 및 관리를 위하여 필요한 사항을 규정함으로써 국민 건강의 증진 및 유지에 이바지함을 목적으로 한다.

(2) 관리 체계

「감염병 예방 및 관리에 관한 법률」 제7조 제1항에 따라 질병관리청장은 보건복지부장관과 협의하여 감염병의 예방 및 관리에 관한 기본계획(이하 "감염병 기본계획"이라 한다)을 5년마다 수립 · 시행하여야 한다. 정부는 '제1차 감염병 기본계획(2013~2017)'과 '제2차 감염병 기본계획(2018~2022)'이 종료되어 '제3차 감염병 기본계획(2023~2027)'을 수립하였고, 현재 '감염병 위기 대비 및 대응 고도화', '선제적 · 포괄적 감염병 예방 및 관리', '감염병 관리를 위한 연구 및 기술혁신', '감염병 대응 인프라 견고화'의 4가지 전략과 5년간 추진할 다양한 과제가 수립되었다.

(3) 관련 조직

① 보건복지부

보건복지부는 생활보호 · 자활지원 · 사회보장 · 아동 · 노인 · 장애인 · 보건위생 · 의정(醫政) 및 약정(藥政)에 관한 업무를 수행하고 있다. 의료정책 가운데 방역 · 검역 등 감염병에 관한 사무 및 각종 질병에 관한 조사 · 시험 · 연구에 관한 사무를 관장하기 위하여 보건복지부장관 소속으로 질병관리청을 두고 있다(「정부조직법」 제38조).

② 질병관리청

2020년 코로나19 확산에 따른 대응을 위해 그동안 질병관리본부로 운영되던 것이 중앙행정기관인 질병관리청으로 승격되었다. 질병관리청은 2020년 9월 14일 공식 출범하였다. 또한 국립보건연구원과 국립감염병연구소, 질병대응센터, 국립결핵병원, 국립검역소 등을 소속기관으로 두게 되었다. 질병관리청은 감염병 대응 역량 강화를 위해 인력을 증원하면서 인사 및 예산의 독립적인 조직 운영으로 감염병 총괄기구로서 역할을 수행하고 있다.
질병관리청의 핵심 사업은 다음과 같다.

- 감염병으로부터 국민보호 및 안전사회 구현
- 효율적 만성질환 관리로 국민 질병 부담 감소
- 보건 의료 R&D 및 연구 인프라 강화로 질병 극복

2) 미국

미국 연방 정부는 안전관리 차원에서 보건의료를 담당하는 보건복지부와 질병예방통제센터를 중심으로 감염병에 대응하고 있다. 그러나 미국은 감염병 대응에 대해 일차적으로 각 주가 관할권을 가지고 있다. 따라서 각 주가 각자의 보건법을 가지고 있어 감염병의 탐지와 통제 및 예방에 상당한 한계를 보이고 있다. 이에 따라 연방 차원의 공중보건을 강화하기 위한 공중보건모델전환법을 추진하였으나 강제력이 없는 참고용이라는 한계를 보였다. 한편 미국 연방정부는 수정헌법 제8조 통상 규정에 따라 공중보건서비스법을 통해 주를 넘나들고 외국으로부터 유입되는 감염병에 대해 통제하고 있다. 이와 같이 이원화된 감염병 대응 관할권은 코로나19에 대한 효율적 대응의 실패로 이어졌다. 또한 마스크를 쓰지 않겠다고 하거나 경제 활성화를 위해 봉쇄나 거리두기 정책을 해소하고자 하는 코로나19에 대한 안일한 인식도 그 대응 실패로 이어진 것으로 보인다. 감염병에 대한 대응은 재난이나 안전관리 차원에서 검역이나 방역을 중심으로 보건의료서비스를 담당하는 행정 위주로 전개되는 것이 타당하다. 그러나 신종 감염병으로 국가의 통제력이 약화되고 정치 · 사회적 불안정성이 증대하며 경제적 위협이 가중되는 경우에는 재난이나 안전을 담당하는 행정부처 위주로 대응하는 데 한계가 있다. 이러한 상황 인식하에 미국은 감염병으로 인한 안보 위협에 대응하기 위하여 국가안보실에 국제보건안보국(Global Health Security Directorate)을 설치하여 운영하였다. 그런데 트럼프 행정부에서 볼튼 전 국가안보실장이 이를 다시 해체함에 따라 리더십 공백으로 국가안보적 위기인 코로나19 대응에 실패하였다는 비판을 받고 있다.

(1) 법제

미국은 1944년 제정된 「공중보건서비스법(Public Health Service Act)」에 의하여 연방 정부는 주를 넘나들고 외국으로부터 유입되는 감염병을 통제하여 국민의 건강과 안전을 보장하고 있었다. 「미국연방법전」에서도 감염병 관련 보건복지부장관의 권한과 책임을 규정하고 있다.

「공중보건서비스법」에 의하면, 보건복지부장관은 미국으로 유입되는 감염성 질환 및 주(state) 간 전파에 대한 예방 조치를 실시할 수 있는 권한을 가지며, 실제로 기능 수행을 위한 권한은 질병예방통제센터에 위임하고 있다.

「미국연방규정집」에 근거하여 질병예방통제센터에서 감염병과 관련되어 필요한 조치를 취할 수 있다.

그러나 주에서 발생하여 주 내에서 확산되고 있는 감염병은 일차적으로 각 주 정부에 관할권이 있다. 이와 같이 주 내부의 공중 보건에 대한 일차적인 책임은 각 주에 있기 때문에 50개 주는 서로 다른 각 주의 보건법을 발전시켰다. 그 결과 감염병을 비롯한 질병 탐지와 통제 및 예방에 대한 구조와 절차가 주마다 상당한 차이를 보이고 있고, 특히 감염병은 주의 경계를 넘어 발생하는데 각 주마다 대응 구조와 절차가 다르다 보니 감염병에 따른 공중보건 비상사태가 발생할 때 효율적인 대응이 불가능하거나 지연되어 미국 전체를 위험에 빠뜨릴 수 있다는 우려를 낳고 있다.

(2) 관리 체계

미국 헌법상 연방 정부가 아닌 주 정부가 감염병 대응에 대한 일차적인 책임과 권한을 가지고 있다. 다만 주 차원의 대응에 한계가 있는 경우 연방 정부나 질병예방통제센터에 지원을 요청할 수 있다.

감염병이 확산되는 경우 미국은 국가재난대응체계(National Response Framework, NRF)와 국가사고관리시스템(National Incident Management System, NIMS)에 따라 보건복지부(Department of Health and Human Services, HHS)가 감염병 관리의 조정자 및 주요 담당기관이 된다. 감염병 위기 발생 시 대응과 관련된 역할은 주로 질병예방통제센터내 공중보건 대비 · 대응국과 감염병관리국에서 담당하며, 국립 신종 · 인수공통감염병 센터에서 일부 기능을 수행하고 있다.

미국의 감염병 위기관리 대응체계는 크게 현장 역학전문가 육성 등을 포함하는 위기 대비활동과 대응활동으로 구분할 수 있다. 대응활동은 위기상황의 심각도에 따라 3단계로 나뉘며, 이를 통해 상황에 적합한 유연한 대응체계를 구축하고 있다**[표 3-1]**.

[표 3-1] 미국의 단계별 위기 대응 활동

단계	내용
1단계	가장 소극적인 대응단계로 전담기관의 주도로 근본적인 대응 수요를 해결할 수 있는 상황에서 사용됨. 대다수의 소규모 자연재해나 환경 문제에 대한 대응활동이 해당됨
2단계	대응 수요를 맞추기 위해 전담기관의 활동이 상당 수준 확대되어야 하는 상황을 뜻함
3단계	가장 높은 대응 수준을 요하는 단계로 필요에 따라 타 기관 및 국제 파트너들과의 협력이 필요함

(3) 관련 조직

① 보건복지부

미국 보건복지부는 자국민의 보건 및 복지를 강화하고 보호하는 기관으로 효율적인 보건 및 복지 서비스를 제공하고 의료 · 공중보건 · 사회복지서비스 개발을 지원하는 책무를 수행하고 있다. 미국 보건복지부의 감염병 및 HIV/에이즈 정책실은 전략적 감염병 관리 정책을 수립하는 동시에 감염병 대응 부담을 완화하기 위해 연방 정부기관 및 이해관계자들 간의 역할을 조정하고 있다. 이 밖에도 미 보건복지부는 8개의 공중보건서비스기관과 3개의 복지서비스기관 등 총 11개의 하위 기관을 운영하고 있다.

② 질병예방통제센터(CDC)

질병예방통제센터(Centers for Disease Control and Prevention, CDC)는 보건복지부 산하기관으로 보건 · 안전 · 안보 위협으로부터 자국민을 보호하기 위해 설립되었다. 질병예방통제센터는 새로운 보건 위협을 파악하여 이에 대응하고 자국민의 사망 또는 장애를 초래하는 보건 문제를 해결하며, 질병 예방을 위해 첨단 기술 및 과학을 적용하는 역할을 담당하고 있다. 또한 건강하고 안전한 생활환경 및 지역사회를 건설하고 공중보건 인력을 육성하는 등의 활동도 추진하고 있다.

3) 일본

일본은 후생노동성 건강위기관리 기본지침에 따라 감염증 건강위기관리 대책을 통해 감염병에 대응하고 있다. 다만 일본은 우리나라의 질병관리청이나 미국의 질병예방통제센터와 같은 국가 차원의 감염병 대응 전담 기관이 없고 지방보건소 위주로 감염병에 대응하다 보니 코로나19 대응에 실패한 경험을 가지고 있다. 즉, 감염병과 같은 국가적 위기에 대한 국가적 컨트롤타워가 없어 코로나19에 대한 예방과 통제 및 치료에 취약한 한계를 보여주었다. 특히 일본은 동경 올림픽 대응을 위해 코로나19에 대한 적극적 대응을 자제함으로 인하여 피해를 키웠다는 지적을 받고 있다. 따라서 요미우리 신문에서는 일본판 질병예방통제센터 구축, 국가 차원의 감염병 관리 정책 실시 등을 제안하기도 하였다.

(1) 법제

일본은 「감염증 예방 및 감염증 환자에 대한 의료 관련 법률」을 통해 감염증 예방과 감염증 환자에 대한 의료 관련 조치를 정하고 있다. 동 법은 「전염병예방법」, 「성병예방법」, 「에이즈예방법」, 및 「결핵예방법」까지 통합하는 것으로 제정 및 개정되었다.

「감염증 예방 및 감염증 환자에 대한 의료 관련 법률」의 주요 내용은 다음과 같다.

- 사전 대응형 행정 구축
- 감염증 유형과 의료체제 구축
- 감염증 신고기준 마련
- 환자 등의 인권을 배려한 입원 수속 정비
- 감염증 만연 방지 조치
- 병원체 등의 관리체제 확립
- 감염증에 관한 정보수집 체제 강화
- 동물유래 감염증 대책 강화
- 감염증 발생 동향 조사 사업 실시
- 국제협력 추진

(2) 관리 체계

일본은 후생노동성 '건강위기관리 기본지침'에 따라 감염증 건강위기관리대책을 마련하고 있다. 또한 동 지침에 의해 감염증 건강위기관리의 구체적인 대처방안인 '감염증 건강위기관리 실시요령'을 정립하여 감염병에 대응하고 있다.

감염병에 의해 심각한 건강피해가 발생하거나 발생할 우려가 있는 경우 내각정보조사실에 상황을 통보하고, 후생노동성대책본부를 설치하여 전문적인 현지조사가 필요한 경우 현지대책본부를 설치할 수 있다. 내각위기관리감은 관계부처와 긴급협의를 거쳐 내각총리대신에게 보고, 관계부처 대책회의를 개최하여 정부에서 초동 대처하고 있다.

(3) 관련 조직

후생노동성 건강국 결핵감염증과, 후생노동성 산하 연구기관인 국립감염증연구소와 연구소 내 감염증역학센터에서 국내차원의 감염증을 관리하고 있다. 후생노동성 건강국 결핵감염증과는 감염증 발생 시 일본 내의 감염증을 전담 관리하는 주관부서이다.

국립감염증연구소는 감염증을 제압하고 국민의 보건의료향상을 도모할 예방의학의 입장에서 널리 감염증에 관한 연구를 선도적 · 독창적 · 종합적으로 수행하고, 국가의 보건의료행정의 과학적 근거를 명확히 하는 한편, 이를 지원한다.

국립감염증연구소에서 수행하는 업무는 다음과 같다.

- 연구
- 감염증 레퍼런스(reference)
- 감염증 감시(surveillance)
- 국가검정 · 검사
- 국제협력관계
- 연수

한편 내각부 소속의 내각관방 내에 신형인플루엔자 등 대책실과 국제감염증대책조정실을 두고 전 세계 및 개발도상국, 그리고 일본의 감염증 대책을 마련하고 있다. 이와 같이 일본의 감염증 대책 관련 조직은 국내 차원 관리조직과 국외 차원 관리조직으로 나누어져 있다는 점이 특징이다.

4) 중국

중국도 사스와 메르스를 경험한 이후 국가위생건강위원회를 설립하여 안전위생관리 차원에서 대응하고 있다. 중국은 시진핑의 코로나19에 대한 위기 인식과 중앙집권적 방역 대책의 수립과 시행으로 코로나19의 진원지가 되었음에도 불구하고 상대적으로 피해의 방지에 어느 정도 성공했다는 평가를 받고 있다.

(1) 법제

중국은 1989년 2월에 감염병의 발생 및 유행을 예방 · 통제하고, 인체 건강 및 공공위생을 보장하기 위해 「감염병 예방퇴치법」을 제정하였다. 동 법은 중증호흡기증후군(SARS)가 유행한 직후인 2004년에 대대적으로 개정되었다.

「감염병 예방퇴치법」에는 법정전염병 변화 등 감염병의 체계적 관리를 위한 다음과 같은 규정들이 포함되어 있다.

- 감염병의 예방 및 예보역량의 향상
- 감염병 상황의 보고 · 통보 · 공포 경로의 구체화
- 감염병의 예방 및 퇴치를 위한 네트워크의 구축
- 신종 감염병의 등장과 전염병 백신의 발전

중국은 법정 감염병을 갑 · 을 · 병 세 단계로 분류하고 있다**[표 3-2]**.

[표 3-2] 중국의 법정 전염병 분류(2020년 2월 기준)

분류	감염병명
갑(2종)	페스트, 콜레라
을(27종)	감염병급성호흡기증후군, 에이즈, 바이러스성 간염, 소아마비, 인체감염을 유발하는 고병원성 조류독감, 갑형 H7N9 독감, 홍역, 유행성 출혈열, 광견병, 유행성B형뇌염, 뎅기열, 탄저병, 세균성 및 아메바성 이질, 폐결핵, 장티푸스와 파라티푸스, 유행성 뇌척수막염, 백일해, 디프테리아, 신생아 파상풍, 성홍열, 브루셀라, 임질, 매독, 렙토스피라증, 주혈흡충병, 말라리아. 신종 코로나바이러스감염증
병(12종)	유행성독감(H1N1 독감 포함), 유행성이하선염, 풍진, 급성출혈성결막염, 한센병, 유행성과 지방성 발진티푸스, 흑열병, 포충병, 필라리아증, 콜레라를 제외한 세균성 및 아메바성 이질, 장티푸스와 파라티푸스를 제외한 감염성 설사병, 수족구병

(2) 관리 체계

중국에서의 감염병 관리는 주로 국무원 산하 국가위생건강위원회의 질병예방통제국에서 맡고 있다. 국가위생건강위원회의 관리 · 감독을 받는 중국질병예방통제센터는 주로 전염병 예방을 위한 과학적 연구업무를 수행하고 있다. 감염병이 발생할 경우, 중국은 국무원 주도로 '전국돌발사건응급처리지휘부'를 설립하고, 국무원 총리 등이 총지휘를 맡아 감염병 퇴치를 위한 조치를 취한다. 각급 지방정부 역시 산하 유관기관(지역별로 설치된 위생건강위원회 등)과 관할 지역 내 전염병 확산 방지 등을 위한 지휘부를 설립하고 있다.

(3) 관련 조직

중국은 기존의 국가위생 · 계획생육위원회와 유관 부처가 수행하던 보건 관련 업무를 통합하여 국가위생건강위원회를 설립하여 운영하고 있다. 동 위원회는 중대한 질환을 예방하고 인민에게 전방위적인 건강서비스를 제공하며, 공공위생과 의료서비스 등에 대한 관리 · 감독을 맡고 있다.

감염병 관련 업무는 동 위원회의 질병예방통제국이 담당하고 있다. 질병예방통제국은 전염병의 발생 사실 공표를 담당하고 있으며, 중대한 질병의 퇴치 계획과 국가면역계획 및 인민의 건강에 심각한 위해를 가하는 공중위생 문제에 대한 조치를 시행하고 있다.

또한 중국질병예방통제센터를 설치하여 국가의 공공위생법률 및 정책 수립 과정에서 기술적 지원과 조언을 제공하고 있으며, 감염병과 관련하여 공공위생현황에 대한 모니터링을 실시하고, 국내외 질병예방 통제 및 관련 정보의 수집, 분석 및 예측 업무를 수행하고 있다. 아울러 질병예방통제와 공공위생업무와 관련한 과학 연구를 추진하며, 백신의 개발 · 효과 등에 대한 평가와 면역계획에 대한 연구는 물론 전국적 면역계획의 시행에 대한 기술지도 및 평가를 수행하고 있다.

4. 예방접종

해외여행 전 해외감염병NOW 또는 질병관리청 콜센터(☎1339)에서 국가별 감염병 발생정보를 미리 확인할 수 있다.

해외여행 국가별 예방접종이 필요한 백신은 출국 최소 2주 전에 접종해야 한다. 황열, 콜레라 예방 백신은 국제공인 예방접종 지정기관에서, 그 외 백신(예: A형 간염, 장티푸스, 폴리오 등)은 가까운 의료기관 및 보건소에서 접종이 가능하다.

- 보건소의 경우, 해당 보건소에서 성인 예방접종 가능 여부 확인 후 방문하여야 한다.
- 말라리아 예방약은 의료기관 방문 후 전문의와 상담을 통해 처방받을 수 있다.

1) 황열 예방접종

(1) 황열의 정의

황열 바이러스(yellow fever virus)에 감염된 모기에 물려 걸리는 바이러스성 질병으로 고열, 두통, 오한, 식욕부진, 황달, 구토, 출혈성 징후, 종종 서맥을 동반하는 증상 등이 나타난다. 이 질환은 주로 아프리카와 중남미 지역 국가에서 발생한다.

(2) 감염 경로

모기에 의해 전파되는 아르보바이러스(arbovirus)가 원인이며 모기에 물렸을 때 모기의 침 속에 있던 바이러스가 몸 속으로 들어와 혈액으로 침투하여 질병을 일으킨다. 주된 매개체는 *Aedes aegypti*(이집트숲모기)와 *Haemagogus* 속 모기이다.

(3) 증상

황열 감염자의 대부분은 증상이 나타나지 않거나, 가벼운 증상만을 보인다. 감염 후 3~6일 정도의 잠복기를 거쳐 발열과 근육통, 오한, 두통, 식욕상실, 구토 등의 증상이 나타난다. 보통 3~4일이 지나면 증상이 사라지는 것이 보통이지만, 이후 환자의 15% 정도는 독성기로 접어들게 된다. 독성기의 환자는 열이 다시 발생하며 급격히 황달, 복통, 구토 등의 증세가 나타난다. 또한 눈, 코, 입, 위장관 등에서 출혈이 발생할 수 있으며, 급성신부전이 발생하기도 한다.

(4) 예방

황열 유행지역을 여행할 경우, 반드시 황열 예방접종을 맞도록 하며, 모기에 물리지 않는 것이 중요하다. 모기가 활발하게 활동하는 시간에는 활동을 피하는 것이 좋으나 활동이 불가피한 경우 모기장, 곤충기피제 등을 사용하고 야간에는 긴소매, 긴바지를 착용해야 한다. 황열 매개체 중 이집트숲모기는 낮 시간에 주로 활동하므로, 낮 시간에도 주의가 필요하다.

(5) 치료

황열의 원인인 아르보바이러스 자체를 없앨 수 있는 치료제는 아직까지 개발되어 있지 않기 때문에 증상이 발생할 경우 이를 완화시키는 것이 황열의 치료법이다. 저혈압 증상이 나타나면 정맥으로 수액을 공급하여 혈압이 더 이상 떨어지지 않도록 하고, 급성신부전이 발생하거나 신장 기능이 저하되었을 때는 혈액투석을 해야 한다. 출혈의 위험을 높일 수 있는 아스피린이나 다른 비스테로이드성 약물 등의 특정 약물 복용은 피하는 것이 좋다.

(6) 예후

감염자의 대부분은 증상이 없거나 가벼운 증상만 있어 완전히 회복된다. 그러나, 증상이 있던 사람의 경우 회복되어도 몇 달간 위약감이나 피로감이 지속될 수 있으며, 독성기 환자의 경우 20~50% 정도가 사망할 수 있다. 이전에 감염되었다 회복된 경우, 면역이 평생 지속되어 재감염되지 않는 특징이 있다.

(7) 백신 접종

① 백신 특성

- 생균 형태의 약화 바이러스
- 황열백신은 대다수의 다른 백신과 동일한 시점에 투여 가능

② 접종 대상

- 황열의 위험이 있는 것으로 알려져 있는 지역으로 여행하거나 해당 지역에 살고 있는 경우
- 황열예방접종증명서 요구 국가로 여행하는 경우 9개월에서 59세에 해당하는 사람
- 황열 바이러스나 백신 바이러스에 노출되어 있는 실험실 직원

③ 접종 시 주의사항

- 황열 예방백신은 비교적 안정적이고 효과적인 백신으로 면역력이 평생 유지된다.
- 예방접종은 최소 출국 10일 전에 접종하여야 하고 의학적으로 예방접종을 받을 수 없는 경우에는 황열예방접종면제증명서를 발급받아서 출국해야 한다.

(8) 주의 및 금기사항

- 9개월 미만의 영아는 백신으로 인한 뇌염이 발생할 수 있으므로 9개월이 될 때까지 예방접종을 피하도록 하며, 특히, 6개월 미만의 영아에게는 백신 사용이 금기된다.
- 60세 이상의 노인들은 접종 후 전신이상반응에 따른 위험이 높으므로 의사와 상의 후 예방접종을 하여야 한다.
- 임산부는 황열 노출의 위험이 높을 때에만 예방접종을 하도록 한다. 만약, 임산부가 예방접종을 하여야 할 경우에는 백신에 대한 면역반응이 기록되는 혈청검사를 받을 수 있다.
- 수유 중에 있는 여성은 젖먹이 아이에게 바이러스가 전파될 위험이 있으므로 예방접종을 피해야 한다.
- 계란이나 젤라틴에 과민반응이 있는 사람은 백신 사용이 금기된다.
- HIV 감염자, 악성종양자, 흉선질환자 또는 기타 면역저하질환을 가진 자들은 백신 사용이 금기된다. 그러나 금기사항이 없는 면역저하질환자나 HIV환자의 가족들은 예방접종을 받아야 한다.
- 황열 백신은 홍역백신(생백신, 약독백신)과 동시 투여가 가능하다.
- 황열 예방백신은 접종 후 10일(항체형성 기간)부터 예방접종 효력이 발생하므로 여행국가 입국 최소 10일 전에 황열예방백신을 접종하고, 기록한 국제공인예방접종증명서를 발급받아 출국하여야 한다.

(9) 이상반응

- 황열 예방백신에 대한 이상반응은 접종자의 10~30% 정도에서 경미한 증상이 나타나기도 한다.
- 뇌염 등과 같은 신경계 질환은 주로 유아에게서 보고된 바 있으나, 최근에는 전 연령층에서 나타나기도 한다.
- 황열 백신과 연관된 내장향성 질환으로 열성다발성기능부전이 보고된 바 있다.

2) 콜레라 예방접종

(1) 콜레라의 정의

원인은 *Vibrio cholerae*라는 세균이며, 감염된 사람의 배설물이나 구토에 의해 감염된 물과 음식물(조리가 덜된 요리나 해산물 등)을 섭취하여 발생하는 세균성질환으로 복통, 구토와 함께 급성 설사가 시작되며, 탈수를 일으키는 감염병으로, 동남아시아, 아프리카, 중동 및 남아메리카 지역의 풍토병이다.

(2) 감염 경로

콜레라 세균에 오염된 물을 마시거나 음식물을 섭취하여 감염된다. 날것 또는 설익은 해산물, 특히 최근에는 조개, 새우, 게 등 패류가 원인이 되기도 한다. 사람 간 직접 전파가 되지 않기 때문에 감염된 사람과의 일상적인 접촉은 위험하지 않다.

(3) 증상

감염 후 수 시간 내에서 5일 사이에 증상이 나타날 수 있다. 주된 증상은 2~3일 정도 지속되는 쌀뜨물과 같은 설사와 구토이나, 감염된 사람의 80%는 증상을 보이지 않는다. 증상을 나타내는 사람 중 80%는 비교적 경미한 증상을 보이나, 20%는 심한 설사와 구토로 인한 탈수증이나 산혈증 및 순환기계 허탈이 발생하여 갈증, 점막건조, 저혈압, 근육경련 등의 증상을 보일 수 있으며 치료하지 않을 경우 수시간 내로 사망에 이를 수 있다.

(4) 예방

안전한 음식과 물을 섭취하고 손을 자주 씻어주는 것이 예방에 가장 좋은 방법이다. 예방접종에 의한 면역 형성은 기초접종 2회와 추가접종이 권고되고 있다.

(5) 치료

콜레라는 쉽게 치료할 수 있는 질병으로 설사로 인해 소실된 수분과 염분을 보충해주는 것이 가장 중요하다. 대부분은 수액치료만으로 호전되며 구토가 없고 중증의 탈수가 동반되지 않는 경우에는 경구수액보충이 가능하다. 테트라사이클린(tetracycline), 독시사이클린(doxycycline) 등의 항생제를 투여하면 수액보충량을 줄이고, 증상 발현 기간을 줄일 수 있다.

(6) 백신

콜레라 예방접종을 공식적으로 요구한 국가는 없으며, 철저한 개인위생과 안전한 음식섭취로 예방이 가능하다. 예방접종으로 인한 면역 형성은 기초접종 2회(1~6주 간격으로 접종)와 추가접종(2년 간격으로 1회 접종)이 권고되고 있으며, 이용 가능한 백신은 경구용(SBL AB)으로 콜레라와 장독소대장균(ETEC)을 예방하는 백신이다.

(7) 예방접종 가능 기관

- 국립 검역소 및 국제공인예방접종지정기관에서 예방접종이 가능하다.
- 감염병 포털 홈페이지 > 감염병관리 > 해외여행질병정보 > 예방접종기관안내에서 확인가능하다.

(8) 기타 주의사항

콜레라 유행지역 중 위생 여건이 좋지 않은 곳에서 근무하는 사람이나 소화기계방어 장애(무위산증 또는 위절제 환자, 제산제 장기복용자 등)가 있는 사람, 식품업계에 종사하는 사람은 예방접종을 권장하며, 과거 접종 시 과민반응이 나타난 사람은 금기하여야 한다.

5. 해외 감염병 신고

국립검역소에서는 검역관리지역을 체류 또는 경유하여 입국하는 사람이 검역감염병을 의심할 수 있는 유증자인 경우, 건강 상태 등을 신고할 수 있도록 공항 및 항만에 해외 감염병신고센터를 운영하고 있다.

주요증상에는 발열, 오한, 두통, 인후통, 콧물, 기침 호흡곤란, 구토 복통(설사), 발진, 황달, 점막 지속출혈 등이 있다.

국가별 검역감염병 발생 정보는 질병관리청 국립검역소 홈페이지(https://nqs.kdca.go.kr/nqs/main.do) 메인화면의 해외감염병NOW(해외감염병now.kr)에서 확인할 수 있으며, 국내 입국 시, 해외감염병센터를 방문하여 상주 직원에게 건강 상태를 신고하면 된다.

해외 감염병을 예방하기 위해서는 다음 수칙을 준수하여야 한다[그림 3-1].

해외여행 시 이것만은 꼭! 해외감염병 예방수칙
1339
질병관리청 콜센터
해외감염병NOW 홈페이지를 통해 정보 확인!
출국 전 예방접종, 예방약, 예방물품 챙기기
해외여행 시 개인 위생수칙 준수하기
입국 시 건강상태 질문서 제출하기
귀국 후 감염병 증상 1339 상담하기

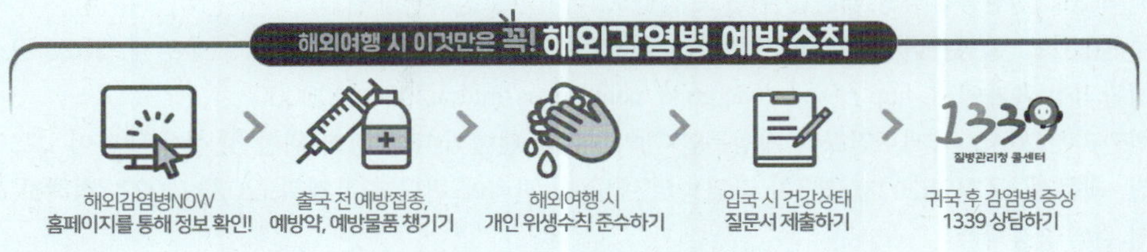

[그림 3-1] 해외 감염병 예방수칙

[출처] 질병관리청

참고문헌

- 감염병 포털. https://dportal.kdca.go.kr/pot/index.do
- 국제한인간호재단(2023). 국제간호(2판). 학지사메디컬.
- 기모란 외(2016). 메르스 백서. 대한의사협회 의료정책연구소, pp. 195-196.
- 김미지 외(2023). 글로벌 건강과 간호. 계축문화사.
- 오일석(2020). 신종감염병 대응을 위한 보건안보. 국가안보전략연구원.
- 이주원(2020). 질병관리청 공식 출범…정은경 청장 코로나19극복 최우선 과제, 서울경제, 2020. 9. 14.
- 질병관리청 홈페이지. http://www.cdc.go.kr/contents.es?mid=a20804000000
- 질병관리청(2024). 국제보건규칙 개정문안 합의, "미래 팬데믹 대비 강화 위한 첫 걸음 내딛어" 보도자료.
- 하진, 최문선, 유지연(2023). 제3차 감염병의 예방 및 관리에 관한 기본계획, 2023-2027. 정책보고. 질병관리청 감염병정책국
- WHO. 코로나19 대시보드. https://data.who.int/dashboards/covid19/data
- WHO(2016). Zika Virus Siuation Report, 1, 2016. 7. 14.
- WHO(2024). World health statistics 2024, Monitoring health for the SDGs, Sustainable Development Goals.

제 4 장

빈곤, 환경오염과 건강

학습성과

1. 빈곤의 개념을 설명할 수 있다.
2. 절대적 빈곤과 상대적 빈곤을 설명하고, 차이를 제시할 수 있다.
3. 빈곤 관련 영향요인을 제시하고, 건강과의 관계를 설명할 수 있다.
4. 환경오염과 건강의 관계를 설명할 수 있다.
5. 생물학적, 물리적, 화학적 위해요인과 건강을 설명할 수 있다.

제 4 장 빈곤, 환경오염과 건강

1. 빈곤

1) 빈곤의 개념

빈곤은 삶을 살아가는 동안 필요한 자원 부족에 의한 현상이며, 빈곤에 대한 정의는 소득 또는 소비 기반의 개념에서부터 빈곤의 각종 징후를 통해 다면성을 강조해 평가하는 개념까지 다양하게 제시되고 있다. 다면성 평가에서 제시하는 여러 가지 징후들은 각각의 의미가 있는데, 대표적인 징후로는 생계를 지속할 수 있는 생산 자원의 부족, 물/보건/교육 등 기본서비스에 대한 접근 부재 또는 제한적인 접근, 기아와 영양실조, 사망률과 사망자 수의 증가, 주거공간의 부재 또는 취약한 주거공간, 사회/문화/정치 활동에 참여 부족, 불안, 사회적 차별과 소외 등을 제시할 수 있다. 빈곤에 대한 다양한 징후들은 상호 연관되어 있으면서 서로를 더 심화시킨다. 예를 들어 기아는 영양실조를 유발할 수 있으며, 이는 결국 질병의 발생으로 이어질 수 있다. 또한 만성적인 질병은 개인의 사회활동 참여를 제한하고, 결국 사회적 소외와 빈곤으로 이어지게 된다.

빈곤을 정의하기 위해서는 어떤 사회에 적용해도 빈곤 계층을 정의할 수 있는 최소한의 기준이 있어야 한다. 빈곤을 구별하는 최소한의 기준을 빈곤선(poverty line)이라고 하며, 세계은행은 절대적 빈곤선(extreme poverty line)을 제시하였다. 세계은행에서 제시하면서 국제적으로 사용되고 있는 절대적 빈곤선은 2015년 조정을 통해 일일 기준 1.25달러였던 것이 1.9달러로 변경되었고, 하루를 해당 기준 금액 이하로 살아가는 것으로 정의하고 있다.

세계은행(2001)은 빈곤을 삶을 유지하는데 필요한 모든 물질적 요소와 물질적이지 않은 요소 등의 박탈이라고 설명하였다. 즉, 물리적으로 인간의 삶을 유지하기 위한 물질적인 자원이 없다면 그 사람들은 빈곤한 상태라는 것이다. 또한, Narayan(2002)이 집필한 저서에서 빈곤은 웰빙이 박탈당하고, 자신이 통제할 수 없는 일들에 취약하며, 고립되고, 합당한 정도의 사회경제적 규범 이하의 삶을 살며, 정신적으로나 정치적으로 불능인 상태로 규정하고 있다. 빈곤을 물질적으로 부족한 상태에서 더 나아가 박탈의 개념으로 이해한다면, 빈곤한 대상자는 최소한의 인권을 보장받지 못하는 불능을 경험한다는 의미를 내포하게 된다. 그러나 학계에서는 실제로 이러한 최소한의 기준으로 빈곤을 정의하는 데 사용하는 것은 옳지 않으며, 빈곤은 그 자체로 특정한 사회 내, 특정한 시점에서 정의되어야 한다고 주장하고 있다.

빈곤은 개인뿐만 아니라 사회 전반에 부정적인 영향을 미친다. 빈곤한 상태가 지속되는 경우 최소한의 생존 여건 속에서 대상자는 사회적 불평등을 경험하게 되며, 인간의 기본권 파괴를 경험하게 된다. 또한, 빈곤 상태의 악화로 극빈층 대상자가 느끼는 사회적 배제 및 상대적 박탈감이 증가하면 사회통합을 저해하게 되며, 중장기적으로 국가의 성장 잠재력을 훼손하고 이는 다시 사회통합의 저해라는 악순환의 고리가 형성된다. 따라서 빈곤은 개인의 문제가 아닌 사회적인 문제로서 중요하게 다루어져야 한다.

빈곤의 개념과 의미는 보는 관점에 따라 다르게 정의되면서 국제사회 건강 관련한 중요한 이슈로서 다루어지고 있다. 빈곤에 대한 개념은 다음과 같은 이유에서 조금 더 체계적으로 정의할 수 있어야 한다.

- 빈곤의 정의에 따라 그 해소의 방법/정책이 변화되기 때문이다.
- 빈곤의 정의에 따라 다른 방식의 정책이 수립될 수 있고 이러한 정책의 효과성을 모니터링하고 평가할 수 있는 측정방식이 달라져야 하기 때문이다.

2) 절대적 빈곤과 상대적 빈곤

빈곤은 기준에 따라 절대적 빈곤과 상대적 빈곤으로 나누어 설명되고 있다. 또한, 최근에는 세계적 국가별 특성을 반영하여 빈곤을 3개의 유형으로 설명하기도 한다. 3분법의 분류에 입각해 보았을 때, 제1유형은 아프리카 국가 및 인도네시아, 인도와 같이 절대적 빈곤에 해당하며, 제2유형은 산업화가 진행되었으나 발전이 성숙기에 이르지 못하고 경기침체를 비롯한 극심한 빈부격차 심화로 계층 간 불평등이 고착된 중남미 국가들이 해당하며, 제3유형은 산업화로 인한 성장이 정점에 이른 자본주의 정체기에 해당하는 서구 복지국가를 비롯한 선진국에서 공유가치 확산을 통해 상대적 빈곤 해소 방안을 모색하는 국가들이 해당한다.

이 절에서는 빈곤에 대한 이분적 분류로 절대적 빈곤과 상대적 빈곤을 살펴보고자 한다.

(1) 절대적 빈곤

절대빈곤은 생존과 직결된 상태, 즉 최저생계와 이를 위한 생산 및 재생산 활동에 필요한 물리적 역량과 연계되었다. 이러한 정의에서 영양의 섭취는 중심적인 요소로 인식되며, 먹을 것을 구하지 못하는 정도의 상태가 빈곤으로 정의되기도 했다.

최근에는 절대적 빈곤과 상대적 빈곤을 박탈의 정도에 따라 구분하고 있는데, 절대빈곤은 절대적인 최소기준 이하를 빈곤으로 보고 있으며, 상대빈곤은 속해있는 사회에서 대부분에 해당하는 사람들 이하의 삶을 빈곤으로 정의하는 것이다. De Beer과 Swanepoel(2000)은 소득이 낮고, 최소한의 생활 수준 유지가 어려운 상황을 절대적 빈곤으로 정의했다. 또한, 네팔의 새천년개발목표(MDGs) 보고서에서 절대빈곤은 "최소한의 식량을 구하기 어려운 소득수준"이라고 정의하였다.

절대적 빈곤과 관련하여 제시되고 있는 빈곤선 기준은 2015년 1일 1.9달러로 조정되었다. 2015년 통계에서 하루 생활비용이 1.9달러 미만인 빈곤층의 분포는 전 세계적으로 보았을 때, 사하라 사막 이남의 아프리카 지역에 전 세계 빈곤층의 절반 정도가 생활하고 있으며, 동아시아 지역의 빈곤층 비율이 높은 것으로 보고되었다[그림 4-1].

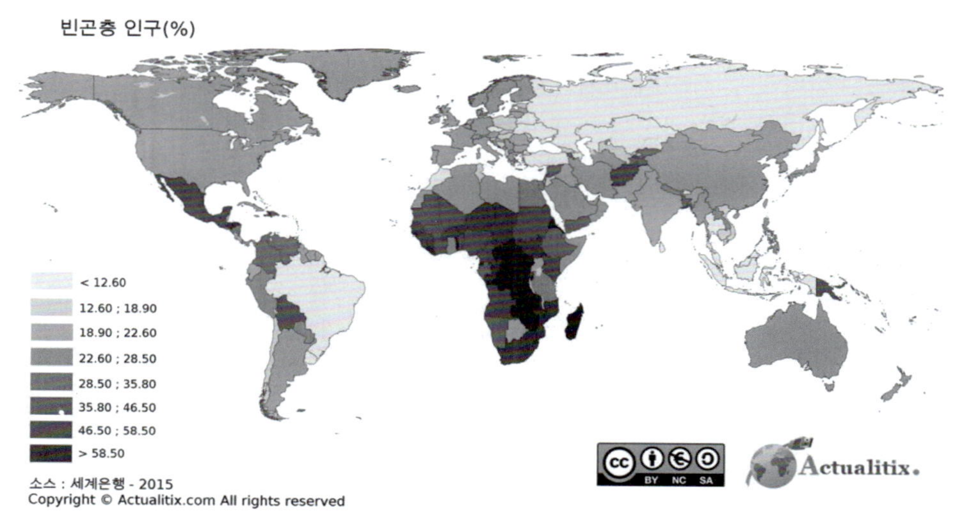

[그림 4-1] 세계적 빈곤 현황(절대적 빈곤선 기준)

[출처] 세계은행(2015)

세계은행에서 제시한 빈곤층 지도를 보면, 2015년 동아시아 및 태평양 지역의 빈곤율은 총인구 대비 4.1%, 라틴아메리카 및 카리브해 지역의 빈곤율은 5.6%, 남아시아의 빈곤율은 13.5%, 사하라 이남 아프리카 지역의 빈곤율은 35.2%였으며, 이러한 비율은 2012년 결과 대비 감소한 것으로 분석되었다. 중동 및 북아프리카 지역의 경우 주요 국가의 분쟁 및 취약성 때문에 정확한 최신 자료 취합이 불가능했던 상황으로, 전 세계 대부분 지역에서 빈곤율이 감소하고는 있지만 분쟁지역이나 원자재 수출에 지나치게 의존하며 살아가는 국가들에서 빈곤은 더욱 깊게 자리 잡고 있다는 것을 알 수 있다.

(2) 상대적 빈곤

상대적 빈곤은 경제적인 자원 부족 그 자체보다는 자원의 부족을 느끼는 상태에 초점을 맞추어 빈곤을 정의하는 것이다. Townsend(1979)는 빈곤을 상대적 관점으로써 "먹을 것을 구할 때나, 관습적인 활동에 참여하거나 적어도 자신이 속해있는 사회에서 인정되는 삶의 환경을 유지하려고 할 때, 이를 가능하게 할 수 있는 자원이 부족하다고 느끼게 되면, 전체 인구 내에서 해당 개인과 가족, 그리고 집단은 가난하다고 할 수 있다. 또한, 자원이 심각할 정도로 부족하여 일반적인 생활양식과 활동으로부터 배제되는 것이 빈곤이다."라고 정의하였다.

상대적 빈곤에서 개념의 핵심은 상대적 박탈로 인한 사회참여 제한이라고 할 수 있다. 상대적 빈곤층은 일반적으로 생활이나 건강이 즉시 나빠질 정도로 빈곤하지 않지만, 그 사회 대부분의 사람들이나 관습적인 생활을 영유하는 사람들에 비해 빈곤하여 기타 사회경제적인 빈곤의 징후를 보이게 되는 상태를 의미한다. 따라서 동일한 기준으로 상대적 빈곤을 정의하는 것은 불가능하며, 각 국가와 사회마다 그 의미와 정도가 달라진다.

3) 빈곤 관련 영향요인

전 세계적으로 발생하는 빈곤에는 다양한 요인이 영향을 미치며, 국가에서 시행하는 공공정책, 교육 등 복잡한 요인으로 형성된다. 빈곤의 해결을 위해서 관련된 요인을 잘 인식하고 다각적인 노력이 있어야 한다. 빈곤 해결을 위한 노력은 빈곤에 대한 관점(소득, 기본 요구, 사회적 배제, 지속 가능한 삶, 인간 개발 등)에 따라 다양한 지표로 평가할 수 있다[표 4-1].

[표 4-1] 빈곤의 관점에 따른 지표

관점	지표의 유형
소득	국민 총생산, 사회 복지 비용, 급여 수준, 빈곤선
기본 요구	식수 접근성, 문맹률, 주거환경 및 영향 수준
사회적 배제	정치/사회/경제적 빈곤과 불평등
지속 가능한 삶	취약성, 장채, 가족의 해체, 알코올 중독 등 사회문제 등에 초점을 둔 지역사회 활동 관련 지표
인간 개발	보건, 기대수명, 영아사망률, 기타 인간개발지수(human development indicator, HDI) 등 다양한 지표

[출처] 김지현(2015)

국가의 경제성장 상태는 빈곤에 큰 영향을 미치는 요소이다. 경제적인 발전이 진행되고 있는 국가에서는 많은 일자리가 창출되며, 일자리를 통해 소득이 발생하여 빈곤에서 벗어날 수 있다. 반면 경기침체가 지속되는 국가에서의 빈곤율은 점차 증가하게 되는 것이다.

자연재해의 발생과 국가의 분쟁 상황은 생계유지에 막대한 영향을 미치며, 수많은 빈곤층을 양산하게 된다. 2024년 현재에도 중동, 아프리카, 동아시아 등 전 세계적으로 34개 곳에서 분쟁이 지속되고 있는 것으로 보고되며, 이러한 지역에서 높은 빈곤율이 발생하고 있다. 전 세계적으로 기후변화와 함께 자연재해는 끊임없이 발생하고 있으며, 빈곤과 밀접한 관련성이 있다. 2019년 기준으로 발표된 자료에서 최빈국은 47개 국가였으며, 해당 나라 중 상당수가 태풍, 해수면 상승, 사막화 등의 자연재해 위험지역에 위치한다.

사회에서 발생하는 다양한 측면의 불평등은 일부 구성원의 빈곤에 영향을 미친다. 여러 가지 지표를 통해 확인된 불평등 수준이 높은 국가에서는 빈부격차가 극심해지면서 중산층은 감소하고, 빈곤층이 증가하는 것을 확인할 수 있다.

빈곤에 대한 중요한 결정요인으로 교육 수준, 문맹률 등이 제시된다. 개인의 교육 수준은 직업 선택과 관련이 있으며, 사회경제적 상태에 영향을 미친다. 사하라 이남 아프리카와 남아시아 등 교육수준이 낮은 국가의 빈곤율은 상당히 높다. 사하라 이남 아프리카의 경우 초등학생의 ⅓이 중도에 학업을 포기하고 있으며, 같은 국가 내에서도 농촌지역 거주자, 장애인, 고아 등 취약계층의 경우 교육수준에서 격차가 있다. 교육을 받지 못하여 글자를 해독하지 못하는 문맹 상태는 사회적 활동을 제한하며, 낮은 자존감의 원인이 된다. 전 세계적으로 문맹자의 98%는 개발도상국에서 생활하고 있는 것으로 보고되고 있다.

높은 수준의 질병 발생률, 영양실조, 감염성 질환, 열악한 질병 관리와 건강 상태는 빈곤의 원인이며, 결과가 된다. 빈곤으로 인한 낮은 예방접종률, 열악한 산전관리 등은 모성사망과 영유아 사망을 초래하며, 빈곤으로 인해 발생한 질병은 사회적 비용을 증가시키며, 개인은 더욱 빈곤한 상태로 몰리게 된다.

국가에서 시행하는 정책의 방향성은 빈곤과 밀접한 관련성이 있다. 국가를 운영하는 정부는 취약계층을 위한 사회적 안전망을 제공하고, 일자리 창출을 지원하고, 교육 및 의료지원을 위한 정책을 펼쳐야 한다. 만약 이러한 정책이 부족하거나 잘 시행되지 않은 국가에서는 국민의 빈곤이 지속되거나 심해지게 되는 것이다.

4) 빈곤과 건강

빈곤은 개인에게 그리고 사회적으로 다양한 문제와 연결되어 있다. 저소득국가에서 투자자본의 부족으로 빈곤해지고, 그 빈곤 때문에 자본이 형성되지 않아 가난에서 헤어날 수 없다는 '빈곤의 악순환'의 개념이 1953년에 경제학자인 Ragnar Nurkse에 의해 제시되었다. 빈곤의 악순환으로 3가지 유형이 설명되고 있다[표 4-2].

[표 4-2] 빈곤의 악순환 3가지 유형

- 소득과 자본의 관계에서 자본 부족으로 인해 생산성이 떨어져 저소득, 저저축, 저구매력, 자본 부족으로 이어져 빈곤의 악순환이 발생하는 경우
- 빈곤과 건강의 관계에서 빈곤, 불건강, 저생산성으로 이어져 빈곤의 악순환이 발생하는 경우
- 빈곤과 교육의 관계에서 빈곤, 저교육, 저생산성이 빈곤의 악순환으로 이어지는 경우

[출처] Ragnar Nurkse(1953)

불건강과 연결되는 빈곤의 관계는 빈곤의 악순환 유형 중 하나로 설명되며, 개인과 가족이 처한 빈곤은 질병과 조기 사망을 초래하고, 이러한 건강의 문제는 다시 경제 · 사회적 빈곤으로 이어져 악순환이 지속되는 것이다.

빈곤의 악순환이 유지되는 사회적 문제를 해결하기 위해서 국가는 최저생계비의 기준을 빈곤선 이상으로 설정하고, 적절한 사회보장제도를 확립하여 국민의 삶을 지원할 수 있는 체계를 갖춰야 한다. 사회보장제도에는 의료 관련한 체계가 포함되어 있어야 하며, 공공의 건강관리를 위한 시스템을 효율적으로 작동시켜 건강 불평등의 문제를 개선할 수 있도록 노력해야 한다. 국가의 사회보장제도와 정책 운영이 국민의 빈곤과 건강 불평등의 문제를 해결하지 못하는 경우, 국제기구나 비영리단체 또는 민간단체 등을 통한 국제 공조가 제공될 수 있다.

빈곤은 다양한 건강 문제의 발생과 관련되어 건강 불평등의 상태를 초래하게 된다. 건강 불평등은 개인 또는 집단 간 불필요하고, 예방 가능하며, 불공평하고, 부당한 건강에 있어서 발생된 차이로 정의된다. 건강 불평등은 다양한(사회적, 경제적, 환경적 등) 요인들의 복잡한 상호작용 속에서 발생하게 되며, 주요하게 영향을 미치는 요인은 [표 4-3]과 같이 제시되었다.

빈곤은 제시된 다양한 영향요인에서 건강 불평등을 유발하는 상황이 초래되는 것과 밀접하게 연결된다. 저소득국가 또는 개발도상국가(개도국)는 실업, 매춘, 폭력, 범죄, 전쟁, 마약, 자연재해 등 건강을 위협하는 환경에 처해있는 경우가 많아 의료서비스에 대한 지원과 개선 노력이 선진국보다 더 많이 필요하다.

빈곤으로 발생하는 건강 불평등 해소를 위해서는 불균형의 근본 원인을 면밀하게 분석하고, 해결 가능한 원인을 개선해 나가야 하며, 국민 모두가 의료서비스에 동등하게 접근할 수 있도록 의료 접근성 보장을 위한 다각적인 노력이 강구되어야 한다. 또한, 취약계층을 포함한 포괄적인 건강관리 전략이 제시되어야 하며, 의료서비스 접근을 제한하는 장벽을 없애기 위한 노력이 지속되어야 한다.

[표 4-3] 건강 불평등의 주요 요인

분류	불평등 유발 상황
경제 · 사회적 지위	소득, 교육 및 고용의 기회가 낮은 경우
생활 조건	안전하고 건강한 환경에 대한 접근이 제한된 주거 및 생활 조건
지역사회 요인	안전을 보장받지 못한 지역사회 체계
사회적 차별	인종, 성, 장애 등에 대한 구조적 차별
건강 행동	규칙적인 신체활동과 건강한 식습관을 유지하지 못하는 경우
의료 접근성	양질의 의료서비스 접근이 제한된 경우
환경 요인	오염 및 유해 물질에 대한 노출 등

[출처] 김미지(2023)

2. 환경오염과 건강

인간의 건강은 환경으로부터 중대한 영향을 받는다. 2016년 세계보건기구(WHO)에서 발표한 '지속 가능한 세상의 계승: 아동 건강과 환경 지도' 보고서에서는 5세 미만 아동 사망 중 약 28%가 예방 가능한 환경오염에 의해 발생한 것이라고 보고했다. 환경오염으로 인한 사망자 수는 말라리아, 결핵, 에이즈로 사망한 사람의 수보다 3배 이상 높다는 연구 결과도 발표되고 있다.

환경오염 중 공해로 인한 사망의 92%는 저소득국가와 중위소득국가에서 발생하고 있어, 지구상의 환경문제는 국가별 불평등과도 밀접한 관련이 있다는 것을 보여준다. 환경문제는 생물학적 위해요인, 물리적 위해요인, 화학적 위해요인 등 다양한 측면에서 발생하며, 기후변화 및 자연재해와 관련이 있다. 현대사회에서 환경문제는 전 세계가 직면한 문제이며, 건강과 생명을 위협하는 심각한 상황으로 인식되고 있다. 본 절에서는 환경문제 중 기후변화 및 자연재해를 제외한 요인별 환경문제의 특성과 관리를 중심으로 살펴보고자 한다.

지속가능발전목표(SDGs)에서 환경과 관련한 내용으로는 깨끗한 물과 위생(목표 6), 저렴하고 깨끗한 에너지(목표 7), 해양 생명(목표 14), 육지 생명(목표 15) 등을 제시하고 있다. 이러한 목표를 달성하기 위해서는 생태계 보호, 생물의 다양성 보존 등 다양한 부분에서 지속 가능한 전 세계적인 노력이 필요한 실정이다.

1) 생물학적 위해요인과 건강

생물학적 위해요인는 세균, 바이러스, 원충, 기생충 등의 감염 또는 이들이 체내에서 생산하는 독소에 의한 문제를 말한다. 생물학적 위해요인에 의한 감염의 결과는 직접적으로 발생하는 질병의 유발뿐만 아니라 위해요인인 병원체에 의해 연결되는 중대한 문제가 존재할 수 있다는 점을 고려해야 한다. 예를 들면 감자와 같은 식재료의 뿌리에 곰팡이 감염이 발생한 경우 감자의 생산에 직접적인 영향을 미칠 수 있으며, 감염된 감자를 먹은 사람에게서 암 발생과 연관되는 발암물질로 작용할 수 있다는 것이다.

생물학적 위해를 일으키는 바이러스와 박테리아 등은 오염된 물과 비위생적인 생활 습관, 배설물 처리 부주의로 인간에게 전달되는 경우가 많다. 2016년 발표한 유엔환경계획(UNEP) 보고서에 따르면, 아프리카 지역 1억 6,400만 명, 아시아 지역 1억 3,400만 명, 라틴아메리카 지역 2,500만 명 등 세계 인구 중 약 3억만 명 이상이 오염된 식수와 수인성 전염병에 노출되어 있다. 먹을 수 없는 물을 마시거나 비위생적인 환경으로 저소득국가 학령기 아이들은 장내 기생충 감염과 설사로 인해 매년 1,400만 명이 사망하고 있다.

저소득, 저개발국가에서 안전한 물을 공급하고, 위생관리 수준을 높이는 것은 건강 문제의 예방을 위해 중요한 문제이다. 안전한 물 공급을 위한 자원을 확보하고, 위생적인 물 공급 방식, 수질 개선을 위한 노력 등이 함께 진행되어야 한다. 또한, 위생시설로 배설물, 폐수, 쓰레기 등의 폐기물을 처리하기 위한 환경 개선이 우선적으로 진행되어야 한다. 그리고 학교와 가정 환경에서 위생 관리에 대한 보편적 활동이 지켜질 수 있도록 교육해야 하며, 의료시설에 접근성을 높이도록 노력해야 한다. 특히, 여성과 여성 청소년을 대상으로 위생, 안전과 복지에 대한 교육을 강화해야 할 것이다.

2) 물리적 위해요인과 건강

물리적 위해요인에는 태풍, 홍수, 가뭄, 쓰나미, 지진과 같은 자연재해가 가장 대표적이며, 인간에 의한 건축물 등 인위적 환경개발과 관련한 문제도 포함된다. 자연재해의 경우에는 점차 심각성이 높아지고 있는 지구 온난화 현상으로 더욱 큰 문제가 되고 있다.

도시의 개발과 도로 설비 등의 건설 과정은 인간에게 생활 편의를 제공하고, 이익을 주기도 하지만 자연을 파괴하는 과정이 함께 진행되는 것이며, 인간 자신에게 물리적 위험을 주기도 한다. 과밀화된 도시에서는 오염물질의 배출이 증가할 수 있으며, 교통수단의 발전은 인간의 활동량 저하를 초래하여 비만 등과 관련된 질병의 발생률을 높이고, 교통사고의 위험도 높인다.

브라질과 아시아 열대우림의 개발과 관련한 환경문제 논의가 대두되고 있다. 열대우림을 개발하고 있는 지역과 가까이 위치한 인근 국가에서는 개발로 인해 경제적 성장을 얻을 수도 있다. 그러나 다량의 산림 벌채는 식물의 서식지를 훼손시키며, 자생적으로 억제되었던 전염병을 확산시키고, 환경오염의 문제를 야기할 수 있다. 이처럼 인위적인 환경개발은 자연재해 등 물리적인 위해요인을 강화시키기도 한다. 따라서 생활환경을 위한 인위적 환경개발을 계획할 때에는 개발이 인간의 건강과 생명, 그리고 생태계에 미칠 수 있는 영향에 대한 면밀한 검토가 선행되어야 할 것이다.

3) 화학적 위해요인과 건강

(1) 자연발생 화학적 위해요인과 건강

자연적인 환경에 존재하는 방사선물질과 중금속 등은 인간에게 화학적 위해요인으로 작용할 수 있다. 예를 들면, 라돈은 암석이나 토양 중에 자연적으로 존재하는 물질이지만 균열된 암반 사이에서 대기로 방출되는 경우 환기가 되지 않는 공간에 라돈 가스가 머물러 있고, 그것이 인간의 폐로 흡입된다면 폐암의 원인으로 작용할 수 있는 것이다.

중금속은 여러 경로를 통해서 방출된다. 자연발생적으로는 먼지, 화산폭발이나 용암의 분출, 삼림화재, 해양 염분의 방출 등에 의해서 발생되기도 한다. 그러나 자연적인 발생원보다는 발전소나 산업체에서 석탄과 석유의 연소, 비철금속 제련소에서 원광의 제련이나 철 주조, 폐기물 소각, 시멘트 공장 등과 같이 여러 고온 공정들에 의한 인위적인 발생이 더 큰 영향을 미친다.

납, 카드뮴, 수은, 크롬, 비소 등과 같은 중금속은 주로 인간의 생활환경 오염 때문에 발생되며, 체내 축적성이 높아 공중보건학적으로 커다란 문제로 대두되고 있다. 체내에 흡수된 중금속은 혈액을 통해 머리카락과 체내 각 장기 조직에 축적되어 여러 형태의 문제를 유발할 수 있다[표 4-4]. 전 세계적으로 1억 명이 넘는 사람들이 식수를 통해 비소에 노출되어 있는 것으로 추정된다. 방글라데시에서는 비소의 장기간 노출로 신부전, 피부병, 고혈압 및 암 발생의 위험이 증가한 것으로 보고되기도 했다. 또한 수은은 주로 중추신경계 손상을 일으켜 뇌와 신장 등에 영향을 줄 수 있으며, 특히 태아나 어린아이에게 큰 영향을 미치므로 가임여성은 특별히 유의해야 한다. 1956년 일본 큐슈에서 발생했던 미나마타병은 대표적인 수은 중독 사건이다. 큐슈 남서쪽의 미나마타만에 위치한 화학 공장에서 배출한 폐수 내에 메틸수은이 함유되어 있었고, 메틸수은을 먹은 어패류를 섭취한 주민 2,266명이 수은중독으로 판명되고, 이 중 938명이 사망하였다.

따라서 중금속을 배출하는 기업이나 개인이 그 위해성에 대해 바르게 이해함으로써 스스로 배출을 자제하도록 유도하고, 개개인도 이러한 스스로를 지킬 수 있도록 노력해야 한다. 산업체에서는 폐수처리시설을 확충하고, 중금속의 사용을 줄이거나 중금속을 대체할 수 있는 대체물질을 개발하기 위한 노력을 기울여야 한다. 또한, 중금속 오염의 위해성을 알리고, 오염피해에 대비할 수 있도록 환경교육을 강화하여야 한다.

[표 4-4] 중금속이 건강에 미치는 영향

중금속 유형	건강에 미치는 영향
납	빈혈, 기억력 감퇴, 뇌 손상, 정신 장애
수은	중추신경계 손상, 뇌와 신장 기능 장애
카드뮴	급성독성 반응, 간장과 신장에 축적, 뼈가 연골화되는 이따이이따이병
비소	암, 심혈관계 질환, 피부 질환, 호흡기 질환, 신경계 질환
망간	신경계통에 손상, 파킨슨병
라돈	폐암, 만성 림프구성 백혈병

(2) 인위적으로 합성된 화학적 위해요인과 건강

전 세계적인 산업화로 제조업, 농업과 관련된 합성화학물질의 생산이 증가하면서 합성화학물질 노출로 인한 위험이 상승하였다. 합성화학물질의 노출은 태아의 손상, 암, 신경계 질환, 신장 또는 간과 관련된 질병 발생 등 인간에게 다양한 피해를 일으키게 된다.

합성화학물질의 노출은 직업적으로 발생하는 경우가 가장 많다. 따라서 합성화학물질에 노출 위험이 높은 직업에 종사하는 사람은 노출을 최소화하기 위해 노력해야 한다. 그리고 철저하게 보호장구를 착용함으로써 스스로를 보호할 수 있도록 조치해야 한다. 또한, 음식, 물, 공기 혹은 피부 접촉을 통한 합성화학물질 노출도 발생할 수 있어 주의해야 한다.

농업에서 사용하는 살충제와 제초제는 인체에 유해한 대표적인 합성화학물질이다. 농약 사용은 농부에게 암을 비롯하여 호흡기 질환(천식, 만성 기관지염 등), 신경계 질환(우울증, 파킨슨병 및 말초신경염 등), 안과적 질환, 당뇨병, 면역질환, 생식기 질환 등의 발생 위험을 높이기 때문에 철저한 보호장구의 착용이 강조되고 있다.

합성화학물질은 외인성 내분비계 교란 물질로 작용할 수 있으며, 이러한 물질을 '환경호르몬'이라고 한다. 현재 공식적으로 환경호르몬으로 분류된 화학물질들은 좁은 정의에 기반한 종류들이며, 보다 포괄적인 정의를 적용하면 생활 속에서 발생되는 수많은 화학물질들이 잠재적으로 환경호르몬으로서 위험성이 있다고 볼 수 있다. 내분비계 교란 물질은 화학적 구조가 정상적인 호르몬과 비슷하여 신체에서 정상적인 호르몬수용체의 작용을 방해해 각종 질병을 유발하는 것이다. 환경호르몬에 의해 발생되는 현상으로 선천성 생식기 기형, 정자 수 감소 등으로 발생된 난임, 고환암 등이 보고되고 있다.

화학적 독성물질이 신체에 미치는 영향은 노출 시점의 대상자 상태에 따라 다르게 나타날 수 있다. 임신 중 태아기와 영유아기에 발생된 독성물질의 노출은 상당히 치명적으로 작용하게 된다. 특히 환경호르몬은 내부 호르몬과 상호작용을 하게 되므로 내부 호르몬의 상태에 따라 그로 인한 영향은 다르게 나타날 수 있다. 동일한 노출 농도에서도 태아, 영아, 유아, 청소년, 성인에서 다른 반응을 보이게 되고, 성별에 따라 다른 반응을 보이게 된다. 태아기 혹은 출생 후 초기 발달 과정 중에 노출되는 환경호르몬들은 지극히 낮은 농도에서도 건강에 영향을 줄 수 있다.

합성화학물질의 노출에 의한 위험성을 낮추기 위해 노출의 빈도와 시간을 줄이고, 피할 수 없는 노출인 경우 철저한 보호장구의 착용이 요구된다. 또한, 합성화학물질의 안전한 보관과 유해물질이라는 명확한 표기도 중요한 부분이다. 안전하지 않은 보관 방법으로 중독 사고가 유발될 수도 있으며, 종종 자살 시도의 도구로 농약 등을 활용하는 경우도 있어 관리에 주의해야 한다.

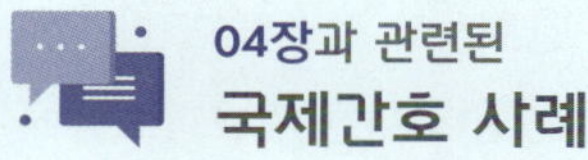

04장과 관련된 국제간호 사례

안녕하세요. 저는 창신대학교 간호학과 2학년 김윤주입니다. 저는 창신대학교에서 진행한 2024 하계 대학자체개발 해외봉사 프로그램에 지원하여 9월에 빈곤 국가라고 볼 수 있는 몽골을 다녀오게 되었습니다. 평소 해외봉사에 관심이 많았던 저는 간호학과라는 전공에도 도움이 될 것 같다는 생각으로 지원하였고, 가치 있는 경험을 하고 돌아올 수 있었습니다.

2024년 9월 18일 방문한 Хан-Уул эрүүл мэндийн төв 병원에서는 몽골의 의료시스템을 접할 수 있었습니다. 동행하셨던 간호학과 교수님 말씀에 의하면 현재 몽골에서 사용되고 있는 의료기기들은 우리나라에서 20~30년 전에 사용하던 기구들이라고 합니다. 최신 의료 장비와 기술을 보유하고 있는 한국과는 다른 모습을 직접 보니 오래된 장비로 인해 치료의 질이 떨어지거나 의료사고로까지 이어질 수 있을 것 같다는 생각이 들었습니다. 관계자에 따르면 몽골에서는 의료사고가 거의 없다고 하는데, 의료사고가 없는 것인지 의료사고인지 파악하기에 한계가 있는 것인지 다시 한번 생각해볼 필요가 있다는 생각이 들었습니다.

한국은 병원 시설이 현대적이고 잘 갖춰져 있으며, 최신 의료 장비도 마련되어 있습니다. 반면, 몽골의 의료시설은 기본적인 진료를 위한 장비나 약품이 부족하거나, 낙후된 경우가 많았습니다. 국가적인 빈곤은 의료기관의 시설 등에 그대로 반영되어 국민 건강을 위협할 수 있다는 생각을 하게 되었습니다. 병원 탐방을 하면서 우리나라의 의료기기 발전이 대단하다는 생각과 동시에 한국에 활성화되어 있는 건강검진과 예방접종 시스템이 몽골에도 도입되면 좋겠다는 생각을 하게 되었습니다. 사람의 목숨을 다루는 병원에서는 국가에 관계없이 가능한 많은 사람들이 우수한 기기와 기술로 치료받는 것은 당연하기에 몽골에도 최신 의료기기가 도입되어 보다 나은 의료환경이 구축되면 좋을 것 같다는 생각이 들었습니다.

몽골의 국립 초 · 중 · 고등학교에서는 심폐소생술 교육을 진행했습니다. 심폐소생술 과정을 말로 설명하기도 하고, 직접 마네킹에 시범도 보였으며, 설명이 모두 끝난 후에는 학생들이 직접 참여할 수 있게 도왔습니다. 학생들이 적극적으로 참여하고 질문하는 모습은 저에게 큰 보람을 가져다주었습니다. 아직은 간호대학생이지만 누군가에게 가르침을 줄 수 있다는 것 또한 깨달았으며, 이 과정에서 보람을 느꼈습니다. 저의 지식이 다른 사람들에게 도움이 될 수 있다는 것을 실감하게 되었고, 한국에 비해 예방 의료와 건강 교육이 상대적으로 부족한 몽골에 교육적으로도 도움을 주고받을 수 있을 것 같다는 생각이 들었습니다.

울란바토르에서의 활동은 단순한 봉사활동 이상의 의미를 주었습니다. 간호대학생이자 미래 간호사로서의 역할을 다시 한번 생각하게 되었고, 의료와 교육의 중요성을 글로벌한 시각에서 바라 볼 수 있었습니다. 앞으로도 이러한 유의미한 경험을 바탕으로 더 나은 간호사로 성장하고, 다양한 환경의 사람들에게 도움이 되는 사람이 되고 싶습니다. 몽골에서의 제 경험이 다른 간호학도들에게도 영감을 줄 수 있기를 바랍니다.

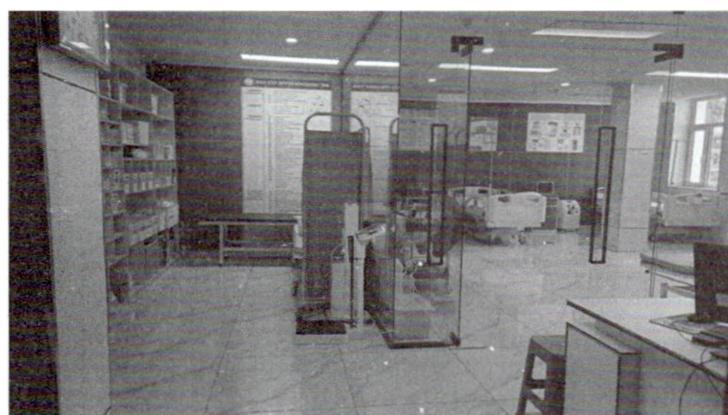

Хан-Уул эрҮҮл мэндийн төв 병원의 응급실

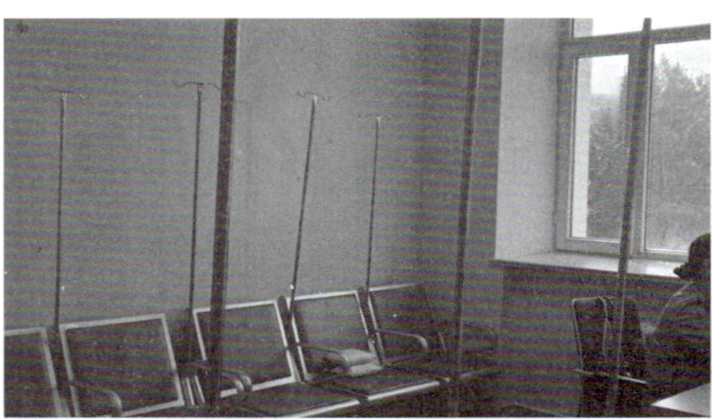

Хан-Уул эрҮҮл мэндийн төв 병원의 수액실

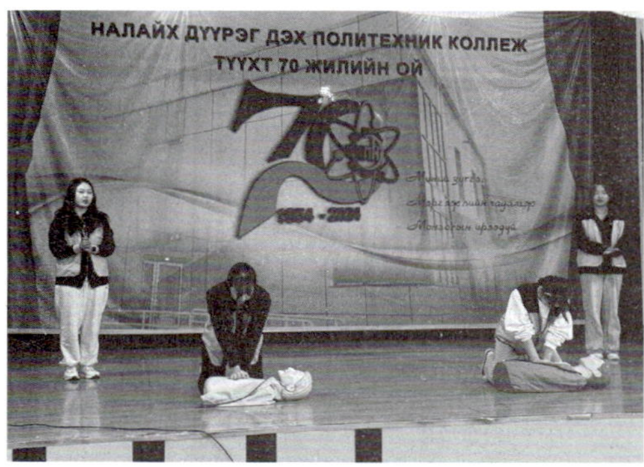

BLS 시범 및 교육

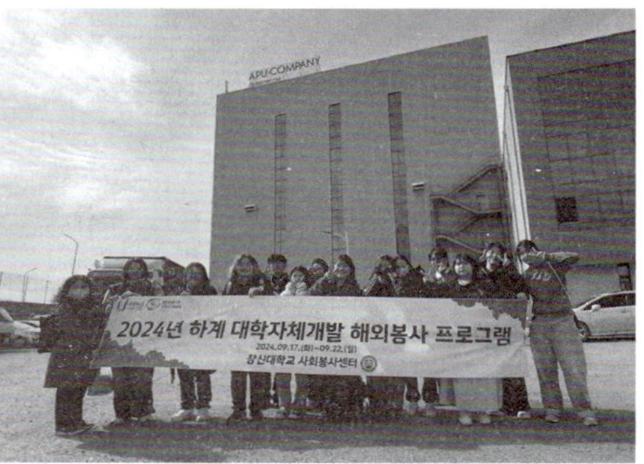

해외봉사 프로그램 참여

간호대학 김윤주 학생의 몽골 울란바토르 봉사활동

참고문헌

- 곽재성(2002). 브라질 열대우림의 개발과 환경문제: 지속가능한 개발론의 시각을 중심으로. 라틴아메리카연구, 15(1), 147-172.
- 국제한인간호재단(2023). 국제간호(2판). 학지사메디컬.
- 김미지 외(2023). 글로벌 건강과 간호. 계축문화사.
- 김지현(2015). 빈곤의 정의: 다면성과 측정의 한계. 국제개발협력, 10(1), 11-38.
- 농업안전보건센터 인터넷접속(2024.10.03.). 농업관련질병/예방. http://www.koreanfarmer.org/subpage/?site=basic2&mn=1152
- 한국대기환경학회(2011). 중금속 오염, 1-4.
- 황정훈(2019). 빈곤의 유형에 따른 사회보장차원에서의 해결방안 연구. 사회보장법학, 8(2), 139-157.
- n 뉴스 기사. 인터넷 보도자료(2023.12.04.). '섬김' 초심 되찾고 싶어요"…몽골 봉사활동 나선 서울 청년들. https://m.news.nate.com/view/20231204n01215
- Corburn, J. (2005). Urban planning and health disparities: Implications for research and practice. Planning, Practice & Research, 20(2), 111-126.
- De Beer, F. and Swanepoel, H. (2000). Introduction to development studies. Pretoria: J.L. van Schaik.
- Fuller, R. et al. (2022). Pollution and health: a progress update. The Lancet Planetary Health, 6(6), e535-e547.
- Klugman, J. (2002) A sourcebook for poverty reduction strategies. Washington DC: World Bank.
- Lister, R. (2004). Poverty: key concepts. Cambridge: Polity Press.
- Narayan, D. (2002). Empowerment and poverty reduction: a sourcebook. Washington DC: World Bank.
- Ridwan, M. (2022). Fishermen's poverty reduction based on integrated marketing system. Journal of Community Development, 2(1), 22-30.
- Townsend, P. (1979) Poverty in the United Kingdom. London: Allen Lane and Penguin Books.
- UNEP (2016). Global Environment Outlook: Regional Assessment for Africa. http://reurl.kr/12F239EBDU
- United Nations Development Programme (various years). Human development report. New York: UNDP.
- WHO (2016). Inheriting a Sustainable World: Atlas on Children's Health and the Environment. https://www.who.int/
- World Bank (2001). World development report 2000/2001. Washington DC: World Bank.
- World Bank (2022). The state of global learning poverty: 2022 update.

제 5 장

여성, 아동·청소년 건강

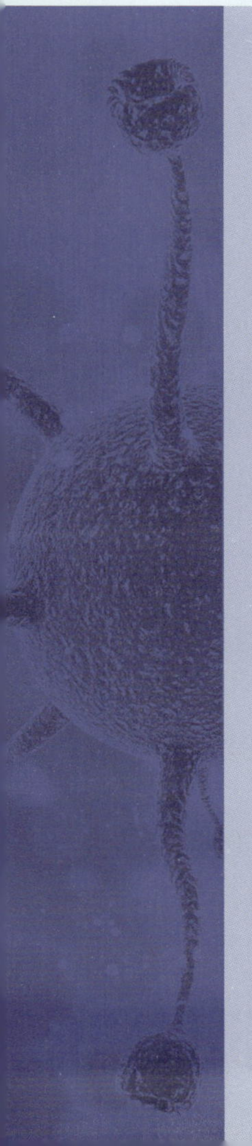

학습성과

1. 국제보건 측면에서 여성 건강의 개념을 설명할 수 있다.
2. 국제보건 측면에서 여성 건강의 영향요인을 제시할 수 있다.
3. 국제적인 관점에서 여성 건강의 현황을 설명할 수 있다.
4. 국제보건 측면에서 아동·청소년 건강의 개념을 설명할 수 있다.
5. 국제보건 측면에서 아동·청소년 건강의 영향요인을 제시할 수 있다.
6. 국제적인 관점에서 아동·청소년 건강의 현황을 설명할 수 있다.

제 5 장 여성, 아동·청소년 건강

1. 여성의 건강

1) 여성 건강의 개념

국제보건 관련 의제에서 여성의 건강 문제는 중요하게 다루어지고 있다. 건강의 사회적 결정요인에 대한 개념적 발전으로 여성 건강을 임신과 출산에 국한하지 않고, 생의 주기에 따른 성에 기반한 건강 문제를 포괄적으로 다루는 방향으로 인식이 확대되고 있다. 국제보건의 관점에서 여성 건강 유지를 위한 노력을 중요하게 인식해야 하는 이유는 다음과 같이 제시하고 있다.

- 저소득국가에서는 여성으로 태어나는 것 자체가 건강에 위험요인이 될 수 있다.
- 세계적으로 많은 국가에서 여성은 차별받고 있으며, 역할이 제한되고 있어 이러한 문제가 건강을 위협할 수 있다.
- 여성의 건강은 여성이 갖는 사회적 지위의 취약성으로 많은 문제에 직면하게 된다.
- 남성과 여성의 건강 수준에 정당화할 수 없는 차이가 존재하는 경우가 있다.
- 여성의 질병과 장애 등은 여성의 가족뿐만 아니라 사회 전반에 영향을 미칠 수 있다.
- 비교적 적은 비용을 여성 건강 문제해결을 위해 투자함으로써 상당수 여성의 사망 등의 문제를 예방할 수 있을 것이다.
- 여성의 건강, 교육 수준, 사회적 지위를 높이는 것은 국가의 사회적 발전을 촉진하는 가장 경제적이며 효과적인 방법이 될 것이다.

여성의 임신과 출산은 다양한 건강 문제가 발생할 수 있는 현상으로 이 시기의 모성 건강이 적절하게 관리되어야 한다. 세계보건기구(WHO)에서는 모성 건강을 '임신, 출산 및 산욕기(분만 후 6주) 동안의 건강'으로 정의했다. 이 시기에 산전관리, 출산 과정 관리를 통한 모성의 건강관리는 임신한 여성과 신생아의 질병 이환율과 사망률을 줄이기 위해 필수적인 과정이 되어야 한다.

성과 재생산 관련 건강에서 성 건강(sexual health)은 단지 질병이나 장애가 없는 상태가 아니라 총체적인 성(섹슈얼리티)과 관련된 신체적, 정신적, 사회적인 복지 상태를 말하는 것이다. 또한, 재생산 건강(reproductive health)은 생식기나 재생산의 기능과 발달 과정에 단지 질병이나 병약해지는 것으로부터 자유로운 상태뿐만 아니라 신체적, 정신적, 사회적으로 완전히 안녕한 상태를 의미한다. 따라서 여성에 대한 건강 문제를 이해하고, 건강증진을 위한 사회적 체계를 구축하기 위해서는 성과 재생산 관련한 측면에서 권리가 존중되고 보호되어야 할 것이다.

2) 여성 건강의 영향요인

(1) 생물학적 영향요인

남성과 비교하였을 때, 여성의 생물학적 특성을 반영한 영향요인은 월경 관련 문제와 임신 관련 문제가 있다. 사춘기 이후 여성은 폐경이 될 때까지 매달 월경을 경험하게 되며, 월경과 관련한 빈혈 등의 문제에 직면할 수 있다. 또한, 여성호르몬의 분비와 배란으로 인해 발생하는 다양한 질병에 노출된다.

임신한 여성은 신체에서 다양한 변화를 경험하게 되며, 일부 여성은 임신기간 중에 임신성 고혈압과 당뇨와 같은 질병을 갖게 될 수 있고, 합병증이 조절되지 않는 경우 사망에 이를 수도 있다. 임신한 여성 즉 모성의 사망이 발생하게 되는 주요 원인으로 출혈이 있으며, 임신 중 건강상태를 악화시키는 요인으로 간염, 결핵, 말라리아, 영양실조, 산후 우울장애 등 다양한 문제들이 제시되고 있다. 또한, 임신 중 건강상태에 부정적 영향을 미치는 생활습관 요인으로는 음주와 흡연 등이 있다.

안전하지 않은 낙태는 감염과 출혈로 인한 심각한 문제를 유발할 수 있으며, 사망의 원인이 될 수 있다. 또한, 여성은 생물학적으로 남성보다 인간면역결핍바이러스(human immunodeficiency virus, HIV) 감염(에이즈) 이외의 성병에 있어서 더 취약한 상태이다. 여성이 성병에 노출될 위험이 큰 이유는 성관계 시 여성 생식기의 점막 노출 범위가 넓기 때문이다.

(2) 사회적 영향요인

여성의 건강에 영향을 미치는 사회적 요인으로 가장 주목해야 할 문제로는 '남아선호'의 관습이 있다. 남아선호 현상은 자녀를 가질 때 아들을 선호하는 것으로, 과거 아시아 문화권에서 지배적인 관습이었지만 현대에는 인도 등 남아시아 문화권으로 범위가 축소되어 관찰되고 있다. 남아선호의 현상은 여아 낙태, 여아 살해 등의 결과를 초래하기도 하며, 이는 성비 불균형의 원인이 된다. 또한 남아선호 현상은 여성 어린이와 여성 청소년들의 사회적 자유를 심각하게 제약하며, 차별적 대우에서 발생하는 건강문제 발생의 원인이 된다.

전 세계의 많은 국가에서 여성의 낮은 사회적 지위는 성 건강을 포함한 여성 건강 전반에 부정적인 영향을 미친다. 성생활에 있어서 남성의 우월한 지위는 부적절한 피임으로 원치 않은 임신과 불법적인 유산을 초래하며, 성병 노출의 위험을 높인다. 이러한 사회 제도적 성 불평등은 고소득국가 집단 내에서도 존재하는 문제이다. 여성의 낮은 사회적 지위는 남성에 비해 여성에서 높은 수준의 생활 스트레스와 우울장애를 경험하게 한다.

특정 지역의 문화적 관습은 여성 생식기 건강을 위협할 수 있다. 대표적인 예시로 여성 생식기를 절단하거나 훼손하는 여성 할례(female genital mutilation, FGM)는 아프리카, 중동, 아시아 몇몇 국가에서 시행하고 있는 관습이다. WHO의 발표에 따르면 할례는 아프리카와 중동의 28개국에서 행해지고 있으며, 약 2억 명의 여성이 할례를 받은 것으로 파악되고 있다. 여성 생식기 절단과 훼손은 일반적으로 소독되지 않은 면도날, 칼 또는 유리로 시행되며, 할례를 받다 죽음의 위기에 내몰리는 상황이 발행하고 있다. 할례를 받은 여성의 나이는 대부분 15세 미만의 아동으로 보고되고 있으며, 할례는 통증과 급성 출혈, 감염 등의 심각한 합병증을 일으킨다. 할례는 장기적으로 빈혈증, 비뇨기 감염, 신장 손상, 요실금, 생식기관의 감염, 만성적 골반감염, 흉터, 영구적인 고통, 성교통, 불임, 출산 시 사망률 증가, 심리적 고통 등으로 고생하게 된다. 많은 국가에서는 이러한 할례를 여성의 인권을 억압하는 관습으로 여겨 법으로 금지하고 있으며, 여성의 할례를 반대하는 시위가 진행되고 있다[그림 5-1].

PROTECT OUR GIRLS FROM FGM/C
DO NOT REPEAL THE ANTI-FGM/C LAW
FGM/C IS NOT A RELIGIOUS OBLIGATION
NGBV
FGM/C and/or Female Circumcision can have serious health effects on women and girls:
DO NOT REPEAL

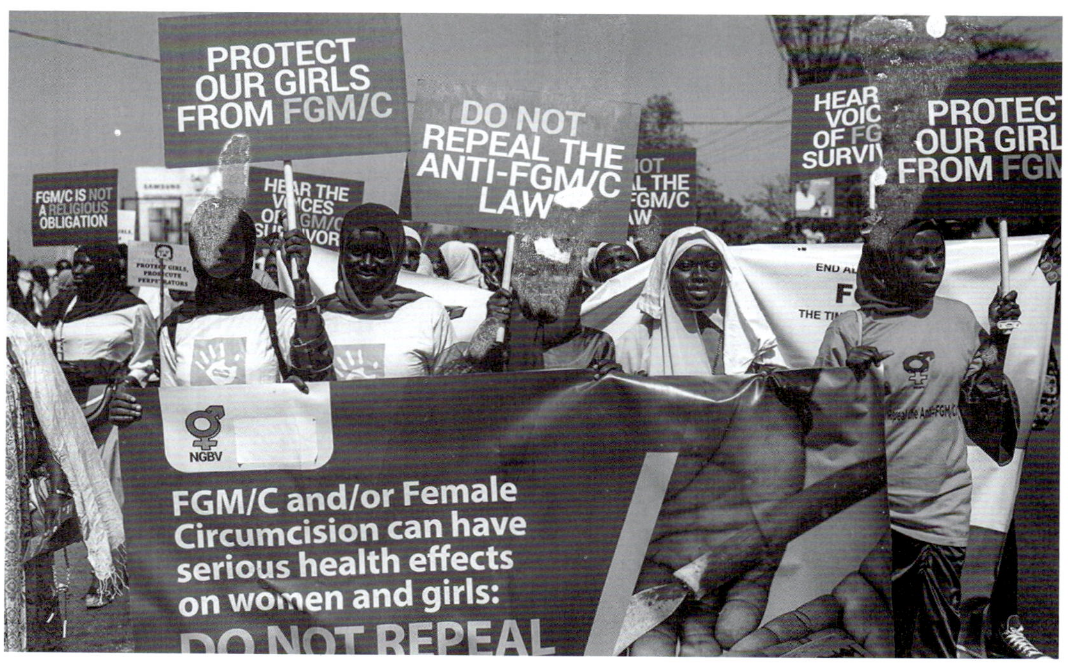

[그림 5-1] 국회 앞에서 할례 반대 시위를 하는 감비아 여성들

[출처] 경향신문 인터넷 보도자료

여성의 역할 수행에서 열악한 환경은 건강에 영향을 미친다. 예를 들면 음식을 조리하는 과정에서 환기가 부족한 환경은 여성의 호흡기계 질병의 발현과 밀접한 관련이 있다. 저소득국가의 경우 이러한 문제는 더욱 심각하게 대두된다. 또한, 여성의 낮은 교육 수준은 건강관리를 위한 보건의료 체계의 접근성을 제한하여 여성의 건강을 위협하고 있다.

3) 여성 건강의 현황

(1) 여성 건강의 목표

국제적인 지표로 사용되는 지속가능발전목표(SDGs)의 항목에서 여성 건강과 관련된 부분을 연계해 볼 수 있다**[표 5-1]**. 이러한 목표는 국내에서 여성 건강 관련 정책을 개발하고자 할 때의 기준으로서 고려되어야 한다. 지속가능발전목표 3.3과 3.5의 경우에는 모든 인구에서 관리되어야 하는 목표이지만, 특히 취약한 대상자인 여성에서 더 중요한 지표로 제시될 수 있다.

[표 5-1] 여성 건강 관련 지속가능발전목표(SDGs)

- SDG 3.1 2030년까지 모성사망비를 출생아 10만 명당 70명 미만으로 감소
- SDG 3.3 2030년까지 후천성면역결핍증(AIDS), 결핵, 말라리아 및 소외열대질환의 확산을 종식시키고, 간염, 수인성 질병 및 기타 전염성 질병 방지
- SDG 3.5 마약 및 해로운 알코올을 포함하여 약물남용 예방 및 치료 강화
- SDG 3.7 2030년까지 가족계획, 정보 및 교육 등을 포함한 성 및 생식보건서비스에 대한 보편적 접근을 보장하고 생식보건을 국가전략과 프로그램에 통합

[출처] 지표누리(대한민국 공식 전자정부 누리집)

(2) 모성사망비

국제적인 지표로 사용되는 지속가능발전목표(SDGs)의 중요 항목으로 모성사망률이 관리되고 있다. 2021년 WHO에서 발표한 통계에 따르면 세계적으로 매일 약 800명의 임산부가 임신과 출산 과정에서 사망하고 있다. 모성사망은 저소득국가에서 발생률이 높아서 2020년 통계 분석 결과, 저소득국가(저개발국가)의 모성사망비는 출생아 10만 명당 430명이었고, 고소득국가(선진국)의 모성사망비는 출생아 십만 명당 12명으로 큰 차이를 보였다. 모성사망의 원인으로는 임신성 고혈압과 같은 임신 합병증, 출산 과정에서의 출혈, 감염 등이 보고되고 있으며, 상당 부분의 원인은 예방할 수 있었던 상황으로 설명하고 있다.

국내 통계청에서 발표한 자료에 따르면 2022년 우리나라 모성사망비는 출생아 10만 명당 8.8명으로 보고되어 경제협력개발기구(OECD) 국가들의 평균 11명보다 낮은 수준이었다[그림 5-2]. 국내 모성사망비는 2011년 출생아 10만 명당 17명 수준에서 8.8명까지 감소되는 추이를 보이고 있지만, 만혼에 의한 고령임신, 지역 간의 의료 격차는 지속적인 문제 상황으로 제시되고 있다. 따라서 철저한 산전 검진을 통해 임신과 분만 관련한 합병증을 사전에 예방하고 관리하여, 지역 간 의료서비스의 격차를 줄이기 위한 노력이 지속되어야 할 것이다.

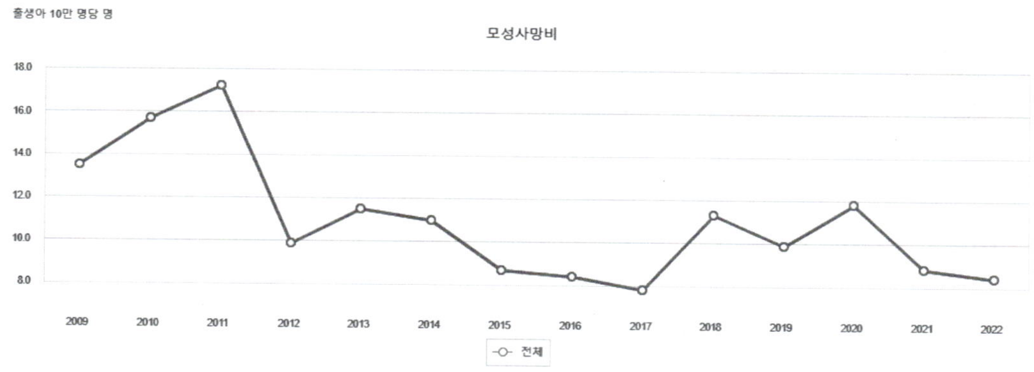

[그림 5-2] 국내 모성사망비

[출처] 지표누리(대한민국 공식 전자정부 누리집)

(3) 성매개 감염

성행위를 통해 전파(매개)되는 성병이라고 불리는 질병은 바이러스, 원충, 박테리아 등 다양한 감염원에 의해 발생한다. 2021년 WHO는 전 세계적으로 매일 100만 건 이상의 성병이 새롭게 발생하는 것으로 보고하였다.

성매개 감염은 유형에 따라 암 및 임신 합병증의 발생과 연관될 수 있으며, 생식기 건강에 직접적인 영향을 미친다. 주요한 성매개 감염에는 임질, 클라미디아, 매독, 음부포진(단순포진바이러스 감염), 사람유두종바이러스 감염, HIV 감염(에이즈) 등이 있다. 사람유두종바이러스 감염은 자궁경부암 발생과 관련된다. 또한, 일부 성매개 감염은 임신과 출산 중에 태아와 신생아에게 전파될 수 있으며, 선천성 기형을 초래할 수 있다.

HIV 감염(에이즈) 여성에게 면역력 저하로 기회감염이 발생하는 경우 생존에 대한 위협을 받을 수 있으며, 임신한 여성의 경우 임신 결과에 상당한 위험이 초래된다. 국내에서 HIV 감염자 수는 2016년 1,060명이 보고된 이후 조금씩 감소하는 경향을 보이고 있으나, 2022년에도 825명의 신규 감염자가 발생하였다[표 5-2]. HIV 감염은 감염자와의 성행위, 오염되거나 소독되지 않은 주사기나 침구용 기구 및 바늘, 면도날, 칫솔 등으로 인한 상처, 감염된 사람의 혈액 및 혈액 성분으로 제조된 제제, 그리고 신생아의 경우 감염된 어머니를 통해 감염된다.

[표 5-2] 국내 인간면역결핍바이러스(HIV) 감염자 발생 현황

		2015	2016	2017	2018	2019	2020	2021	2022
성별	전체	1,018	1,060	1,008	989	1,006	818	773	825
	남자	974	1,000	958	945	953	790	742	790
	여자	44	60	50	44	53	28	31	35

[출처] 지표누리(대한민국 공식 전자정부 누리집)

성매개 감염은 예방이 중요하다. 성매개 감염을 위해 콘돔을 정확하게 사용하는 것은 가장 비용효과적인 방법이다. 사람유두종바이러스 감염의 경우에는 예방 백신 접종으로 많은 부분을 예방할 수 있으며, 자궁경부암으로의 진행과 발생을 줄이는 효과가 있다.

성매개 감염의 치료 시에는 성 파트너도 함께 치료받도록 한다. 성매개 감염의 예방에 대한 중요성을 교육할 필요가 있으며, 특히 성매개 감염에 취약한 대상자의 교육을 강화해야 한다. HIV 감염 남성 동성연애자들이 항문성교를 할 때, 항문과 직장 부위의 점막이 얇아 쉽게 상처를 받아 감염되는 경우가 많다. 이처럼 동성애자, 마약을 주사하는 사람 등에서 HIV 감염 발생 위험이 상승하기 때문에 이들의 치료 접근성을 높여줄 필요가 있다.

2. 아동 · 청소년의 건강

1) 아동 · 청소년 건강의 개념

모자보건의 영역에서 아동의 건강은 출산기에서 이어지는 아동의 측면에서 생애주기에 대한 포괄적 접근으로 아동 · 청소년 건강의 개념으로 확대 변화되었다. 어린 시절의 건강이 성인 단계로 이행된다는 총체적 접근으로 아동 · 청소년 건강에 대한 정책 수립에 영향을 미친다.

WHO에서 아동의 건강은 유아기부터 청소년에 이르기까지 아동의 신체적, 정신적, 사회적 안녕이라고 정의한다. 따라서 이 시기 아동의 건강은 성장 및 발달, 영양 관리, 예방접종과 아동기에 발생하는 질병 치료에 초점을 맞추어 관리해야 한다. 또한, 오염되지 않은 식수, 위생관리, 사회적 지원 등 아동의 건강에 영향을 미치는 요인도 함께 고려하는 건강관리 전략이 제시되어야 한다.

청소년의 건강은 성 호르몬의 분비로 발달 단계의 변화가 뚜렷한 시기라는 점에서 고유한 단계적 이슈에 초점을 맞추어 관리되어야 한다. 청소년의 고유한 특성을 반영한 이슈로는 정신건강, 위험 행동 선호, 약물남용, 성 건강, 정체성 문제 등이 포함된다.

2) 아동 · 청소년 건강의 영향요인

(1) 아동의 질병부담

유엔 아동 사망률 측정 통합기구는 2021년 한 해 동안 전 세계에서 약 500만 명의 어린이가 5세 생일 이전에 사망했으며, 5세에서 21세까지의 210만 명이 목숨을 잃었다고 발표했다. 5세 미만 아동의 사망원인으로는 조산, 분만 합병증, 패혈증, 선천적 기형, 폐렴 등이 제시되었으며, 5세 이상 아동의 사망은 폐렴, 설사병 등 감염성 질환이 원인이 되어 발생한 경우가 많았다.

아동의 영양부족은 성장률 저하를 초래하며, 질병에 대한 저항력 감소로 질병 이환율을 높인다. 5세 미만 아동의 성장률 저하 유병률은 아프리카와 남아시아 지역에서 30% 이상으로 확인되고 있어 저소득국가에서 아동 건강의 취약성을 확인할 수 있다. 또한, 같은 국가 내에서도 거주 지역에 따라 시골지역은 도시지역의 아동보다 더 높은 사망률을 보여 지역 간의 불평등을 확인할 수 있다.

(2) 청소년의 질병부담

청소년의 건강에 있어서 국가의 재정 상태, 소득수준, 교육수준 등의 사회경제적 요인은 상당한 영향을 미친다. 성인기의 건강 불평등 문제가 성인기 당시의 위험요인 노출뿐만 아니라 이전 시기의 위험요인의 노출과도 관련되어 있기 때문에 청소년기는 생애적 관점에서 사회경제적 불평등에 상당한 영향을 받는 중요한 시기가 된다. 청소년의 신체적, 정신적 건강관리에는 가족, 친구 및 또래 집단이 큰 영향을 미친다. 또한, 소셜 미디어 등을 통한 정보의 노출은 청소년의 행동과 건강에 영향을 줄 수 있다. 청소년의 건강에 성별이 미치는 영향을 보았을 때, 아프리카를 제외한 지역에서 청소년의 사망률은 남자가 여자보다 높으며, 남자 청소년은 폭력과 교통사고 등의 위험에 더 많이 노출되는 특성을 보인다.

특정 상황에서 청소년의 건강은 성인에 비해 더 취약한 상태를 보인다. 분쟁지역이나 극심한 자연재해가 발생하는 지역, 저소득국가에 살아가고 있는 청소년의 경우 위기청소년으로서 더 위험한 처지에 놓이게 되어 더 특별한 관리가 필요한 상태이다. 저소득국가에서는 비위생적인 물과 거주 시설 등 열악한 생활환경을 가지고 있어 청소년의 건강에 부정적인 영향을 미치게 된다.

청소년 사망의 주요 원인으로는 안전하지 않은 식수와 성관계, 상해 등이 제시되고 있다. WHO의 발표에 따르면 전 세계적으로 매년 3,000명 이상의 청소년이 사망하고 있는 가운데 이 같은 사망의 67% 이상은 아프리카와 동남아시아 내 저소득과 중간 소득 국가에서 발생하는 것으로 나타났다.

3) 아동 청소년 건강의 현황

(1) 아동·청소년 건강의 목표

국제적인 지표로 사용되는 지속가능발전목표(SDGs)의 항목에서 아동 · 청소년 건강과 관련된 부분을 연계해 볼 수 있다[표 5-3]. 이러한 목표는 국내에서 아동 · 청소년 건강 관련 정책을 개발하고자 할 때의 기준으로서 고려되어야 한다. 지속가능발전목표 3.3, 3.4, 3.5, 3.6과 3.9의 경우에는 모든 인구에서 관리되어야 하는 목표이지만 특히 취약한 대상자인 아동과 청소년에서 더 중요한 지표로 제시될 수 있다.

[표 5-3] 아동 · 청소년 건강 관련 지속가능발전목표(SDGs)

- SDG 3.2 2030년까지 신생아와 5세 미만의 예방가능한 사망을 종식시켜, 모든 국가의 신생아 사망률을 1천 명당 최소 12명 이하, 5세 미만 사망률을 1천 명당 최소 25명 이하로 감소
- SDG 3.3 2030년까지 후천성면역결핍증(AIDS), 결핵, 말라리아 및 소외열대질환의 확산을 종식시키고, 간염, 수인성 질병 및 기타 전염성 질병 방지
- SDG 3.4 2030년까지 예방과 치료를 통해 비전염성 질병으로 인한 조기 사망을 1/3로 감소시키고 정신건강과 웰빙을 향상
- SDG 3.5 마약 및 해로운 알코올을 포함하여 약물남용 예방 및 치료 강화
- SDG 3.6 2020년까지, 도로교통사고로 인한 사망자 및 부상자 수를 절반으로 감소
- SDG 3.9 2030년까지 유해화학물질, 대기오염, 수질오염, 토양오염으로 인한 사망 및 질병 건수를 상당 수준으로 감소

[출처] 지표누리(대한민국 공식 전자정부 누리집)

(2) 신생아, 5세 미만 아동 사망률

WHO에서는 2022년에 출생 1년 이내 신생아와 영아 중 370만 명이 사망한 것으로 보고했다. 출생 1년 이내 영아의 사망은 5년 미만 아동 사망의 75% 이상을 차지하고 있으며, 조산아와 같은 고위험 출산과 연계되어 발생한 결과이다.

국내 임산부의 산전관리 수진율은 100% 가까이 상당히 높은 수준이다. 따라서 국내에서 신

생아 사망률은 지속적으로 감소하여 2022년에 신생아 1,000명당 12명 수준으로 보고되었다 [그림 5-3].

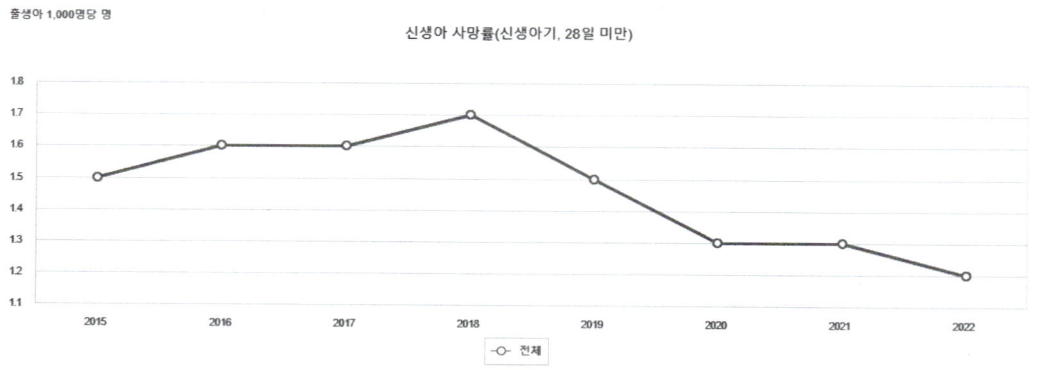

[그림 5-3] 국내 신생아 사망률

[출처] 지표누리(대한민국 공식 전자정부 누리집)

전 세계적으로 5세 미만 아동의 사망은 조산에 이은 신생아 합병증 이외에 호흡기 감염, 설사, 말라리아 등 감염성 문제가 제시되고 있다. 따라서 5세 미만 아동의 사망을 낮추기 위해서는 모유수유를 확대하고, 산전관리 수진율을 높이며, 안전한 식수 및 환경에 대한 위생관리를 위해 노력해야 할 것이다.

국내에서 5세 미만 아동의 사망률은 인구 10만 명당 50명 수준이며, 남아의 사망이 여아보다 높은 것으로 보고되었다[그림 5-4]. 사망의 원인으로는 산모의 고령 임신과 출산에 따르는 합병증과 선천성 기형, 염색체 이상이 영향을 미치는 것으로 확인되었다. 따라서 고위험 산모의 미숙아 출산과 선천성 기형을 낮추기 위한 산전관리에 더욱 관심이 증대되어야 할 것이다.

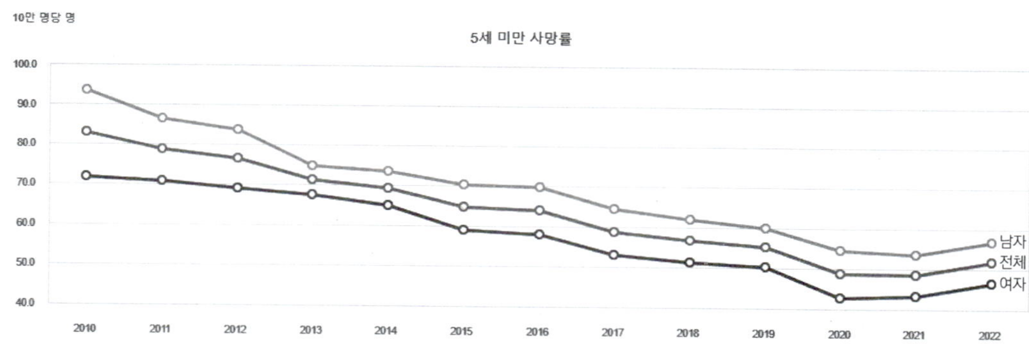

[그림 5-4] 국내 5세 미만 아동 사망률

[출처] 지표누리(대한민국 공식 전자정부 누리집)

(3) 아동과 청소년의 건강 관련 통계

전 세계적으로 아동의 예방접종 확대에 따라 홍역과 같은 일부 감염병으로 인한 사망은 현저하게 감소하였으나, 호흡기 감염과 결핵 등의 감염병은 여전히 청소년의 건강을 위협하고 있다. 청소년 결핵의 경우 남아시아 지역에서 심각한 유병률을 보이고 있으며, 치료 약제의 부족으로 사망의 원인이 되고 있다. 특히 저소득국가 아동의 예방접종은 더욱 확대되어야 하며, 아동의 전염병 관리는 국제적인 주제로서 관리되어야 한다.

청소년의 임신과 출산에 따른 합병증은 저소득국가에서 여자 청소년 사망의 주요 원인 중 하나로 보고되고 있다. 청소년의 임신 문제는 가정, 사회, 교육, 빈곤 등 사회 전반적인 문제들과 연결되어 있어 원인을 한 가지로 단정 지을 수 없는데, 예를 들면 교육 수준이 낮은 빈곤층의 청소년들에서 높은 임신율을 보이는 것이다. 카브리해 연안과 라틴 아메리카 청소년의 출산율은 다른 지역보다 높으며, 특히 도미니카공화국과 같은 나라의 청소년 임신율은 20.5%에 달한다.

청소년의 임신은 미성숙한 신체 상태로 인한 임신과 출산 관련 합병증을 유발하며, 임신에 대한 지식부족과 임신 중의 체중 증가에 대한 거부반응, 불충분한 산전관리와 영양부족, 경제력이 없는 상태 등으로 임부와 태아의 건강에 위험을 초래한다. 우리나라에서 15~19세 여성 청소년 인구 1,000명당 출산율은 2000년 2.6명에서 2022년 0.4명으로 감소하는 추세이다[그림 5-5]. 그러나 여전히 국내에서도 청소년의 임신은 관리가 필요한 사회적 문제이다.

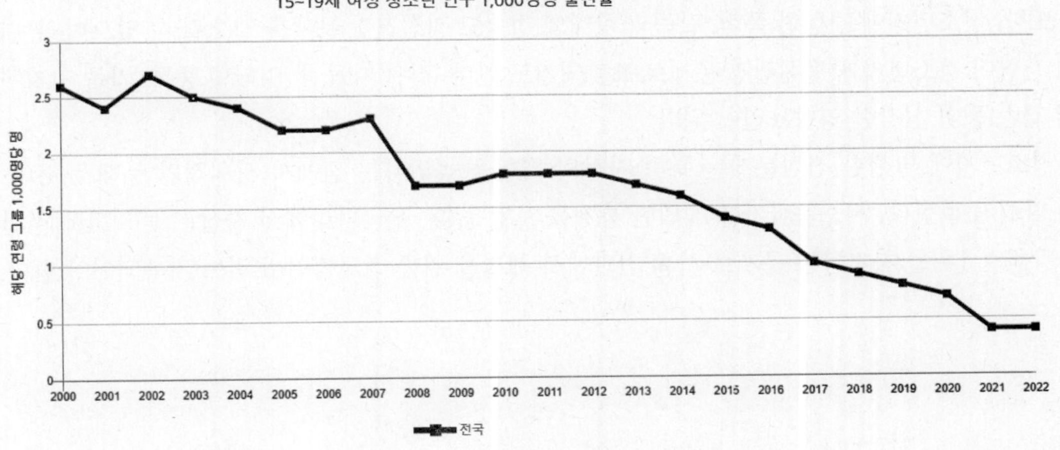

[그림 5-5] 국내 청소년 출산율

[출처] 통계청

청소년의 건강은 식습관과 연계된 비만, 흡연, 음주 등 생활양식에 영향을 받으며, 청소년 시기의 건강은 성인기 건강으로 이행하게 된다. OECD 회원국 중에서 15~24세 인구의 흡연율은 프랑스가 31.8%로 가장 높았다. 전 세계적으로 보았을 때, 고소득국가에서 청소년 흡연율은 점차 감소하고 있으나 저소득국가에서는 오히려 증가하고 있다. 청소년의 과도한 음주는 직 · 간접적으로 건강 문제를 유발하는 원인이 된다. WHO에서는 전 세계적으로 15~19세 청소년의 음주율을 34.1%로 보고하였다. 청소년의 음주율을 유럽에서 69.5%로 가장 높으며, 아메리카 52.7%, 서태평양 37.3%, 아프리카 29.3% 등으로 확인되었다. 청소년 건강에 밀접한 영향을 미치는 흡연과 과도한 음주를 멈추도록 하는 생활습관 교정 교육과 사회적 지원을 확대해야 할 것이다.

전 세계 아동과 청소년 중 13%가 정신건강 문제를 겪고 있으며, 15~19세 청소년의 4번째 사망원인은 자살이다. 정신건강 문제의 절반은 14세 이전에 시작되며, 이때 발생한 정신건강 문제는 성인까지 이어진다. 전 세계적으로 성인보다 청소년의 우울증이 훨씬 더 심각한 것으로 나타난다. 18세 이하의 학교를 다니지 않는 청소년은 18세 이상의 성인들과 비교해 볼 때, 현재 담배를 피우고 있을 가능성이 2배 이상 높으며, 과도한 음주의 가능성과 불법 약물 사용이 많다는 보고가 있다. 또한, 스마트폰과 소셜 미디어 사용 증가가 청소년들의 일상을 근본적으로 변화시키면서 우울증, 불안장애, 자살 충동의 급증으로 이어진다고 보고하고 있다.

청소년의 정신건강에는 유전적 요인, 부모의 건강상태 등 다양한 요인이 영향을 미친다. 유년기에 부모의 돌봄을 받지 못한 경우, 부실한 영양상태가 영향을 미칠 수 있으며, 부모로부터 방치된 경우 정신건강 문제를 유발할 수 있다.

또한, 청소년기에 경험한 폭력, 갈등과 학대의 경험도 정신건강 문제를 일으킬 수 있으며, 유년기에 경험이 청소년기에 정신건강 문제로 표출되기도 한다. 집단 따돌림, 인터넷 중독, 가족 지지체계의 결손 등이 심각한 영향요인이 된다.

청소년기에 발생한 정신문제는 특히 자살의 위험을 높인다는 점에서 사회적인 문제로 주의 깊게 다뤄져야 한다. 저소득국가를 제외한 통계를 보았을 때, 우리나라에서 자살은 15~24세 청년의 사망원인 1위를 차지하는 문제로 사회 전반에서 해결을 위한 적극적인 노력이 지속되어야 한다.

5장과 관련된
국제간호 사례

저는 창신대학교 간호대학에서 교수로 재직 중인 이도영입니다. 혈액종양내과와 응급의료센터에서의 임상 경험을 통해 다양한 환자들을 만나왔고, 이를 통해 간호사로서 다양한 곳에서 봉사하는 것에 삶의 보람을 느끼고 있습니다. 대학 안에서 With U 동아리 지도교수로서 의료봉사를 실시하고 있으며, 국제간호학에 대한 관심을 바탕으로 국제·다문화·평화와 통일 분야에 대한 식견을 넓혀가고 있습니다.

제가 근무하고 있는 대학은 캄보디아 정부로부터 간호대학교육을 인가받아, 캄보디아 국민의 생명과 건강을 위해 간호학을 공부할 학생들을 양성하는 데 동참하려는 초기단계에 있습니다. 이를 계기로 열악한 동남아시아 보건 환경에 관심을 가지게 되었고, 이러한 관심이 미얀마 의료 봉사에 참여하는 계기가 되었습니다.

미얀마 방문 당시 정치적 불안과 내전이 지속되는 지역이 많아 봉사활동에 위험이 따랐으며, 일부 활동에 제약을 받기도 했습니다. 이에 비교적 안전한 도시인 양곤에서 식당을 빌려 의료 봉사를 진행했고, 배를 타고 시골 지역으로 이동해 봉사를 진행하였습니다. 미얀마와 같은 지역에서는 의료 인프라가 부족하며, 특히 외딴 지역일수록 의료 서비스 접근이 어려울 뿐만 아니라 숙련된 의료 인력이 부족합니다. 따라서 열악한 지역에서의 해외 의료 봉사는 의료 자원이 부족한 지역에 필수적인 건강 관리 서비스를 제공하며, 전염병 예방, 여성과 아동의 건강 보호, 만성 질환 관리 등에 중요한 역할을 합니다. 또한, 현지 의료 기관의 역량을 강화하고 필요한 의료 장비와 자원을 제공함으로써 지역의 의료 수준을 높이는 데 기여할 수 있습니다.

미얀마에서는 말라리아, 결핵, 호흡기 질환 등 감염병이 여전히 심각한 문제로 남아 있으며, 많은 주민이 고혈압과 당뇨를 앓고 있음에도 불구하고 병원에 가지 못하거나, 치료가 필요하다는 사실을 알면서도 비용 문제로 약을 정기적으로 복용하지 못하는 상황입니다. 특히 방문 당시 내전으로 인해 식량 부족으로 어린이 50만 명이 영양실조에 직면했다는 보도가 나왔으며, 남성들은 징집되어 전투 지역으로 파견되기 일쑤여서 남겨진 여성들은 생활고에 시달리고 있었습니다. 젊은 남성과 여성에게는 의무적인 군 복무가 있으며, UN에 따르면 쿠데타 이후 최소 5만 명이 목숨을 잃었고, 300만 명 이상이 피난민이 되었다고 합니다.

개발도상국에서의 해외 봉사는 다양한 국가와 지역 사람들과 직접 소통하고 협력하면서 서로 다른 문화를 이해하고 국제적인 시각을 갖출 수 있는 기회를 제공합니다. 이러한 문화적 교류는 봉사자에게 개인적 성장을 위한 기회를 제공하며, 사회적 책임을 실현할 수 있는 귀중한 경험이 될 것입니다. 특히, 의료 봉사자들은 인도주의적 사명감을 바탕으로 어려운 환경에 처한 사람들을 돕고, 봉사 과정에서 전문성을 향상시키며 리더십, 문제 해결 능력, 팀워크 등의 소중한 경험을 쌓을 수 있습니다.

해외 의료 봉사는 국가 간 협력과 이해를 증진시키는 중요한 역할을 하며, 평화적인 관계 형성과 국제적인 갈등 해소에도 기여할 수 있습니다. 또한, 파견 국가의 긍정적인 이미지를 구축하는 데 도움을 주며, 단순한 진료와 치료를 넘어 인간의 존엄성과 권리를 존중하는 활동으로서 국제사회의 긍정적인 변화를 이끄는 중요한 역할을 합니다. 건강 불평등을 해소하기 위하여 의료인들이 열악한 나라에 대한 관심을 더 가지는 계기가 마련되길 바랍니다.

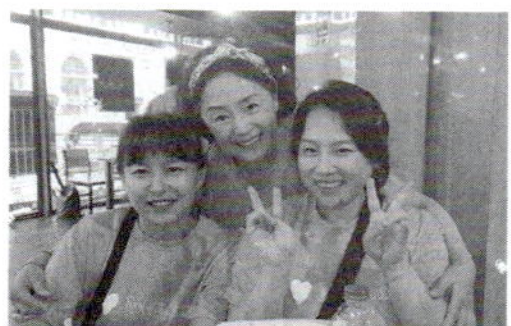
접수 및 검진 팀

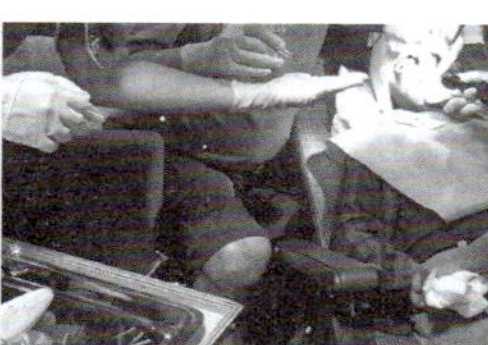
치과 진료 팀

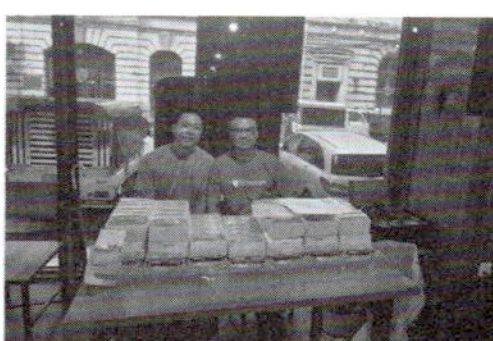
시력이 나쁜 사람에게 돋보기를 배부함

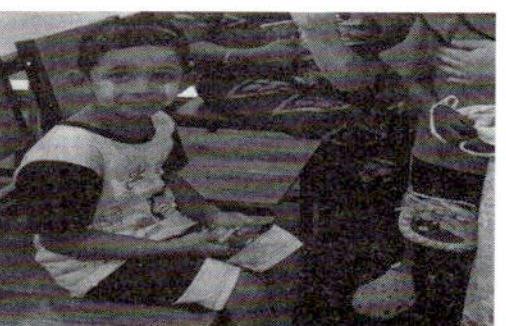
진료를 위해 대기하고 있는 미얀마 어린이와 어머니

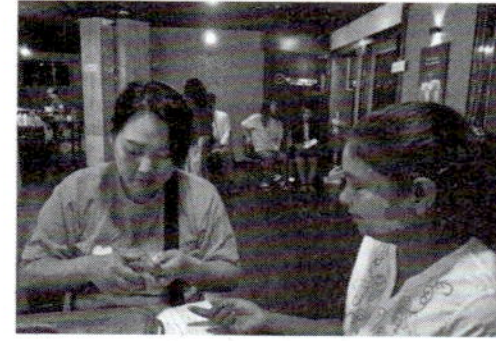
혈당 검사 중

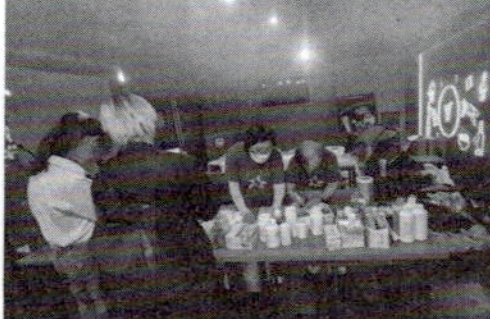
처방된 약을 조제 중

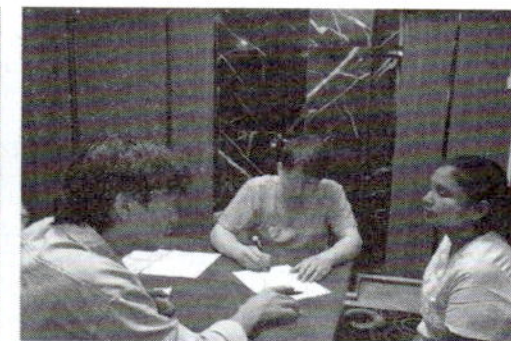
진료팀

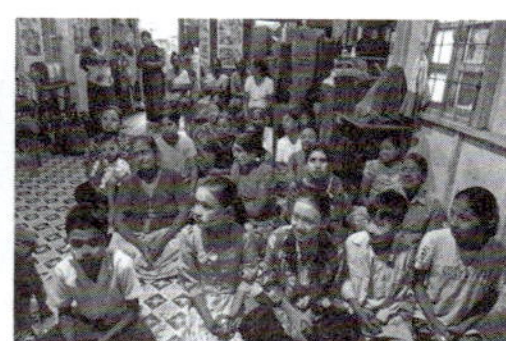
진료 대기하고 있는 사람들

미얀마 의료봉사

참고문헌

- 강영호(2004). 사회경제적 위치에 따른 청소년의 건강 수준 및 건강 관련 행태의 차이. 한국청소년정책연구원.
- 국제한인간호재단(2023). 국제간호(2판). 학지사메디컬.
- 김동식 외(2019). 여성의 성, 재생산 건강 및 권리 보장을 위한 정책방향과 과제, 한국여성정책연구원.
- 김미지 외(2023). 글로벌 건강과 간호. 계축문화사.
- 김민, 김도형(2022). 사회 제도적 성 불평등과 흡연율 성비: OECD 회원국 분석. 보건사회연구, 42(4), 29-43.
- 김혜원 외(2023). 여성 건강간호학 I. 현문사.
- 박정한(2024.03.24.). 인터넷 신문 보도. 美 청소년 정신건강, 위험 상태로 전락. https://www.g-enews.com/article/Global-Biz/2024/03/20240324095829864737926aa152_1
- 이명진(2023.07.11.). 대경일보 인터넷 보도자료. 환경운동실천협회 “전염병 없는 세상 만들어요”. https://www.dkilbo.com
- 정창환, 최규진(2021). 태아성감별행위 및 고지금지법 폐지의 필요성. 한국의료윤리학회지, 24(3), 317-334.
- 조부연(2005). 아프리카 여성 할례와 인권문제. 한국아프리카학회지, 22, 223-245.
- 주경필, 이인혁(2022). 위기청소년에 관한 글로벌 연구 동향 분석: 키워드 네트워크 분석을 중심으로. 미래사회, 13(2), 1-16.
- 주현실 외(2014). 임부 및 모유수유부와 가임기 여성의 건강행태 비교. 여성 건강간호학회지, 20(3), 185-194.
- 지표누리. https://www.index.go.kr/unity/potal/sdg/SDGMain.do
- 질병관리청(2023). 2022년 HIV/AIDS 신고현황.
- 통계청 인구동향과(2024.09.01.). 통계청 홈페이지 접속. https://kostat-sdg-kor.github.io/sdg-indicators/3-7-2/
- 황원주 외(2021). 글로벌 헬스의 이해. 수문사.
- KOICA 2022.06.28. 인터넷 보도자료. 도미니카공화국 청소년 임신문제 해결, 빈곤의 고리를 끊다. https://post.naver.com/viewer/postView.naver?volumeNo=34036879&memberNo=22498276
- United Nations 발표자료(2000.09.18.). General Assembly Resolution 55/2. United Nations Millennium Declaration.
- OECD Health Data(2022.07.). 인터넷 통계자료 조회.

제 6 장

글로벌문화와 의료문화역량

학습성과

1. 인권과 건강에 대해 설명할 수 있다.
2. 글로벌 문화와 건강행위를 이해할 수 있다.
3. 다문화주의와 의료다원주의를 이해하고 설명할 수 있다.
4. 의료인류학과 문화역학을 이해할 수 있다.
5. 의료문화역량의 개념과 내용을 설명할 수 있다.

제 6 장 글로벌문화와 의료문화역량

1. 인권과 건강

다양한 문화적 배경은 의료시스템에 영향을 미치고 있으며, 의료 제공자는 의료행위를 한 국가에 한정하지 않고 국제사회의 관점에서 접근해야 한다. 이를 위해 보편적인 인류애의 기본이 되는 인권과 건강에 대해 이해하고, 문화와 의료의 관계에서 의료문화역량에 대해 인식하고 있어야 한다. 인권에 기반한 의료시스템은 불평등과 차별 감소에 필수적인 것으로 국가 간 건강 불평등과 건강형평성의 문제 해결을 위한 노력은 사회적 정의 실현의 과정이다.

1) 국가 간 건강 불평등

건강은 모든 권리들에 앞서 기초적으로 보장받아야 하는 중요한 인권 요소이다. 세계보건기구(WHO)는 건강을 "인종, 종교, 정치적 신념, 경제 및 사회적 환경과 관계없이 보장되어야 할 기본적인 권리"로 정의하고 있다. 건강 불평등은 사회경제적 지위, 인종, 성별, 지역 등에 따라 건강 상태에 차이가 나타나는 현상으로 이를 해소하는 것은 공중보건의 중요한 목표 중 하나이다.

국가 간 건강 불평등은 다양한 요인에 의해 영향을 받는다. 주로 경제적, 사회적, 정치적 구조와 관련이 있으며 복합적인 양상이다. 국가 간 건강 불평등이 나타나는 현상을 살펴보면, 주로 저소득 및 개발도상국이 선진국에 비해 불리한 위치 놓이게 되며 소득 불평등이 주된 원인이 되고 있다. Mackenbach의 연구에 따르면, 소득 불평등이 높은 국가는 평균 수명이 짧고 사망률이 높게 나타나는 것을 볼 수 있다. 이는 사회적인 결속력을 약화시키고 건강에 대한 부정적 역할을 가져온다. 낮은 가계 소득으로 양질의 의료 서비스를 이용하지 못하거나 영양 섭취가 불량하여 발생하는 질병, 의료 서비스 접근성 등은 건강 상태에 직접적인 영향을 미친다. 또한, 의료보험제도 및 의료 인프라의 수준과 같이 경제적 불평등과 사회적 불평등이 복합적인 양상으로 건강 불평등을 야기하게 된다. 국가 간의 건강 불평등은 좀 더 다차원적이면 복잡한 문제이다. 건강 불평등이 불가피하게 발생하는 것이 아니라 사회적 구조와 정책에 의해 형성된다. 이러한 국가 간 건강 불평등을 측정하기 위해 여러 가지 지표와 방법이 사용된다[표 6-1].

[표 6-1] 건강 불평등 지표

지표	내용	데이터 제공
기대수명	고소득 국가와 저소득 국가간의 기대수명 차이	세계은행, WHO
모성 사망률	경제적 수준에 따른 국가별 모성 사망률 비교	UN, WHO
아동 사망률	5세 미만 아동 사망률의 국가별 차이	UNICEF, WHO
의료 접근성	1,000명당 의사 수 또는 병상 수의 국가별 비교	세계은행, WHO
사회적 · 정치적 요인	건강 불평등에 영향을 미치는 사회적 정치적 요인	공중보건 연구 및 보고서
기후변화	기후변화가 특정 인구 그룹에 미치는 건강 불평등	IPCC, 환경연구보고서

[출처] WHO, UN, UNICEF 자료

건강 불평등 정도의 측정은 객관적인 데이터 외에도 변화된 사회 인식을 반영할 수 있는 새로운 측정 도구를 활용한다. 일례로 Economist Impact가 2022년부터 총 40개국을 대상으로 실시한 건강포용성 지수(Health Inclusivity Index)가 있다. '건강포용성'은 인종, 성별, 장애, 소득, 연령, 성적지향 등 개인적인 조건에 의해 차별받지 않고 누구나 건강에 대한 권리를 누릴 수 있다는 포용적인 관점의 건강 가치이다. 국가별 건강정책과 인프라, 개인 및 지역사회의 건강관리 역량 등을 측정하여 건강정보이해력 증진과 헬스케어시스템 접근성 향상, 사회적 편견 개선을 목표로 한다. 2023년 건강포용성 지수 1위 국가는 호주이며, 한국은 8위로 아시아 국가 중 1위를 차지했다[그림 6-1].

1 호주 81.1
2 스웨덴 79.3
3 영국 78.8
4 미국 75.8
=5 프랑스 74.9
=5 이스라엘 74.9
7 캐나다 74.7
8 대한민국 74.6
9 독일 73.4
=10 스위스 72.8
=10 태국 72.8
12 슬로베니아 70.9
13 남아프리카공화국 70.8
14 일본 68.8
15 이탈리아 68.7
16 터키 66.4
17 브라질 65.8
18 중국 64.7
19 카자흐스탄 64.4
20 폴란드 63.9
21 코스타리카 62.9
22 필리핀 62.8
23 인도네시아 62.6
24 아랍에미리트 62.2
25 르완다 62
26 콜롬비아 61.9
27 케냐 61.6
28 쿠바 60.3
29 멕시코 60.0
= 30 러시아 58.7
= 30 우크라이나 58.7
32 요르단 56.2
33 베트남 56.1
34 나이지리아 55.2
35 인도 53.0
36 우간다 49.5
37 온두라스 44.9
38 이집트 43.5
39 알제리 41.2
40 방글라데시 26.6

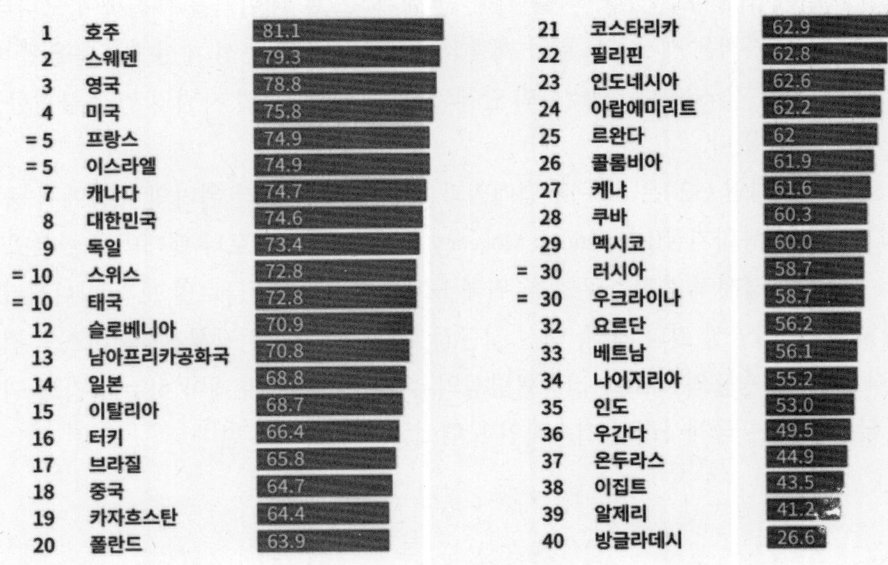

[그림 6-1] 건강포용성지수

[출처] KBS 기사(2024. 11.2)

다차원적으로 발생하는 건강 불평등의 해소를 위해 WHO와 같은 국제기구는 모니터링 시스템을 통해 식별하고 이를 줄이기 위한 경제적, 사회적, 의료적, 환경적, 정책적 접근을 하고 있으며, 국제적 협력과 정책적 노력을 지속적으로 기울이고 있다.

2) 건강형평성의 추구

건강형평성(health equity)은 모든 사람이 공정하게 적절한 수준의 건강을 누릴 수 있게 하는 것이다. 그러기 위해서는 경제적인 안정, 정치적인 제도 수립, 사회적인 인식이 개선되어야 한다. 건강형평성을 추구하는 데 있어 주요한 도전 과제는 앞서 언급한 건강 불평등을 식별하고 해결해 나가는 것이 필요하다. 건강형평성을 이루기 위해서는 사회 내에 존재하는 사회적 불평등과 소득 불평등, 인종차별 등의 다양한 요인을 이해하는 것이 필요하다. 건강의 불평등한 분포는 사회 정의와 인간의 기본권을 위협하게 된다. 이런 이유로 건강형평성의 문제는 사회적 정의실현의 노력으로 볼 수 있다.

국제사회의 건강형평성 추구는 모든 사람이 경제적, 사회적, 지리적 조건에 관계 없이 건강할 권리를 보장받도록 하는 데 중점을 두고, 다양한 국제기구와 협약 및 전략을 통해 노력하고 있다. WHO는 모든 사람들이 최고 수준의 건강을 누릴 수 있도록 다양한 글로벌 헬스 이니셔티브를 통해 건강형평성 증진에 기여하고 있다. 회원국의 건강 불평등 해소를 위한 정책 개발을 지원하며 사회경제적 요인을 포함한 교육, 주거, 환경 등이 건강에 미치는 영향을 분석하여 건강 불평등의 근본적인 원인 해결에 집중하고 있다. 이를 위해 전 세계적으로 데이터를 수집하여 모니터링함으로써 각국에 맞춤형 해결책을 제시하고 취약 계층의 의료 서비스 접근성 개선에 도움을 준다. 또한 다른 국제기구나 비정부기구(NGO), 지역사회 단체와 협력하여 글로벌 차원의 건강 불평등 문제 해결을 위한 노력을 하고 있다.

주요 경제국의 모임인 G20은 코로나 팬데믹과 같은 글로벌 보건 위기의 대응에서 중요한 역할을 한다. G20과 국제통화기금(International Monetary Fund, IMF)은 코로나 팬데믹에 글로벌 경제적 대응 전략을 수립하여 경제적 불평등 완화를 위해 노력했다. G20의 글로벌 보건 이니셔티브는 전염병 예방 및 대응, 비전염성 질환 관리, 백신 접근성 확대와 WHO와 정신건강서비스의 접근성을 강화하고 있다. 건강 불평등의 해소와 건강형평성의 추구는 누구나 누려야 하는 건강의 권리를 지키는 것으로 국내는 물론 국제사회의 지속적인 노력이 뒷받침되어야 한다.

3) 디지털 헬스케어의 발전과 건강형평성

최근 ICT(Information and Communication Technology) 기술의 발전으로 의료계의 디지털 헬스케어(digital healthcare)가 등장했고, 디지털 기술을 활용한 환자의 돌봄 개선과 환자와의 효과적인 상호작용을 가능하게 한다. 디지털 헬스케어의 발전은 건강형평성 향상에 중요한 역할을 하고 있으며, 이는 다양한 방식으로 실현되고 있다. 디지털 헬스케어는 ICT를 융합하여 개인의 건강 상태와 질병에 맞춰 필요한 의료 서비스나 건강관리 서비스를 제공하는 사업 및 기술이다. 실제로 의료 서비스의 접근성을 높이고 개인화된 건강관리 솔루션을 제공함으로써 보건 분야의 많은 도전 과제를 해결하는 데 기여하고 있으며, 의료 서비스가 부족한 지역이나 사회적 취약 계층에게 큰 혜택을 제공한다. 디지털 헬스케어는 기술의 개발이 건강형평성에 기여할 수 있는 기능을 살펴보면 다음과 같다.

(1) 의료 접근성 개선

디지털 헬스케어는 원격의료와 모바일 헬스(mobile health)와 같은 기술을 통해 의료 접근성을 향상시킨다. 원격의료는 지리적 제약 없이 의료 서비스를 제공하여, 특히 의료 자원이 부족한 지역의 접근성뿐만 아니라 고령자나 만성질환자를 위한 정기적인 관리가 가능하여 의료 불평등을 줄일 수 있다. 또한, 모바일 기기를 통한 건강관리 서비스는 개인의 건강관리 능력을 향상시킨다.

(2) 효율성 및 비용 절감

의료 데이터의 수집, 분석, 활용을 통해 의료 서비스의 효율성과 품질을 향상시킨다. 전자 건강 기록(electronic health records, EHR)은 의료 서비스 제공자 간의 정보 공유를 용이하게 하여, 의료시스템의 효율성을 높이고, 의료 오류를 감소시키고 중복 검사를 줄여줌으로써 비용을 절감할 수 있다. 또한 인공지능(artificial intelligence, AI)과 데이터 분석은 질병 예측과 개인화된 치료 계획을 수립함으로써 보다 효과적이고 맞춤화된 의료 서비스를 제공하는 데 도움을 준다.

(3) 예방 및 관리 강화

웨어러블 디바이스(wearable device)와 센서를 통한 실시간 건강 모니터링은 개인의 건강 상태를 지속적으로 확인하고 이상 징후를 조기에 발견할 수 있도록 지원한다. 이는 만성 질환 관리에 특히 유용하다. 디지털 플랫폼을 통한 건강 교육은 대중의 건강 인식을 높이고 건강한 생활 습관을 만들 수 있게 한다.

국내에서는 2018년 2월부터 디지털 헬스케어 국제협력(Global Digital Health Partnership, GDHP)

을 위한 국제협의체를 구성하여 디지털 헬스케어 정책의 경험을 공유하고 협력방안을 모색하고 있다. 한국을 비롯한 미국, 캐나다, 폴란드, 사우디 등 33개국과 WHO, OECD가 함께하고 있으며(2021년 11월 기준), 활동지원사업의 주요 분과에는 상호운용성, 사이버 보안, 정책 환경, 근거 및 평가, 의료인과 소비인의 참여가 있다[표 6-2].

[표 6-2] 디지털헬스케어 국제협력(GDHP)활동지원사업

분과	주요 내용
상호운용성 (Interoperability)	• 다른 기종의 정보시스템 간 상호운용 관련 해결해야 할 문제점, 정보화 청사진 제시(표준, 정책, 규제 등) • 다른 기종 간 상호운용성 측정에 활용할 프레임워크 제시, 흐름에 맞는 장기 혁신안 제시
사이버 보안 (Cyber Security)	• 안전한 의료정보의 생성과 제공을 위한 사이버보안 운용 경험 공유 및 협업(국제적 보안 표준화) • 의료정보 관련 보안사건에 대한 경고 시스템 도입
정책 환경 (Policy Environment)	• 의료시스템 문제점 해결의 한 수단으로서의 디지털 헬스의 혁신과 개발을 지원하기 위한 정부 역할, 건강정보 데이터 생성 및 활용, 공유 과정에서의 문제를 해결하는 정책 제시 • 디지털헬스 이니셔티브를 위해 필요한 정책, 거버넌스, 제도적 연계 마련
근거 및 평가 (Evidence and Evaluation)	• 진행 중이거나 완료된 프로젝트, 프로그램 또는 정책, 설계, 프로세스 및 결과에 대한 체계적이고 객관적인 성과 달성으로 평가 목표 설정 • 다차원적 평가(사회적, 임상적, 기술적 등)가 가능하도록 평가 프레임워크 개발, 데이터의 이차적 활용에 대한 허용 및 합의 도출
의료인과 소비인의 참여 (Clinical & Consumer Engagement)	• 의료정보 활용에 있어 환자와 의료인의 양방향 참여가 중요한 역할임으로, 이들 참여를 장려하기 위한 전략 제시 • 의료진이 새로운 디지털 서비스 모델에서의 역할 · 권리 · 책임을 이해할 수 있는 법률 프레임워크 개발, 참여 유도를 위한 실용적 · 점진적 접근전략 제시

[출처] (재)한국보건의료정보원 홈페이지

디지털 헬스케어는 의료 서비스의 질과 접근성을 동시에 개선할 수 있는 잠재력을 가지고 있으며, 이를 통해 보다 형평성 있는 보건 시스템 구축에 기여할 수 있다. 그러나 디지털 격차 해소와 프라이버시 보호와 같이 해결해야 하는 과제도 있다.

2. 글로벌문화와 건강행위

1) 글로벌문화의 이해

(1) 글로벌문화와 건강

다양한 문화적 배경과 건강 행위가 상호작용하는 방식에 따라 개인과 집단의 건강에 큰 영향을 미친다. 글로벌 문화가 건강 행위에 미치는 영향에는 어떤 것들이 있을까?

① 문화적 인식과 건강 신념과의 관계

문화는 건강과 질병에 대한 인식을 형성하며, 이는 건강 행위에 직접적인 영향을 미친다. 특정 문화에서 전통의학이나 민간요법을 선호하는 경향이 있는 경우, 현대의학과 상충할 수 있어 건강관리 전략 수립 시 문화적 신념을 고려해야 한다. 문화적 인식에는 집단의 신념을 포함하게 되는데, 의학이 발달하지 않았던 오래전에는 장티푸스가 생명을 위협하는 무서운 질병이었고 민간에서는 이를 치료하기 위해 열을 열로 빼내야 한다는 신념으로 고열이 나는 환자에게 한여름에도 두꺼운 솜이불을 덮고 뜨거운 방에서 잠을 자도록 했다.

② 글로벌화와 건강정보의 흐름

글로벌화는 문화 간 상호작용을 촉진하며, 이는 건강에 대한 정보와 행위의 전파를 가속화한다. 그러나 정보의 확산은 때로는 잘못된 건강정보를 퍼뜨려 공중보건에 부정적인 영향을 미칠 수도 있다. 최근 SNS(Social Network Service)를 비롯한 온라인 콘텐츠를 통해 잘못된 의학정보가 제공되어 피해자가 발생하기도 한다. 따라서, 과학적이고 정확한 정보를 제공하여 건강정보를 체계적으로 관리하는 것이 중요하며 이를 예방하기 위해서는 의료 디지털 리터러시(digital literacy) 교육이 필요하다.

③ 식습관과 생활 습관의 변화

글로벌화는 식습관과 생활 습관에 변화를 가져와 새로운 건강 문제를 야기할 수 있다. 예를 들어, 서구화된 식습관의 확산은 비만과 같은 문제를 초래할 수 있으며, 이는 지역 사회의 전통적 식습관과 충돌할 수 있다.

④ 디지털 기술과 건강 행위

디지털 헬스케어 기술은 글로벌 문화의 변화와 함께 건강 행위를 혁신적으로 변화시키고 있다. 모바일 헬스와 같은 디지털 플랫폼은 정보 접근성을 높이고, 다양한 문화적 배경을 가진 사람들이 건강정보를 보다 쉽게 획득할 수 있도록 돕는다. 그러나 디지털 기술의 사용은 디지털 격차로 인해 불평등을 야기할 수도 있다.

(2) 의료와 다문화주의

의료와 다문화주의는 다양한 문화적 배경을 가진 환자들에게 효과적이고 공평한 의료 서비스를 제공하기 위한 현대 의료시스템의 중요한 주제이다. 이는 건강형평성을 높이고 의료 서비스의 질을 향상시키기 위한 필수적인 것으로 의료 제공자, 의료기관, 정부 등 다양한 입장에서의 노력이 필요하다.

의료 제공자들은 다양한 문화적 배경과 신념을 이해하고 존중하기 위한 문화적 역량을 강화해야 한다. 이는 환자의 문화적 특성을 고려한 맞춤형 의료 서비스를 제공하는 데 필수적이다. 문화적 역량이 높은 의료 제공자는 환자와의 의사소통을 개선하고, 치료 만족도를 높이는 데 도움을 줄 수 있다. 또한 의사소통에서 가장 중요한 언어 장벽은 의료 서비스 접근성을 저해하는 주요 요인 중 하나로, 통역 서비스 제공 및 다국어 정보제공 등의 노력이 필요하다.

의료기관은 직원들에게 문화적 민감성 교육을 실시하여, 다양한 문화적 배경을 가진 환자를 이해하고 적절히 대응할 수 있다. 다문화 사회에서는 가족과 공동체의 역할이 중요하며, 이들의 참여를 통해 건강관리의 효율성을 높일 수 있다. 문화적 배경에 따라 적절한 사회적 지지 체계를 구축하는 것은 환자들에게 심리적 안정감을 제공하고, 치료 효과를 극대화하는 데 도움을 준다. 따라서 다양한 문화를 가진 환자의 가족과의 소통과 교육의 시간을 갖는 것도 중요하다. 정부와 의료기관은 다문화적 관점을 반영한 건강 정책을 개발하여, 모든 인구 집단이 의료 서비스에 공평하게 접근할 수 있도록 한다.

다문화주의는 여성의 건강에 많은 영향을 미친다. 문화적 신념은 예방적 건강 행위와 치료 선택에 있어 특정 문화에서는 전통 요법이나 민간 치료가 선호될 수 있다. 이는 현대 의료 서비스의 이용을 저해할 수도 있다. 따라서 다문화적 접근은 여성 건강에서의 불평등 해소에 중요한 역할을 한다. 소수민족 여성이나 여성이민자, 사회경제적 취약 계층을 대상으로 한 맞춤형 프로그램을 통해 모든 여성이 동등한 입장에서 의료 서비스를 제공받을 수 있는 환경을 조성하는 것이 필요하다.

의료 분야에서 다문화주의를 실현하는 것은 복잡하지만, 이를 통해 보다 포용적이고 형평성 있는 보건 시스템을 구축할 수 있다. 다문화주의가 의료 서비스의 접근성과 질을 향상시키는데 중요한 요소이며, 이는 건강 불평등을 줄이고 모든 사람이 동등하게 치료받을 권리를 보장하는 것으로 이어진다.

(3) 의료다원주의

의료다원주의(medical pluralism)는 여러 형태의 의료시스템과 치료방법이 동시에 존재하며 공존하는 현상을 설명하는 개념으로, 한 사회 내에서 복수의 의료체계가 동시에 존재하는 현상이다. 현대 의료시스템에서 다양한 학문과 기술의 통합으로 환자 중심의 맞춤형 치료를 제공하는 의료다원주의는 여러 분야의 발전과 협력을 통해 의료의 질을 향상시키고, 환자의 개별적 필요를 충족시키는 것을 목표로 한다.

특정 문화에서는 전통의학이나 민간요법이 현대의학과 함께 사용되며, 이는 문화적 신념과 사회적 영향에 의해 결정된다. 이러한 의료행위는 환자의 문화적 정체성과 깊이 연관되어 있으며, 의료 제공자는 이를 이해하고 존중하는 것이 중요하다. 서로 다른 의료체계 간의 협력을 촉진할 수 있으며, 이는 환자에게 보다 포괄적이고 통합적인 치료를 제공하는 데 기여할 수 있다. 현대의학과 전통의학이 상호 보완적으로 작용하여 치료 효과를 극대화할 수 있다. 이는 특히 글로벌화와 문화적 다양성이 증대되는 상황에서 의료 서비스의 질과 접근성을 향상시키는데 중요한 역할을 한다. 환자들에게 다양한 치료 옵션을 제공하여 개인의 건강 신념과 문화적 배경에 맞는 맞춤형 의료 선택을 가능하게 한다. 이는 환자가 자신의 건강 문제를 해결하는 데 있어서 보다 개인화된 접근을 취할 수 있도록 돕는다. 예를 들어, 연구는 다양한 의료 선택지가 환자 중심의 접근을 통해 치료 만족도를 높이고 치료에 대한 적극적인 참여를 유도할 수 있음을 시사한다.

이러한 의료다원주의가 환자와 의료 제공자 모두에게 긍정적인 영향을 나타내기 위해서는 효과와 안전성을 평가하기 위한 연구가 필요하다. 또한, 의료 제공자들은 다양한 의료체계에 대한 이해를 높이기 위한 교육을 받아야 한다. 이는 환자에게 가장 적합한 치료 옵션을 제공하는 데 필수적이다. 적절한 교육과 훈련은 의료 종사자들이 다양한 의료체계를 이해하고 환자들에게 더 나은 치료를 제공할 수 있도록 한다. 아울러 의료다원주의를 수용하고 관리하기 위한 정책적 접근이 필요하다. 이는 특히 대체 및 보완 의학의 안전성과 효과를 보장하기 위한 규제와 표준화된 가이드라인 개발을 포함하는데, 이러한 정책적 접근은 의료체계의 포용성을 높이고, 다양한 의료행위가 공존할 수 있는 환경을 조성하는 데 기여한다. 의료다원주의는 집단의 '문화'에 중점을 두고 있지만, 이에 국한하지 않고 역사, 정치, 종교, 국제관계 등으로 관점을 확대하는 것이 필요하다.

2) 주류 민속의학과 건강

(1) 현대사회에서의 토착 민속신앙

현대사회에서 토착 민속신앙은 사회적 인식과 문화에 영향을 미치고 있으며 다양한 방식으로 존재하고 변형되고 있다. 민속신앙은 환자의 건강 인식과 치료 추구 행동에 영향을 미치고 효과적인 의사소통을 할 수 있는 매개가 될 수 있다. 의료 제공자와 환자 간의 건강과 질병에 대한 인식을 형성하여 의료시스템 내에서의 상호작용과 치료 결과에도 영향을 미칠 수 있다. 전통 치유 관행은 현대의학적 자원이 부족한 지역에 중요한 역할을 하게 된다. 또한, 토착 신앙은 질병이나 건강 문제로 고통받는 개인에게 정서적 지지를 제공하고 사회적 지원체계를 제공한다. 지역사회의 문화적 정체성과 밀접하게 연관되어 있는 토착 신앙은 건강이 단순한 신체적 상태뿐만 아니라 정신적, 영적 사회적 요소를 포함하는 정체성의 문제로도 이해될 수 있다. 많은 토착 사회에서는 약초 치료, 명상, 영적 치유 등과 같은 전통적 치유 관행을 현대의학과 병행하여 활용하고 있다.

또한 전통적 치유자와의 협력은 의료시스템과 지역사회 간의 연결을 강화할 수 있다. 전통적 치유자들이 현대 의료시스템과 협력하여 건강 증진 활동에 참여할 수 있으며, 이러한 협력은 지역사회의 신뢰를 얻고 의료 서비스의 수용성을 높이는 데 도움을 줄 수 있다. 토착 신앙이 의료시스템에 미치는 영향을 이해하기 위한 연구가 필요하며, 이를 바탕으로 정책적 접근을 개발해야 한다. 또한, 간질과 같은 부작용 예방 등 전통 약재의 안전성 연구는 필수적이다.

세계화는 사회적 변화에 대한 민속이론에 영향을 미치고 사람들은 전통적인 공동체에서 현대적이고 세련된 사회로의 발전을 경험한다. 현대사회의 토착 민속신앙은 사회적 변화와 문화적 지속성 사이의 균형을 유지하면서, 개인과 공동체에 영향을 미치고 있다. 의료에서의 토착 민속신앙은 복잡한 주제이지만, 이를 존중하고 이해하는 것은 보다 포용적이고 효과적인 의료 서비스를 제공하는 데 중요한 역할을 한다.

현대사회의 토착 민속신앙은 문화의 지속과 사회의 변화 사이에서 균형을 유지하고 있다. 이러한 신앙은 현대적 가치과 전통적 가치가 공존하는 복잡한 사회적 환경 속에서 유지해 가고 있다. 의료 제공자는 민속신앙의 신념을 이해하고 존중하는 역량을 갖추고 환자와의 효과적인 의사소통과 긍정적인 치료 결과를 촉진하는 데 노력해야 할 것이다.

(2) 전통의학과 보완대체의학의 세계화

전통의학(traditional medicine, TM)과 보완대체의학(complementary and alternative medicine, CAM)은 특정 지역에서 발전해 왔으며 현대의학과의 통합 및 조화를 통해 다양한 방식으로 변화되고 있다. 전통의학은 특정 문화나 지역에서 오랫동안 사용되어 온 치료방법으로, 보통 세대를 거쳐 전승된 지식과 실천을 포함한다. 대체의학은 현대 서양의학의 대안으로 사용되는 다양한 방법과 치료법을 포함하며, 종종 보완적 역할을 한다. 전통의학과 대체의학은 주로 자연에서 유래된 치료법을 바탕으로 하는 것이 많다.

전통 중국의학과 한방의학, 아유르베다 등은 각각의 지역에서 오랜 역사를 가지고 있으며, 현대의학에도 기여하고 있다. 예를 들어 아르테미시닌(Artemisinin)은 중국의 한 연구팀이 개똥쑥에서 추출한 것으로 현재까지 알려진 말라리아 치료제 중 가장 효과적인 약물로 활용되고 있다. 중국의 전통의술인 침구술은 전통의학으로 인정받아 유네스코 인류무형문화유산으로 등재되었다[그림 6-2]. 전통의학과 보완대체의학을 분류하는 방식은 연구자들마다 다양하며 미국에서 2002년 발표한 백악관 대체 · 보완의학 정책위원회의 최종보고서에서는 다음과 같이 분류하였다. 전통의학인 인도전통의학, 미국원주민의학, 한의학 등이 대체보건시스템에 포함되어 있는 것을 볼 수 있다[표 6-3].

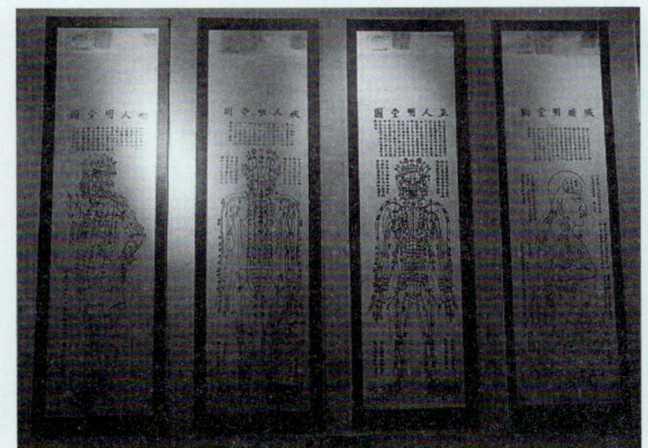
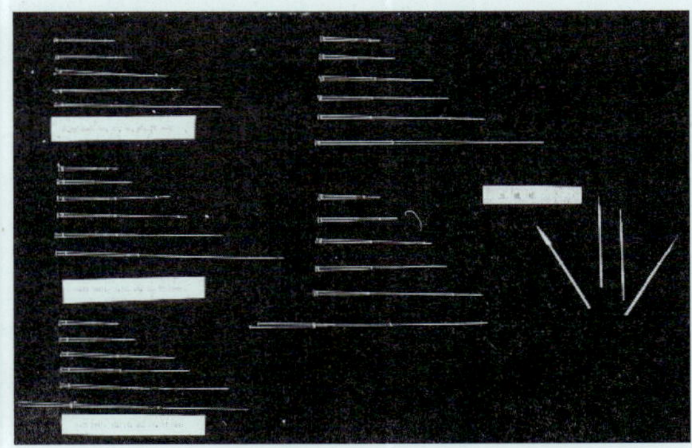

[그림 6-2] 중국의 전통 의술인 침구술

[출처] UNESCO 홈페이지

세계화는 과학기술을 기반으로 한 현대의학뿐만 아니라 전통의학과 대체의학의 발전과 확산을 가져오고 있다. 전통의학의 체질학적 접근이 현대의학의 유전자 연구와 결합하여 새로운 치료법을 개발하는 등 긍정적인 영향을 갖기도 한다. 의료 제공자는 현대의학과의 융합을 통해 글로벌 건강 시스템에 기여하는 전통의학과 대체의학의 통합적 접근에 대한 이해가 필요하다.

전통의학과 대체의학은 환자들이 자신의 건강 상태와 신념에 맞는 다양한 치료방법을 선택할 수 있는 특징이 있다. 치료가 불가능한 질병이나 만성적인 질병인 경우 최근 현대의학과 함께 사용되면서 보다 포괄적인 건강관리로 접근하기도 한다. 의료 제공자는 다양한 문화적 배경의 전통적 치료방법을 존중하고 통합함으로써 의료시스템의 포용성을 높여야 한다. 하지만 모든 전통 및 대체의학이 과학적으로 검증된 것이 아니므로 이로 인한 부작용의 위험이 있다는 사실을 인지하여야 한다. 이를 위해 안전성과 품질을 보장할 수 있는 국제적 규제와 표준화를 위한 노력이 필요하다.

[표 6-3] 대체 및 보완의학 체계와 치료법, 약품 분류

CAM의 주요 영역	각 영역의 예들
대체보건시스템 (Alternative Health Care System)	• 인도전통의학(Ayuvedic Medicine) • 추나요법(CHiropractic) • 동종요법(Homeopathic Medicine) • 미국원주민의학(Native American Medicine) 예: sweet lodge, Medicine wheel • 자연요법(Naturopathic Medicine) • 한의학(Traditional Chinese Medicine) 예: 침술(acupuncture), 한약(Chinese herbal medicine)
심신 상호작용 (Mind-Body Intervention)	• 명상요법(Meditation) • 최면술(Hypnosis) • 상상요법(Guided Imagery) • 춤치료(Dance Therapy) • 음악치료(Music Therapy) • 미술치료(Art Therapy) • 기도 및 정신치료(Prayer and Mental Healing)
생물기반 치료 (Biological Based Therapies)	• 식물치료(Herbal Therapy) • 특수식단(Special Diet) 예: 체질별 식단(macrobiotics), 초저지방/고탄수화물 식단(extremely low-fat or high carbohydrate diets) • 체내분자성분조절의약(Orthomolecular Medicine) 예: 다량의 비타민 치료(Individual Biological Therapies) • 개별 생물기반 치료(Individual Biological Therapies) 예: 상어연골(Shark cartilage), 벌꽃가루(bee pollen)
마사지 및 운동치료 (Therapeutic Massage, Body Work, Somatic Movement Therapies)	• 마사지(Massage) • 펠든크라이스(Feldenkrais) • 알렉산더 방법(Alexander Method)
에너지 치료 (Energy Therapies)	• 기공(Qigong) • 기치료(Reiki) • 촉수치료(Therapeutic Touch)
생체전자기학(Bioelectromagnetics)	• 자석치료(Magnet Therapy)

[출처] WHCCAMP(2002.3)

(3) 종교와 건강

종교는 개인들에게 종교적 죄의식과 지나친 몰입, 맹신 등으로 부정적인 역할에 대한 논의가 있음에도 불구하고 삶의 만족도와 심리적 안정감, 삶의 의미를 제공하는 긍정적인 영향을 미친다는 경험적인 조사 연구가 많이 있다. 종교활동 참여를 통해 사람들은 삶의 의미와 목적을 건강한 라이프 스타일을 갖게 하고, 종교가 가지고 있는 지역사회 네트워크를 통해 사회적 소통을 하게 됨으로써 우울감이 감소하게 된다. 또한 종교적인 참여가 노인들의 대처 능력을 기르고, 스트레스의 부정적인 영향을 감소시킨다.

종교가 건강에 미치는 긍정적인 영향에 따라 많은 의료기관에서는 환자와 보호자의 정신적 지원을 위한 기도시설을 운영하고 있다. 이러한 시설이 있는 병원은 환자들의 신체적 치료 외에 정신적, 영적 돌봄을 제공하여 치유의 과정에서 중요한 역할을 한다는 점을 고려하고 있다. 또한 병원 내 종교 프로그램의 운영을 통해 의료 제공자와 환자와의 소통을 원활하게 함으로써 치료에 도움을 받을 수 있는 장점이 있다. 한편 이슬람 국가의 의료 관광객의 유치를 목적으로 무슬림 기도실을 마련하는 병원이 증가하고 있다.

종교가 환자와 보호자에게 심리적 안정을 제공하는 만큼 종교 지도자가 치료에 미치는 영향력이 커지기도 한다. 종교를 믿는 사람과 내적 통제력을 가진 사람은 긍정적인 관계로 이어진다고 하였다. 일례로 국내에서는 1983년 이후 발생하지 않고 있는 소아마비 환자가 파키스탄에서는 매년 수십 명씩 발생하고 있다. 이러한 이유에는 소아마비 백신이 불임을 유발한다는 잘못된 신념으로 예방접종을 거부하는 분위기로 인해 나타나고 있어, 종교 지도자가 나서서 소아마비 예방접종은 이슬람 율법에 어긋나지 않음을 선언하기도 했다.

파키스탄 남서부 발루치스탄주 마스퉁 지역의 한 여학교 인근에서 소아마비 예방접종 의료팀을 겨냥한 테러 공격으로 학생 5명 등 9명이 숨지고 수십 명이 부상을 당했다. 이처럼 예방접종팀과 이를 경호하는 경찰, 어린이를 표적으로 테러를 일으킨 이유는 일부 이슬람 극단주의자들을 중심으로 자국 어린이들을 불임으로 만들기 위해 서방국가들이 소아마비 접종을 대대적으로 실시하고 있다며 백신 접종을 거부하고 있는데서 기인한다. 이러한 잘못된 신념은 전세계에서 사라지고 있는 소아마비 환자가 파키스탄에서는 계속해서 발생하고 있으며, 2013년에는 4만 7000여명의 어린이들이 부모의 접종 거부로 소아마비 주사를 맞지 못하자 종교지도자 마우라나 사마-울-하크는 “소아마비 예방접종은 이슬람에 율법에 어긋나지 않는다”는 선언을 하였으며, 이슬람 율법에 따르면 질병의 위험으로부터 어린이들을 보호하기 위해 예방접종을 시키는 것은 전혀 죄가 되지 않으니 부모들은 아이들에게 예방접종을 시켜야 한다고 발표했다.

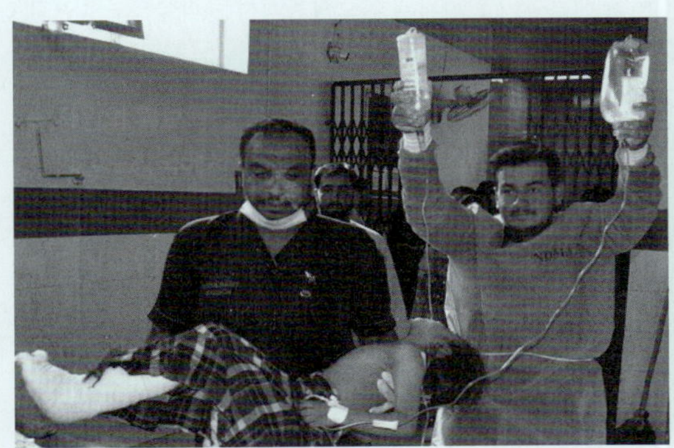

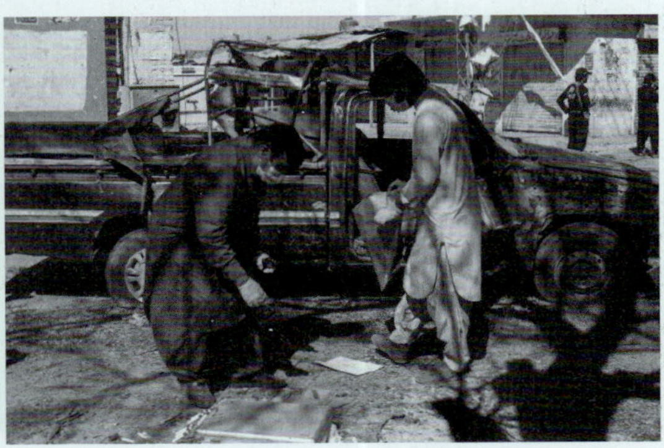

[그림 6-3] 소아마비 예방접종과 종교

[출처] KBS 기사 "파키스탄 소아마비 접종팀 겨냥 테러(2024.11.2.)

3. 의료문화역량

1) 의료문화역량 개념과 내용

(1) 의료문화역량의 개념과 구성요소

문화적 역량은 다문화주의의 핵심 개념이다. 의료문화역량(cultural competence)은 의료 제공자가 다양한 문화적 배경을 가진 환자들에게 적절한 의료 서비스를 제공하는 능력으로, 문화적 개방성, 인식, 지식, 민감성 등을 강조한다. 의료문화역량은 의료 제공자와 시스템이 환자의 문화적 배경, 가치, 신념을 이해하고 존중하여 보다 효과적이고 공평한 의료 서비스를 제공할 수 있는 능력을 의미한다. Govere와 Govere의 연구에 따르면, 문화적 역량은 환자의 만족도와 긍정적인 상관관계가 있으며 소수민족 그룹 환자의 만족도를 향상 시킨다는 결과를 도출했다. 문화적 역량이 높은 의료진이 다양한 문화적 배경을 가진 환자들에게 정확하고 효율적인 의료 서비스를 제공할 때, 환자의 불안과 불확실성을 줄임으로써 의사소통이 원활하게 되는 것이다. 의료문화역량의 요소에는 자기문화에 대한 인식, 타문화에 대한 지식, 문화적 기술, 문화적 상호작용, 조직적 지원 등이 있다[표 6-4].

[표 6-4] 의료문화역량의 요소

- 자기문화에 대한 인식: 의료 제공자의 자기 인식을 의미하는 것으로 자신의 문화적 신념과 편견이 환자와의 상호작용에 어떻게 영향을 미칠 수 있는지를 이해하는 것이다. 이는 의료 제공자가 각자의 문화적 선입견을 인식하고 이를 극복하는 데 도움을 준다.
- 타문화에 대한 지식: 의료 제공자는 다양한 문화적 배경을 가진 환자들의 건강 신념, 행태, 전통적 치유 관행에 대한 지식을 습득해야 한다. 이러한 지식은 환자와의 효과적인 의사소통을 가능하게 하고, 적절한 치료 계획을 수립하는 데 도움을 준다.
- 문화적 기술: 의료 제공자는 문화적으로 적절한 의사소통 기술을 개발하여 환자와의 상호작용에서 효과적으로 활용해야 한다. 이는 언어적 장벽을 극복하고, 환자의 문화적 배경을 고려한 치료 옵션을 제시하는 능력을 포함한다. 이러한 기술은 환자와의 신뢰 관계를 구축하고, 치료 결과를 개선하는 데 기여한다. 최근 디지털화는 의료 서비스에 새로운 기회를 제공하고, 의료 다문화주의 구현에도 중요한 역할을 할 수 있으므로 디지털 의료역량을 갖추는 것 또한 필요하다.
- 문화적 상호작용: 의료 제공자는 환자와의 상호작용에서 문화적 차이를 존중하고, 환자의 문화적 요구를 반영한 맞춤형 의료 서비스를 제공해야 한다. 이는 환자의 문화적 배경을 이해하고, 그에 따라 치료 접근 방식을 조정하는 것을 의미한다. 예를 들어, 특정 문화적 관습이나 전통을 존중하는 것은 환자의 치료 만족도를 높이고, 전반적인 건강 결과를 개선할 수 있다.
- 조직적 지원: 의료기관은 문화적 다양성을 존중하고 지원하는 환경을 조성해야 한다. 이는 문화적 역량 강화를 위한 교육 프로그램, 문화적 자원 활용, 문화적으로 적절한 정책 개발 등을 포함한다. 조직적 지원은 의료 제공자가 문화적 역량을 지속적으로 발전시킬 수 있는 환경을 제공함으로써, 전체적인 의료 서비스의 질을 향상시킨다.

(2) 의료문화역량 프로그램 개발과 평가

의료문화역량 프로그램의 개발과 평가는 다양한 문화적 배경을 가진 환자들에게 더 효과적이고 공평한 의료 서비스를 제공할 수 있도록 돕는 중요한 과정이다. 의료문화역량 프로그램의 개발과 평가 과정에서 고려해야 할 주요 요소들은 다음과 같다.

① 프로그램의 필요성

의료문화역량 프로그램의 첫 단계는 프로그램의 필요성을 평가하는 것이다. 이는 대상 인구의 문화적 다양성, 건강 불평등, 그리고 의료 제공자와 환자 사이의 문화적 격차를 이해하는 것을 포함한다. 구체적인 방법으로는 인구 통계 분석, 설문 조사, 인터뷰 등이 있으며, 이를 통해 프로그램의 목표와 내용을 구체화할 수 있다.

② 목표 설정과 설계

프로그램의 목표는 명확하게 설정되어야 하며, 이는 의료 제공자의 문화적 인식, 지식, 기술을 향상시키는 것에 중점을 두어야 한다. 예를 들어, 특정 문화적 집단에 대한 이해를 높이거나, 언어장벽을 극복하기 위한 기술을 개발하는 것이 포함될 수 있다. 이론 강의, 사례 연구, 역할 연기, 워크숍 등의 다양한 학습 모듈을 개발하여 학습자들이 문화적 역량을 실제 상황에 적용할 수 있도록 돕는다.

③ 실행과 교육

프로그램의 성공적인 실행을 위해 교육자 훈련이 필수적이다. 이들은 문화적 역량 분야의 전문가로서 참여자들에게 필요한 지식과 기술을 전달한다. 또한, 토론, 그룹 활동, 피드백 세션 등 참여자들이 프로그램에 적극적으로 참여하도록 유도하는 것이 중요하다.

④ 평가와 피드백

프로그램의 효과를 평가하기 위한 사전 및 사후 평가, 피드백 설문지, 관찰 체크리스트 등의 다양한 도구를 개발하여 참여자들의 문화적 인식 변화, 지식 증가, 기술 향상 등을 측정함으로써 성과를 확인할 수 있다. 피드백을 바탕으로 프로그램의 내용과 전달 방법을 지속적으로 개선하는 것은 매우 중요하다.

⑤ 장기적 지속 가능성

프로그램의 지속 가능성을 위해 정기적인 업데이트가 필요하다. 문화적 트렌드의 변화와 새로운 연구 결과를 반영하여 프로그램을 개선하고 문화역량 프로그램을 조직의 전반적인 교육 및 발전 계획에 통합하여 지속 가능한 발전을 도모해야 한다.

2) 의료문화역량의 핵심윤리

의료문화역량의 핵심 윤리는 다양한 문화적 배경을 가진 환자들에게 공평하고 존중받는 의료 서비스를 제공하기 위한 도덕적 원칙과 가이드라인을 제시한다. 이는 의료 제공자가 환자와의 상호작용에서 윤리적 책임을 다하도록 돕고, 건강 불평등을 줄일 수 있는 기초가 된다.

(1) 존중과 존엄성

모든 환자는 그들의 문화적 배경, 신념, 가치에 관계없이 존중받고 존엄성을 유지해야 한다. 이는 환자의 문화적 정체성을 인정하고, 그들의 문화적 관습과 신념을 존중하는 태도를 가져야 한다는 의미로 이러한 존중은 환자와의 신뢰 관계를 구축하고, 치료의 효과성을 높이는 데 필수적이다.

(2) 공평성과 정의

의료 서비스는 모든 환자에게 공평하게 제공되어야 하며, 문화적 배경에 따른 차별이 없어야 한다. 의료 제공자는 다양한 문화적 배경을 가진 환자들이 동등한 수준의 치료와 서비스를 받을 수 있도록 해야 하며 이는 건강 불평등을 줄이고, 사회적 정의를 실현하는 것이다.

(3) 문화적 민감성

의료 제공자는 환자의 문화적 배경을 이해하고, 그에 따라 치료 접근 방식을 조정해야 한다. 이는 문화적 민감성을 가지고 환자의 필요와 기대를 충족시키는 의료 서비스를 제공하는 것을 의미한다.

(4) 정보제공과 자율성

환자는 자신의 건강과 치료에 대한 충분한 정보를 제공받고, 자율적인 결정을 내릴 수 있어야 한다. 이는 환자의 문화적 배경을 고려하여, 이해하기 쉬운 방식으로 정보를 전달하고, 환자가 자신의 치료 선택에 참여할 수 있도록 지원하는 것을 포함한다. 환자의 자기 결정권을 존중하고, 그들이 자신의 건강관리에 적극적으로 참여하도록 도울 수 있다.

변화하는 사회적, 문화적 환경에 적응하고, 새로운 윤리적 도전 과제를 해결하는 데 도움을 주는 지속적인 개선은 의료 제공자가 문화적으로 적절한 서비스를 제공하는 데 필수적인 활동이다. 교육과 훈련은 문화적 겸손(cultural humility)과 같은 윤리적 접근을 강화하는 것이 중요하다. 또한 의료문화역량의 사정과 평가를 통해 의료 제공자는 환자의 문화적 요구와 기대를 보다 잘 이해하고, 이에 맞춘 맞춤형 서비스를 제공하는 것이 필요하다. 이를 통해 의료 제공자들은 문화적 다양성을 존중하며, 다양한 환자들에게 효과적이고 공평한 의료 서비스를 제공할 수 있다.

참고문헌

- 아시아투데이(2024.11.23. 기사). "헬스케어 전문지표 '2023년 건강포용성지수'발표…한국8위"(검색일 2024.11.24.).
- 장미야(2019). 미주 한인노인의 심리적 고통에 종교가 미치는 영향. 민족연구. 한국민족연구원. 73권.
- (재)한국보건의료정보원 홈페이지. www.k-his.or.kr
- KBS(2024.11.2. 기사). "파키스탄 소아마비 접종팀 겨냥 테러"(검색일 2024.10.1.).
- Govere, L., & Govere, E. (2016). How Effective is Cultural Competence Training of Healthcare Providers on Improving Patient Satisfaction of Minority Groups? A Systematic Review of Literature. Worldviews on evidencebased nursing, 13 6,
- Henderson, S., et al. (2018). Cultural competency in healthcare: a concept analysis.
- https://govinfo.library.unt.edu/whccamp/pdfs/fr2002_document.pdf
- https://news.kbs.co.kr/news/pc/view/view.do?ncd=8096799&ref=A
- Kashima, Y., Shi, J., Tsuchiya, K., Kashima, E., Cheng, S. Y. Y., Chao, M., & Shin, S. (2011). Globalization and Folk Theory of Social Change: How Globalization Relates to Societal Perceptions about the Past and Future. Journal of Social Issues, 67, 696-715
- Mackenbach, J. (2002). Income inequality and population health.BMJ : British Medical Journal, 324, 1-2.
- UN 홈페이지. www.un.org
- UNESCO 홈페이지. www.unesco.org
- White House Commission on Complementary and Alternative Medicine Policy(2002).
- WHO 홈페이지. www.who.int

제 7 장

세계화와 건강

학습성과

1. 글로벌 보건안보의 개념과 기능을 이해할 수 있다.
2. 기후변화와 건강과의 관계를 이해하고 그 영향을 설명할 수 있다.
3. 국제기구와 보건에 대해 설명할 수 있다.
4. 국제보건 거버넌스의 개념과 기능을 설명할 수 있다.
5. 보건분야 공적개발원조에 대해 설명할 수 있다.

제 7 장 세계화와 건강

1. 글로벌 보건안보

1) 글로벌 보건안보의 개념과 기능

세계화는 지속 가능한 발전과 글로벌 이해 증진을 위한 중요한 기반 역할을 하고 있다. 아울러 세계화로 최근 발생했던 팬데믹에 대한 대응과 공중보건의 연구는 전 세계의 건강문제에 효과적인 대응의 중요성을 강조하고 있다. 세계화 시대의 의료는 보건과 안보의 경계를 허물고 보건안보의 개념으로 확장되고 있다.

(1) 글로벌 보건안보의 개념

1992년 UN개발계획(United Nations Development Program, UNDP)이 발간한 '인간개발보고서'에 등장한 인간안보는 '기아, 질병, 억압과 같은 만성적 위협으로부터의 안전은 물론 일상생활의 붕괴로부터의 보호'라고 정의한다. 인간안보는 구체적으로 식량 안보(food security), 보건 안보(health security), 경제 안보(economic security), 환경 안보(environment security), 공동체 안보(community security), 개인 안보(personal security), 정치 안보(political security) 등 7가지가 있다(UNDP). 안보는 군사적 위협에 대해 국가가 보장하는 영역이었으나 코로나19와 같이 국민 건강을 위협하는 전염병의 확산으로 보건 안보(health security)의 중요성이 강조되었다. 보건안보는 '보건'과 '안보'의 서로 다른 개념의 기계적인 결합이 아닌 국가를 포함한 사회공동체의 질서와 안전에 위협이 될 수 있는 요인들에 대해 보건의학적 대응을 모색하는 개념이다.

글로벌 보건안보(Global Health Security, GHS)는 사람들의 건강을 위협하는 공중보건의 위험과 영향을 최소화하기 위한 활동을 포함하며, 이러한 활동은 예방과 대응의 성격을 모두 지니고 있고, 지역과 국가 간의 경계를 넘어서는 위협에 대응할 수 있도록 설계한다. 코로나 팬데믹으로 글로벌 보건안보가 크게 부각되었으며, 신종 전염병의 확산을 예방하고 대응하기 위한 보건협력의 중요성이 확대되고 있다. 아울러 보건안보가 감염병의 대응만이 아니라 국제사회 건강시스템의 안정적인 운용과 발전으로 나아가야 한다는 점을 강조한다.

(2) 글로벌 보건안보의 기능

2020년 발발한 러시아-우크라이나 전쟁으로 100만 명 이상이 사망한 것으로 보고되고 있다. 반면 2019년 말부터 확산되기 시작한 코로나 팬데믹으로 700만 명이 넘는 사망자가 발생하였다. 규모면에서만 보더라도 코로나 팬데믹과 같은 감염에 의한 위협이 보건 위기가 아닌 안보적 차원의 문제라 볼 수 있다. 글로벌 보건안보는 질병의 전파를 통제하고 공중보건위기 상황 발생 시 민간인을 보호할 수 있는 사전 예방적 조치를 강구할 수 있다. 국경을 넘는 감염병이 증가하는 현대사회에서는 필수적이다. 세계적으로 확산하는 공중보건의 위협의 대응은 국가 및 국제사회의 협력을 통해 가능하며 신종 감염병의 발생과 확산 방지와 국민 건강 보호를 위한 전략적인 접근이 필요하다. 전염병의 조기 발견과 대응 능력 강화에 중점을 두고 감염병 발생 초기 단계에서 신속하게 정보를 수집하고 분석할 수 있는 '조기 경보 시스템'을 가동한다. 또한, 세계보건기구(World Health Organization, WHO)와 같은 국제기구와의 협력을 통해 전 세계적으로 정보를 교환하고, 관리 방안을 공유하여 효과적인 대응을 도모하고 있다.

글로벌 보건안보의 기능은 첫째, '예방'을 위한 공공 보건시스템의 강화를 통해 기본적인 건강관리 능력을 향상하고, 각 국가 및 지역의 건강 데이터의 수집과 분석으로 맞춤형 대응 전략을 개발한다. 둘째, '대응'은 각 국가의 공공 보건시스템을 가동하는 과정에서 저소득 국가나 고위험 집단 등 보건시스템의 접근성이 낮은 취약계층 관리에 집중함으로써 보건형평성을 추진한다. 셋째, '회복'은 팬데믹이 가져온 경제적 불균형을 해결하기 위해 경제적 안정성과 회복력 강화를 목표로 하는 체계적인 접근을 한다. 특히 팬데믹의 영향을 극복하기 위해서는 민간 부문과의 협력이 중요하다**[표 7-1]**.

[표 7-1] 글로벌 보건안보의 기능

예방	대응	회복
공공 보건시스템의 강화 데이터 구축 및 공유	취약집단보호 보건형평성 추진	경제안정성 증진 경제회복력 강화

글로벌 보건안보는 인류의 건강과 생명을 보호하기 위한 필수적인 개념으로, 예방, 대응, 회복의 삼위일체로 구성된다. 보건안보는 한 국가의 문제가 아니라 전 세계 모든 국가가 협력하여 해결해야 하는 공동의 책임이다. 각국의 정부, 국제기구와 개인까지 모두가 이 과정을 적극적으로 지원하고 참여해야 한다.

2) 글로벌 보건안보를 위한 국제적 노력

(1) 전염병 통제를 위한 국제규범

지역 내 발생한 전염병의 대응을 위해서는 개인 및 조직, 사회공동체에 대한 통제가 불가피하다. 나아가 글로벌 보건안보의 개념에서는 국가에 대한 통제력이 필요하다. 전염병 통제를 위한 국제규범은 글로벌 보건 안정성 향상을 위해 국가 간 협력과 공공 보건 관리에 관한 원칙을 수립하는 것을 목표로 한다. 이러한 규범은 주로 WHO와 같은 국제기구를 통해 정립되고 있으며, 최근 전염병의 발생에 대응하기 위한 새로운 기준과 원칙을 만들어가고 있다. WHO의 지역국가들이 공공 보건 비상사태에 효과적으로 대응하기 위한 규정인 국제보건규칙(International Health Regulation, IHR)이 대표적이다[표 7-2].

[표 7-2] 전염병 통제를 위한 국제규범의 원칙

① 국제적 연대: 전염병은 특정 국가에 국한되지 않기 때문에 모든 국가가 공동으로 대응할 필요가 있으며, '공공재'로서의 접근이 강조된다.
② WHO의 권위: WHO는 전염병의 통제를 위한 세계적인 권위로 자리 잡고 있으며, 공중 보건 비상사태에 대한 결정을 내릴 수 있는 권한을 보유하고 국제 사회의 대응이 체계적으로 이루어질 수 있도록 한다.
③ 정보 공유의 중요성: WHO는 감염병의 전파를 억제하기 위해 정확하고 신속한 정보의 흐름을 파악하기 위해 필요한 경우 국가 간 정보를 공유하고, 경고 및 권고를 할 수 있는 권한을 부여받는다.

[출처] WHO 홈페이지

전염병 통제를 위한 국제규범은 현대의 복잡한 보건 환경 속에서 국가 간 협력과 효과적인 대응을 위한 핵심적인 토대이다. 이러한 규범은 국가들이 세계적인 보건 안전 보장을 위한 필수적인 행동을 이끌고, 각국의 건강관리 시스템을 강화하는데 중요한 역할을 한다. 국가 간 보건의료 협력 강화는 규범의 발전으로 이어진다.

(2) 전염병 통제를 위한 보건협력

전염병 통제를 위한 보건 협력은 국가 및 국제 사회가 질병의 확산을 효과적으로 억제하고 관리하기 위해 필수적인 요소이다. 이러한 협력을 통해 각국의 보건 시스템을 강화하고, 전 세계의 보건 안전에 기여한다. 전염병 통제를 위한 보건 협력의 핵심 요소는 다음과 같다.

① 정보와 자원의 공유 및 모니터링

전염병의 초기 징후를 빠르게 감지하고 해당 정보를 공유하여 신속한 대응이 진행될 수 있는 조기경보시스템을 갖추는 것이 필수적이다. 국제적으로 인간의 건강을 기반으로 하는 데이터를 통해 감염병의 발생 가능성을 예측하여 조기대응을 한다. 이를 위해서는 감염 사례, 사망률, 백신 및 치료제 개발 상황 등 감염 관련 데이터 공유에 대한 시스템을 구축하고 다양한 이해관계자 간의 협력을 촉진하는 것이 중요하다.

또한, 감염병의 발생 지역에 의료 장비와 인력 지원을 통해 대응 역량을 강화하는 것이 필요하다. 이는 특히 다양한 공공 보건 과업을 수행하기 위한 인력을 확충하고, 백신 및 치료제 개발을 위한 공동 연구와 자금 지원을 촉진하는 것으로 이어질 수 있다.

② 국제 규제와 글로벌 협력

전염병의 국경 간 확산을 방지하기 위해 인접국가와의 협력이 우선 된다. 나아가 전 세계로의 확산을 예방하기 위해 개별국가들의 보건협력을 효율적으로 관리할 수 있는 콘트롤 타워가 필요하다. WHO와 같은 국제기구의 지침을 따르고 필요시 국제적 지원을 요청하는 것이 중요한 이유이다.

③ 대중 교육 및 커뮤니케이션

전염병 예방 및 관리에 대한 교육은 지역사회의 신뢰와 협력이 기반되어야 한다. 이를 위해 정확하고 일관된 정보를 제공하여 혼란을 줄이고, 건강형평성을 고려한 포용적 커뮤니케이션 전략을 개발해야 한다. 지역사회에서 실시되는 교육과 지역민과의 소통 등과 같은 적극적인 대응은 최종적으로 국제협력의 기초가 되는 것이다.

2. 기후변화와 건강

1) 기후변화와 자연재해

기후변화는 인간의 건강에 광범위하게 영향을 미치게 되며 다양한 질병의 발생과 전파양상을 변화시킨다. 이는 현대사회의 가장 심각한 도전 과제 중의 하나이다. 날씨는 농사에 직접적인 영향을 가져오는 중요한 요인으로, 날씨에 대한 관심은 오랜 역사를 가지고 있다. 2500년 전 히포크라테스(Hippocrates)는 감염을 막기 위해 날씨가 좋은 날 수술을 했다. 이는 날씨가 인체에 미치는 영향이 있다는 것이다.

최근 기후변화라는 전 지구적 위협은 온도, 바람, 물의 자연의 변화로 인한 자연재해를 발생시켰다. 기후변화에 따른 자연재해는 발생확률과 피해의 강도가 높아지고 있으며 발생패턴의 양상 또한 변하고 있다. 지진, 태풍, 자연 해일과 같이 대형 피해를 유발하는 자연 재난과 직접적인 대형 피해는 없지만 간접피해를 유발하는 호우, 고온, 한파 등이 있다[그림 7-1].

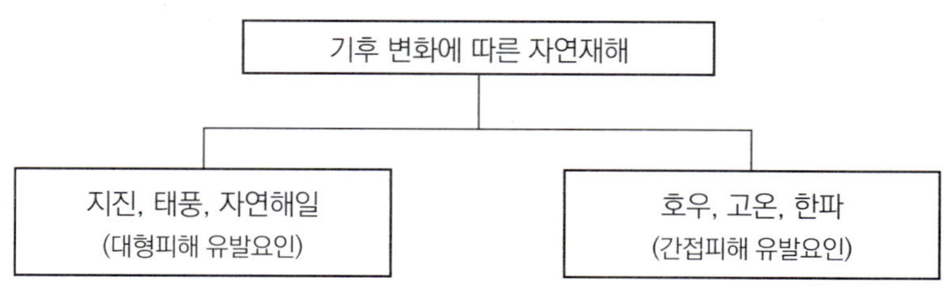

[그림 7-1] 기후변화에 따른 자연재해

[출처] 함은구(2020)

2) 기후변화와 삶의 질

(1) 기후와 생활

기후변화는 전 세계적으로 전염병의 분포와 유병률을 증가시킬 가능성이 있다. 예를 들어, 전염병의 지리적 분포와 발생률에도 영향을 미쳐 모기, 진드기, 벼룩과 같은 벡터 매개 질병의 범위를 변화시킬 수 있다. 에너지의 사용과 도시화로 인한 기후변화는 비전염성 질환인 대기 오염과 밀접한 관련이 있으며 이는 특히 폐질환, 심장병, 뇌졸중과 같은 질환에 영향을 미친다.

기후변화는 외현화되는 건강 문제 외에도 인간의 삶의 문제와도 관련이 있다. 급격한 기후변화는 사회, 경제, 정치의 전반에 불안정성을 확산할 수 있으며 아동과 취약 계층에 더 큰 영향을 미치게 되어 기존의 건강 불평등을 심화시키고 사회적 불평등으로 이어질 수 있다. 일례로 황사 발생으로 인한 휴교나 코로나 팬데믹 기간의 비대면 수업이 교육 격차를 심화하여 교육 불평등을 만들어낸다는 우려도 있다. 재난 상황으로 인한 온라인 수업의 확대로 가정에서의 온라인 수업과 학교에서의 등교수업이 연결되는 과정에서 학생의 가정환경이 학습 상황에 영향을 미치게 된다는 것이다. 코로나19 이후 가정의 경제적인 형편이 좋은 학생의 사교육 시간이 월등히 많아지면서 교육에서의 불평등이 심화되고 있다는 것을 볼 수 있다[그림 7-2].

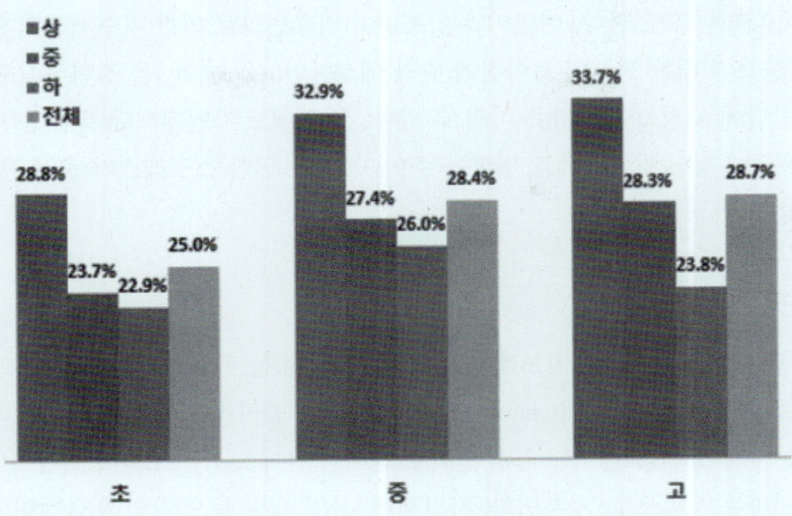

[그림 7-2] 코로나19 이후 사교육 받는 시간이 늘었다는 학생 비율

[출처] 교육정책네트워크 정보센터

(2) 기후변화와 정신건강

저소득층, 아동 및 노인과 같은 취약한 집단은 기후변화로 인한 스트레스 요인에 쉽게 노출될 수 있으며, 이로 인한 정신적 문제를 경험할 가능성 높다. 기후변화의 직 · 간접적인 영향으로 인해 발생하는 다양한 형태의 정신건강 문제가 발생할 수 있다.

① 외상후 스트레스 장애

외상후 스트레스 장애(post traumatic stress disorder, PTSD)는 전쟁, 자연재해나 사고 등을 경험한 이후에 사건에 대한 공포감으로 고통을 느끼게 되면서 정상적인 사회생활에 부정적인 영향을 끼친다. 홍수, 가뭄 또는 허리케인 등의 자연재해를 겪은 경우, 경제적, 사회적 손실이 발생하고, 이는 심리적 어려움으로 이어질 수 있다. 더욱이 재해로 자신이나 가족, 주변인 등이 장애를 입거나 사망하게 된다면 심리적으로 심각한 충격을 받게 된다. 이처럼 기후변화로 인한 자연재해의 공포는 일상생활의 어려움을 겪는 정신적 고통을 초래하여 PTSD 증상으로 나타날 수 있다.

② 우울과 불안

기후변화에 따른 자연재해 앞에서 인간은 무력감을 경험하기도 한다. 직접적인 피해 상황에 따른 우울감 외에도 방어할 수 없는 존재론적 입장에서 재해에 대한 예기불안(expectation anxiety)이 나타나기도 한다. 어린이와 청소년이 기후변화로 인한 자연재해의 영향에 특히 취약하며, 환경에 대한 인식이 높아짐에 따라 에코불안(eco anxiety)을 경험하기도 하는데, 이는 정서적 발달에 부정적인 영향을 미칠 수 있다. 그 외에도 자연재해나 폭염 등 기후 위기는 산모의 신체적 · 정신적 건강에도 영향을 주어, 기후로 인한 스트레스가 출산 후 우울증 및 불안을 유발할 가능성도 있다.

③ 기후불안

호주의 환경철학자인 글렌 일브레히트(Glenn Albrecht)는 지구의 부정적 변화에 대한 심리적 반응으로 나타나는 기후불안(climate anxiety) 에 대해 솔라스탈지아(Solastalgia)라는 새로운 용어를 사용하기 시작했다. 이는 환경 변화로 인해 개인이 느끼는 고향 상실감이나 정서적 불안감을 의미하는 개념으로, 기후변화, 자연재해, 산업 개발 등으로 인해 급격히 변하는 환경에서 나타날 수 있다. 특히 기후변화로 인한 해수면 상승, 극단적 기후 사건, 생태계 변화는 삶의 터전이 사라지게 될 수 있으므로 솔라스탈지아의 주요 원인이 된다.

2022년 제6차 기후변화에 관한 정부 간 패널(Intergovernmental Panel on Climate Change, IPCC) 보고서에서 '기후불안'을 공식적으로 다루었으며, 기후변화가 정신건강에 미치는 영향을 설명했다. 기후불안은 기상현상에 '노출(exposure)'됨으로써 발생하는데 여기에는 직 · 간접 뿐만 아니라 대리노출(vicarious exposure)도 포함한다[그림 7-3].

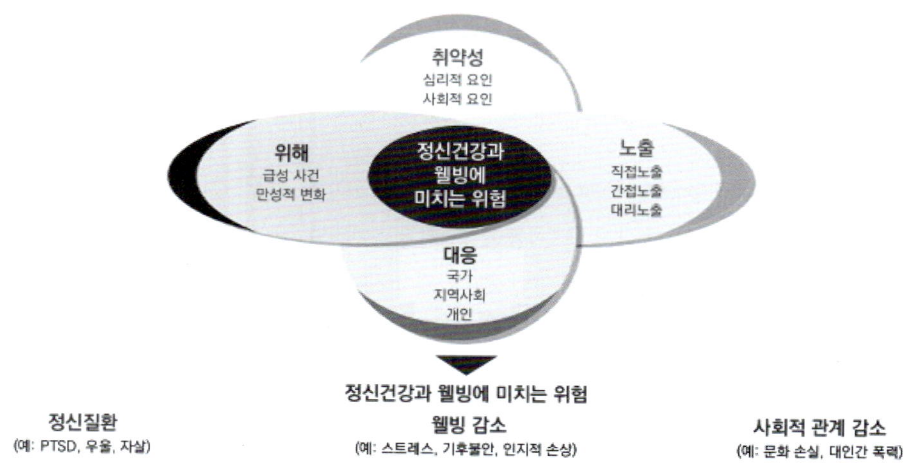

[그림 7-3] 기후변화가 정신건강에 미치는 영향

[출처] 채수미(2024)

3) 기후변화에 대한 공공의 대응전략

기후변화는 한 지역의 문제가 아닌 글로벌 이슈로 전 지구적인 대응이 필요하다. 따라서 기후변화로 인한 건강 문제에 효과적으로 대응하기 위해서는 공적 영역에서의 책임과 역할이 중요하므로 체계적인 공공 의료시스템이 갖추어져야 한다. 이를 위한 주요 대응전략은 다음과 같다.

(1) 기후변화 영향 모니터링 및 평가

기후변화에 따라 발생할 수 있는 질병의 유형 및 발생 가능성 예측 등을 지속적으로 모니터링하고 이에 따른 대응 방안을 구축해야 한다. 이는 새로운 질병의 전파를 예방하고, 기존 질병의 예방 전략을 강화하는 데 도움이 된다. 이 과정에서 체계적인 데이터를 수집하여 프로그램과 정책 개발에 적용한다.

(2) 예방적 프로그램과 정책 개발

과학적인 데이터를 기반으로 기후변화의 영향을 최소화하기 위한 예방적 건강 프로그램과 정책을 개발하여야 한다. 아울러 예방적 프로그램에는 기후변화와 건강과의 영향에 대한 인식을 지역사회에 확산하고 개인의 책임감을 높이는 것을 교육에 포함한다. 이를 통해 예방적 행동을 장려하고 지역사회의 건강 인식을 증진할 수 있다.

(3) 국가 및 지역의 협력

기후변화는 공공의료시스템에 연결된 다른 분야와 협력하여 보건정책, 환경정책 및 사회적 정책이 조화롭게 작동될 수 있도록 해야 한다. 공공보건전문가, 환경과학자 및 정책 입안자 간의 협력이 필요하고 통합된 접근법을 통해 기후변화 문제에 대한 해결책을 마련하도록 한다. 기후변화는 공공건강에 광범위한 영향을 미치고 있어 신속하고 효과적인 대응이 필요하다. 기후변화로 인한 건강 위험을 감소시키기 위해 다각적 접근이 이루어져야 하며, 정부 및 지역사회와 국제사회가 함께 협력하는 것이 필요하다.

3. 국제기구와 보건

1) 국제보건 거버넌스의 개념과 기능

(1) 국제보건 거버넌스의 개념

코로나19 이후 국제사회는 정치, 군사, 경제, 환경 등의 주요 이슈 외에 보건 영역의 중요성이 더욱 부각되었다. 거버넌스(governance)는 정책의 결정과 시행에서 정부 주도에서 벗어나 다양한 기관과 이해 당사자와의 참여와 협력을 통해 집행해 나가는 것을 말한다. 국제보건 거버넌스(Global Health Governance, GHG)는 범지구적 보건 문제 해결을 위해 국가, 국제기구, 비정부 기관과 개인이 공식적 혹은 비공식적 제도와 규칙을 활용한다.

국가 간의 다양한 보건 문제를 다루는 국제보건은 다양한 국가, 기관, 기구의 '협력'이 요구되기에 국제보건 거버넌스의 역할은 커지고 있다. 국가, 국제기구, 비정부기구(Non Governmental Organization, NGO), 민간 부문 등이 협력하여 정책을 수립하고 전염병의 확산, 비전염성 질병의 증가, 보건 불평등 문제 등의 글로벌 보건 과제를 효과적으로 다루기 위한 조직적이고 구조적인 체제이다. 국제보건 거버넌스의 주요 참여자는 크게 세 부분으로 나눌 수 있다. WHO는 국제보건 거버넌스의 주임기구로 글로벌 보건정책의 조정과 지원을 담당하고 있으며, 국가 정부 및 보건 당국은 WHO의 국제규범과 지침을 토대로 보건정책과 전략을 수립하여 국제협력을 통해 시행한다. 또한 비정부기구 및 민간 부문에서는 보건 서비스의 제공에서 국가 간 이해관계의 충돌이나 정치적 문제를 넘어서 인도적 지원을 가능하게 한다[그림 7-4].

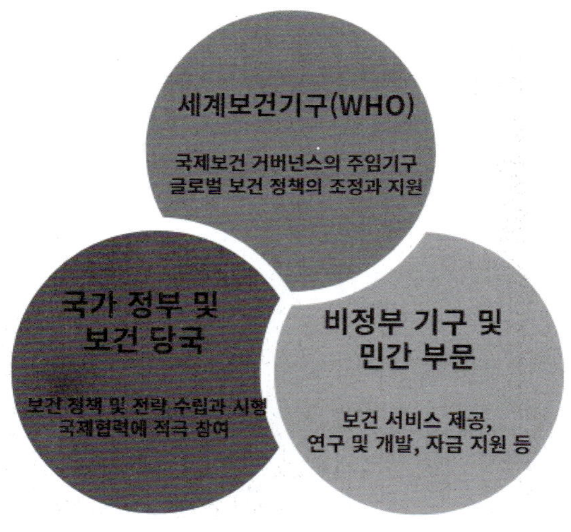

[그림 7-4] 국제보건 거버넌스 주요 참여자

(2) 국제보건 거버넌스의 기능

글로벌 보건 문제의 효과적인 관리와 해결을 위해 다양한 주체들이 협력하는 과정에서 국제보건 거버넌스의 역할은 커지고 있다. 국제보건 거버넌스는 전염병, 자연재해, 인도적 위기 상황에서 국제적 협력을 통해 신속한 대응을 조율하고, 필요한 자원을 동원한다. 이를 위해 국제보건 문제에 대한 데이터 수집과 거버넌스 체계 내에서의 정보 공유를 통해 과학적인 분석으로 대응정책을 개발할 수 있다. 또한, 국경을 넘는 전염병 통제를 위한 글로벌 보건 지침과 표준을 개발하여 각 국가들이 이를 기반으로 보건정책을 수립할 수 있도록 지원한다. 이러한 지침은 보건 안정성을 높이고 일관된 보건정책의 시행으로 국제보건 위기를 체계적으로 대응할 수 있다.

국제보건 거버넌스는 전염병의 발생을 모니터링하고, 조기 경보 시스템을 제공하여 전염병이 국경을 초월하여 확산되는 것을 방지한다. 이 과정에서 다양한 이해관계자 간의 협력을 촉진하며, 정부, NGO, 민간 부문 등과 협력하여 보건 문제 해결을 위한 포괄적인 접근을 한다. 이는 전 세계 보건문제를 보다 조직적으로 다루어 세계화 시대의 복잡한 보건 문제 해결을 위한 다각적인 해결 방안을 제시한다.

(3) 국제보건 파트너십 구축의 효과

기후변화에 따른 글로벌 건강 위협이 증가하고 있는 가운데 국제보건 거버넌스의 대응력은 더욱 중요해지고 있다. 그러나 국제보건 거버넌스는 많은 국가와 기구 등이 참여하는 것으로, 국가 간의 협력이 필수적이지만 각국의 이해관계나 정치적 상황에 따라 협력이 저해되거나 선진국과 개발도상국 간의 보건 자원에 대한 불균형 문제 등 몇 가지 도전 과제에 직면해 있다. 글로벌 건강 문제 해결을 위한 전략적이고 통합적인 접근을 위한 국제보건 파트너십은 전 세계 공중보건 문제 해결을 위해 다양한 이해관계자들이 협력하는 구조로, 주요 목표는 다음과 같다[표 7-3].

[표 7-3] 국제보건 파트너십의 주요 목표

- **자원의 확보와 효율적인 배분**
  개발도상국에서는 자체적인 보건시스템 강화를 위한 자원을 확보하기 어려워 국제 파트너십을 통해 외부 자원을 지원받는다. 이를 통해 보건 서비스의 접근성을 높이고 질병 예방 및 관리 프로그램을 강화할 수 있다.
- **지식과 기술의 교류 촉진**
  각국은 보건 문제 해결에 있어 다양한 경험과 전문적인 지식을 가지고 있으며 이를 공유함으로써 역량을 강화할 수 있다(Eichbaum, Q., et al., 2020). 질병의 발병 패턴이나 효과적인 예방 전략에 대한 연구 결과를 고유하여 글로벌 보건 문제에 보다 효과적으로 대응할 수 있다. 최근 4차산업혁명으로 데이터 기반 분석을 통해 질병의 발병을 분석하고 예측할 수 있는 기술 등의 정보교류는 글로벌 보건 안보의 주축이 될 수 있다.
- **국가 간 정치적 · 사회적 연대 강화**
  글로벌 보건정책의 도출에는 국가 간의 연대감이 중요한 역할을 한다. 글로벌 차원의 정책 변화를 가져오고, 지속가능발전목표(SDGs)와 같은 국제적인 약속을 지켜나갈 수 있다.

2) 주요 국제보건 거버넌스

(1) 유니세프

유니세프(UNICEF)는 1946년 창설 초기 세계대전 이후 아동의 영양실조를 구호하고 결핵이나 말라리아, 천연두 같은 전염병을 예방하는 백신 사업으로 시작하였다. 1972년과 1974년 전 세계에 곡물 부족으로 식량 위기가 발생하였을 때 천만 이상 아동의 심각한 영양부족을 해소 활동을 하였다. 1982년에는 전지구적 아동예방접종(universal child vaccination)을 위해 '국가예방접종의 날'을 지정하였다. 열악한 환경으로 전염병의 발생과 확산을 예방하고자 세네갈, 나이지리아, 인도, 콜롬비아, 튀르키예 등에서 사업을 진행하였다. 전 세계의 모자보건 활동은 전쟁 중인 국가에서도 활약하였는데, 예방접종을 위해 엘살바도르의 전쟁이 일시 휴전하기도 했다. 그 외에도 레바논, 유고슬라비아, 우간다, 수단에서 있었던 내전이 중단되기도 했다.

UNICEF는 아동의 권리를 보호하고 증진하기 위한 중요한 로드맵을 제시하는 것으로 2030년까지 지속가능발전목표(SDGs)를 달성하고, '그 누구도 소외시키지 않는다'라는 비전을 실현하기 위해 2022~2025년 전략계획을 수립하였는데, 주요 목표 영역 중 '모든 아동의 안전하고 지속가능한 환경 조성'에서 기후 환경에 대해 명시하고 있다[표 7-4].

[표 7-4] 유니세프의 전략계획(2022~2025) 주요 목표 영역

- 모든 아동의 생존과 발달: 영양가 있는 식단, 양질의 기본 의료서비스, 양육 관행 및 필수 물품에 접근할 수 있도록 지원
- 모든 아동의 교육: 아동들이 미래를 위한 기술을 배우고 습득할 수 있도록 교육 기회 제공
- 모든 아동의 보호: 폭력, 착취, 학대, 방치 및 유해한 관행으로부터 아동 보호
- 모든 아동의 안전하고 지속 가능한 환경: 안전하고 공평한 물과 위생 서비스에 접근할 수 있도록 하며, 지속 가능한 기후와 환경 조성
- 모든 아동의 포용적 사회 보호: 아동들이 빈곤에서 벗어나고, 포용적 사회 보호 지원
- 이 계획은 유니세프가 전 세계 190개국 이상에서 활동하며, 다양한 파트너와 협력하여 아동의 권리를 실현하기 위해 노력하는 것을 반영

[출처] UNICEF 홈페이지

(2) 주요 거버넌스와 공공-민간 파트너십

국제보건 거버넌스의 주요 참여자인 공공과 민간의 협력은 거버넌스의 효율적 운영에 필수적인 과정이다. 현재 주요 국제기구와 협력체는 세계 보건 관련 공공-민간 파트너십(public-private partnership, PPP)을 구축하고 있으며, 주요 참여자의 파트너십 사례를 몇 가지 살펴보면 다음과 같다.

① **세계보건기구(WHO)**

국제보건 문제를 해결하기 위한 다양한 공공 및 민간 파트너와 협력하고 있으며, 백신개발, 전염병 대응 및 보건 시스템 강화 등 여러 분야에서 활동하고 있는 대표적인 국제기구이다.

② **세계백신면역연합(Global Alliance for Vaccines and Immunization, GAVI)**

2004년 전 세계 어린이들에게 백신접종을 함으로써 생명을 구하는 것을 목표로 설립되어 공공-민간 파트너십을 구축하여 정부, 국제기구, 백신 제조업체, 민간 부문과 협력하여 백신 접근성을 강화하고 있다. 백신접종 확대, 백신 개발 및 배포를 비롯해 저소득 국가들의 백신 구입을 위한 재정지원을 협력하고 있다.

③ **감염병혁신연합(Coalition for Epidemic Preparedness Innovations, CEPI)**

2017년 설립된 국제기구로 신종 감염병의 확산을 예방하고자 백신 개발을 촉진하기 위해 설립된 공공-민간 파트너십으로 정부, 학계, 산업계와 협력하여 연구와 개발을 지원한다. 일례로 신종 감염병 백산개발을 위한 연구비 지원과 백신 후보물질의 임상실험을 돕고 있으며, 글로벌 파트너들과 협력 체계를 구축하고 있다.

GAVI와 CEPI는 글로벌 보건 문제를 해결하기 위해 긴밀하게 협력하여 백신 개발과 배포를 통해 많은 생명을 구하고 있다. 코로나19 팬데믹 동안 WHO, GAVI, CEPI 등이 공동 운영하는 백신 공급기구인 COVAX를 통해 전세계의 백신의 공평한 접근을 촉진하여 UNICEF와 WHO와 함께 역사상 가장 큰 글로벌 백신 캠페인을 성공적으로 수행하였다. 이 외에도 다양한 NGO와 비영리단체(Non Profit Organization, NPO)는 기업과 병원 등과의 공공-민간협력 파트너십을 통해 국제보건 분야에서 활동하고 있다**[표 7-5]**.

코로나19 팬데믹으로 글로벌 보건 거버넌스의 구조적 한계를 실감하며 국가 간 경계를 넘어서는 글로벌 보건 안보의 중요성이 높아지게 되었다. WHO와 같은 국제기구를 비롯한 글로벌 보건 거버넌스는 기후변화와 복잡해지고 있는 글로벌 보건 위협에 대응하는 새로운 제도적 구조를 확립해야 한다.

[표 7-5] 국제 보건거버넌스

- **글로벌 펀드(The Global Fund)**
  결핵, 말라리아와 같은 질병을 퇴치하기 위해 설립된 국제기구로 정부, 민간 부문, 시민 사회, 감염병에 영향을 받는 커뮤니티와 협력하여 자금을 조달하고 프로그램을 운영
- **유엔 세계 식량 계획(WFP)과 민간 파트너십**
  기아 문제를 해결하기 위해 다양한 민간 기업과 협력하고 있으며 테크 기업과 협력하여 식량 배급 시스템을 디지털화하고, 물류 효율성을 높이는 프로젝트를 진행
- **국제백신연구소(IVI)**
  백신 연구와 개발을 촉진하기 위해 설립된 국제기구로, 정부, 학계, 민간 부문과 협력하여 백신의 접근성을 높이고 있으며, 개발도상국에서 백신의 임상시험과 배포를 지원
- **빌 & 멜린다 게이츠 재단**
  글로벌 보건, 교육, 빈곤 퇴치 등을 목표로 다양한 공공 및 민간 파트너와 협력하며, 백신 개발, 감염병 퇴치, 보건 시스템 강화에 많은 자금 투자

3) 공적개발원조와 보건

(1) 보건분야 공적개발원조의 역할

세계 공적개발원조(Official Development Assistance, ODA)는 개발도상국의 경제 발전과 복지 증진을 목적으로 하는 정부 차원의 원조로, 특히 국제보건 분야에서 중요한 역할을 수행하고 있다. ODA는 저소득 국가의 보건 인프라 강화와 질병 예방 및 치료 프로그램 지원을 통해 전 세계적으로 보건 형평성을 높이고, 지속가능발전목표(SDGs) 달성에 기여하고 있다.

ODA는 예방접종 프로그램을 지원하여 백신 접근성을 높여 HIV/AIDS, 말라리아, 결핵과 같은 질병에 대한 대응을 강화하여 전염병의 확산을 방지한다. 특히 모성 및 아동 건강 프로그램을 지원하여 산모와 신생아의 건강을 개선하고, 산모 사망률과 영유아 사망률 감소를 위해 노력한다. 또한, 영양 결핍을 해소하고 식량 안보를 강화하기 위한 지원을 통해 아동의 성장 발달과 전반적인 건강 상태 개선 사업을 진행하고 있다. 의료서비스가 부족한 지역에서의 의료 캠프를 운영하고, 취약계층의 영양 결핍 해소를 위한 식량을 지원한다. ODA는 이처럼 의료지원이 필요한 상황이지만 보건 서비스 접근성을 개선하여 소외된 지역과 취약계층에 대한 보건형평성을 증진한다.

이처럼 개발도상국의 보건 인프라 개선은 의료서비스의 접근성을 높이고 질 높은 의료서비스를 제공할 수 있는 기반을 마련하는 것이다. 이는 지속적인 의료지원을 가능하게 하는 것으로 유엔의 지속가능발전목표(SDGs) 중 보건 관련 목표(예: SDG 3, 건강과 복지)와 부합하는 것으로 전 세계적으로 건강 수준을 향상시키고 불평등을 줄이는 데 중요한 역할을 하게 된다.

(2) 공적개발원조의 개발과 방향

공적개발원조(ODA)의 개발과 방향은 국제사회의 변화하는 요구와 도전 과제에 따라 진화하고 있다. ODA는 유엔의 지속가능발전목표(SDGs) 달성을 위한 촉매제 역할을 하며, 이는 개발도상국의 장기적 발전을 지원하는 데 필수적이다. 이를 위해 각 지역의 특성과 필요에 맞춘 맞춤형 전략을 통해 효과적인 지원을 제공하여 효과성을 높여 개발도상국의 보건 분야 주요 과제를 해결하는 데 주력해야 한다.

ODA의 효과성을 높이기 위해 성과 기반의 지원이 강화되고 있으며, 이는 원조 자원의 효율적 사용과 측정가능한 결과 도출을 목표로 하고 있다. 과학적인 데이터를 기반으로한 의사결정과 보고 체계를 형성하고 지원의 투명성과 책임성을 확보하기 위해 지속적인 모니터링을 실시해야 한다. ODA의 개발과 방향은 이러한 요소들을 고려하여 보다 효과적이고 지속 가능한 개발을 위한 글로벌 노력을 기해야 할 것이다.

참고문헌

- 이정연(2021). 조사로 본 코로나 19와 교육격차, 그 실태와 과제. 교육정책네트워크 정보센터.
- 조한승(2019). 한국과 일본의 보건안보보건외교 현황과 한일협력의 모색, 평화학연구, 제20권 1호.
- 채수미(2024). 기후불안에 대한 올바른 이해와 대응, 보건복지포럼 334권, 한국보건사회연구원.
- 함은구(2020). 기후변화에 따른 자연재해 risk 대응 방안에 관한 연구, 2020년 (사)한국재난정보학회 정기학술대회 논문집.
- Borg, F. H., Andersen, J. G., Karekezi, C., Yonga, G., Furu, P., Kallestrup, P., & Kraef, C. (2021). Climate change and health in urban informal settlements in low- and middle-income countries-a scoping review of health impacts and adaptation strategies. Global Health Action.
- Campbell-Lendrum, D., & Prüss-Ustün, A. (2018). Climate change, air pollution and noncommunicable diseases. Bulletin of the World Health Organization, 97.
- David Fidler. (2010). Global health governance: overview of the role of international law in protecting and promoting global public health, Dept of Health & Development World Health Organization.
- Fahrudin, A., Albert, W. K. G., Esterilita, M., Rochman, U. H., Utami, N. N., Rauf, S. H. A., Chik, A., & Wardani, L. M. I. (2024). Impact of Climate Change on Mental Health Among Vulnerable Groups: A Systematic Literature Review. Journal of Lifestyle and SDGs Review.
- Gostin, L., Moon, S., & Meier, B. (2020). Reimagining Global Health Governance in the Age of COVID-19.. American journal of public health, 110 11.
- Health Canada. (2023). Learning from SARS: Renewal of Public Health in Canada (A report of the National Advisory Committee on SARS and Public Health).
- Lafferty, K. (2010). The ecology of climate change and infectious diseases. Ecology, 90 4,
- Pardon, M., Dimmock, J., Chande, R., Kondracki, A., Reddick, B., Davis, A., Athan, A., Buoli, M., & Barkin, J. (2024). Mental health impacts of climate change and extreme weather events on mothers. European Journal of Psychotraumatology.
- United Nations Development Programme, Human Development Report 1994 : New dimensions of Human Security, Oxford University Press.
- WHO 홈페이지. www.who.int
- UNICEF 홈페이지. www.unicef.org

제 8 장

국제정치와 간호

학습성과

1. 국제정치에 따른 국제간호의 필요성에 대해 설명할 수 있다.
2. 글로벌 테러리즘에 대해 이해하고 개인, 국가 및 세계에 미치는 파급효과를 설명할 수 있다.
3. 글로벌 테러리즘의 영향에 따른 국제간호를 설명할 수 있다.
4. 난민의 건강 이슈에 따른 국제간호를 설명할 수 있다.
5. 마약의 확산에 따른 국제간호의 목표를 설명할 수 있다.

제 8 장 국제정치와 간호

1. 전쟁과 간호

1) 전쟁과 국제정치

국제사회는 저마다 독립성을 가진 국가 간의 문제들에 대해 권위(authority)를 가지고 해결할 수 있는 상부 조직이 존재할 수 없는 무정부(anarchy) 속성을 가지고 있다. 따라서 국제정치(international politics)는 상대적으로 강한 나라로부터 야기되는 위협을 감소시키거나 안보 협력국으로서의 제반 노력을 위한 국가안보에 관한 언급을 빼놓을 수 없다.

인류의 역사 이래 끊임없이 지속되어 온 전쟁은 국가들 사이의 폭력적 갈등이라는 한정된 의미 이외에 보다 광범위한 이해가 필요하다. 고대 전쟁의 기본적인 기준은 보통의 싸움과는 달리 행렬을 맞추어 행군하는 군대 조직의 존재와 원초적인 전략, 전술의 여부로서, 즉 개인적 행위가 아닌 사회적, 정치적 행위를 내포하였다. 현대 전쟁의 의미도 대체로 정치적인 집단(political group)들의 폭력적 갈등을 의미하고 있으며, 전쟁의 행위자, 즉 주체가 누구인가와 행위의 전개 과정 및 결과에 관한 기준으로서 폭력적 갈등의 규모가 어느 정도 되는 경우를 말한다.

지난 역사를 되짚어 보더라도 국제정치와 전쟁을 논하는 데 있어 무기와의 연관성은 매우 깊다는 것을 알 수 있다. 무기의 발달과 확산은 전쟁으로 인한 피해 규모와 잔혹함을 증가시켰다는 점은 명백한 사실이다. 예컨대 생물학적, 화학적 물질이나 매개체를 이용한 살상 무기인 생화학무기는 그 피해나 잔혹함이 매우 크기 때문에 국제사회는 군사적으로 생화학무기를 사용하는 것을 국제형사재판소에서는 전쟁범죄로 규정하였다.

특히 핵분열이나 핵융합의 원리를 이용한 핵무기 또는 방사능 무기나 폭발물은 파괴력이 매우 큰 대량 살상 무기이다. 오스트리아의 동물행동학자인 콘라트 차하리아스 로렌츠(Konrad Zacharias Lorenz)는 그의 저서인 《현대문명이 범한 여덟 가지 죄악(Civilized Man's Eight Deadly Sins)》에서 인류의 죄악 중 하나로 인간이 핵무기를 발명한 사실을 꼽았다. 핵폭탄이 터진 후 피폭 지점에서 섭씨 수천만 도 이상 되는 거대한 불기둥이 하늘로 치솟아 올라 마치 버섯 모양의 구름과 열 폭풍을 형성하고 있는 영상이나, 이로 인한 피해 사진을 본 적이 있다면 핵무기의 파괴력을 가히 짐작할 수 있을 것이다. 이러한 대량 살상 무기들은 종전 이후에 이를 제거하는 제독 절차를 거치더라도 건강과 환경 등 다양한 측면에서 전쟁으로 인한 타격과 고통이 수십 년까지도 지속시킨다.

경제평화연구소(Institute for Economics and Peace, IEP)는 해마다 세계평화지수(Global Peace Index, GPI)를 국가별로 제시하고 있다. 세계평화지수는 진행 중인 국내외 분쟁, 사회 안전과 안보, 군사화 부문에서 23개 지표를 바탕으로 국가별 평화 수준을 산정한 것이다. 2024년에 발표된 우리나라의 세계평화지수는 조사 대상 163개국 가운데 46위로 우리나라는 북한의 핵무기 등으로 인해 여전히 안보의 위협을 받고 있다. 대표적으로 세계평화지수가 낮은 국가들에는 예멘, 수단, 아프가니스탄, 이라크, 우크라이나, 러시아, 시리아, 소말리아, 나이지리아, 말리 등이 해당되었다. 이들 국가들은 수많은 내전과 테러로 인해 사회 안전 및 안보 지수가 매우 낮은 수준이다**[그림 8-1]**.

RANK	COUNTRY	SCORE	CHANGE
1	Iceland	1.112	↔
2	Ireland	1.303	↔
3	Austria	1.313	↑ 1
4	New Zealand	1.323	↓ 1
5	Singapore	1.339	↑ 3
6	Switzerland	1.35	↑ 3
7	Portugal	1.372	↓ 1
8	Denmark	1.382	↓ 3
9	Slovenia	1.395	↓ 2
10	Malaysia	1.427	↑ 2
11	Canada	1.449	↓ 1
12	Czechia	1.459	↓ 1
13	Finland	1.474	↑ 2
14	Hungary	1.502	↑ 4
15	Croatia	1.504	↑ 1
16	Belgium	1.51	↓ 2
17	Japan	1.525	↓ 4
18	Netherlands	1.527	↑ 1
19	Australia	1.536	↑ 2
20	Germany	1.542	↓ 4
21	Bhutan	1.564	↑ 3
22	Mauritius	1.577	↔
23	Spain	1.597	↑ 7
24	Estonia	1.615	↑ 3
25	Kuwait	1.622	↑ 1
26	Bulgaria	1.629	↑ 5
27	Slovakia	1.634	↓ 2
28	Norway	1.638	↓ 5
29	Qatar	1.656	↓ 9
30	Latvia	1.661	↓ 3
31	Lithuania	1.672	↑ 6
32	Poland	1.678	↓ 3
33	Italy	1.692	↔
34	United Kingdom	1.703	↓ 2
35	Montenegro	1.746	↑ 5
36	Romania	1.755	↓ 1
37	Oman	1.761	↑ 4
38	North Macedonia	1.764	↓ 2
39	Sweden	1.782	↓ 5
40	Greece	1.793	↑ 17
41	Vietnam	1.802	↓ 3
42	Albania	1.809	↓ 3
43	Taiwan	1.818	↓ 1
44	Madagascar	1.838	↑ 2
45	Mongolia	1.845	↔
46	South Korea	1.848	↑ 6
47	Argentina	1.855	↑ 2
48	Indonesia	1.857	↓ 4
49	Laos	1.861	↑ 1
50	Botswana	1.863	↓ 3
51	Timor-Leste	1.882	↓ 3
52	Uruguay	1.893	↑ 3
53	United Arab Emirates	1.897	↑ 31
54	Serbia	1.93	↑ 8
55	Ghana	1.938	↓ 5
56	Kosovo	1.945	↑ 3
57	Zambia	1.948	↑ 2
58	Costa Rica	1.95	↓ 5
59	Kazakhstan	1.954	↑ 19
60	Uzbekistan	1.957	↑ 15
61	Bosnia and Herzegovina	1.961	↓ 5
62	Namibia	1.972	↑ 1
63	Moldova	1.976	↓ 2
64	Chile	1.978	↓ 10
65	Tanzania	1.987	↑ 11
66	Sierra Leone	1.993	↓ 23
67	Jordan	1.998	↓ 9
68	Bolivia	2.009	↓ 2
69	Liberia	2.025	↓ 5
70	Cambodia	2.028	↓ 6
71	Tajikistan	2.035	↑ 19
72	Angola	2.043	↑ 19
=73	Paraguay	2.044	↓ 4
=73	Tunisia	2.044	↑ 6
75	Thailand	2.048	↑ 11
76	Armenia	2.052	↓ 2
77	Kyrgyz Republic	2.053	↑ 18
78	Morocco	2.054	↑ 14
79	Malawi	2.063	↓ 12
80	Nepal	2.069	↓ 12
81	Bahrain	2.072	↑ 16
=82	The Gambia	2.079	↓ 13
=82	Turkmenistan	2.079	↓ 2

[그림 8-1] 세계평화지수(Global Peace Index)

RANK	COUNTRY	SCORE	CHANGE
84	Senegal	2.084	↓ 15
85	Guinea-Bissau	2.085	↓ 12
86	France	2.088	↓ 14
87	Trinidad and Tobago	2.092	↓ 10
=88	China	2.101	↓ 6
=88	Cyprus	2.101	↓ 5
90	Algeria	2.11	↓ 2
91	Jamaica	2.119	↑ 2
92	Rwanda	2.12	↑ 4
93	Bangladesh	2.126	↓ 8
94	Equatorial Guinea	2.132	↓ 14
95	Mauritania	2.136	↓ 6
96	Panama	2.14	↓ 9
97	Dominican Republic	2.157	↑ 5
98	Cuba	2.16	↔
99	Peru	2.179	↑ 5
=100	Georgia	2.195	↓ 6
=100	Sri Lanka	2.195	↓ 1
102	Saudi Arabia	2.206	↑ 5
103	Eswatini	2.209	↑ 3
104	Philippines	2.21	↑ 4
105	Egypt	2.212	↑ 4
106	Azerbaijan	2.248	↓ 3
=107	El Salvador	2.25	↑ 21
=107	Mozambique	2.25	↑ 3
109	Côte d'Ivoire	2.255	↓ 9
110	Republic of the Congo	2.261	↑ 6
111	Guyana	2.286	↑ 1
112	Belarus	2.291	↑ 3
113	Nicaragua	2.295	↑ 12
114	Benin	2.306	↓ 1
115	Papua New Guinea	2.315	↓ 10
116	India	2.319	↑ 5
117	Guatemala	2.332	↔
118	Gabon	2.372	↓ 18
119	Djibouti	2.374	↓ 8
120	Togo	2.381	↓ 2
121	Zimbabwe	2.396	↓ 1
122	Kenya	2.409	↓ 3
123	Honduras	2.415	↑ 1
124	Guinea	2.423	↑ 2
125	Lesotho	2.461	↓ 3
126	Uganda	2.477	↓ 3
127	South Africa	2.507	↑ 2
128	Libya	2.528	↑ 4
129	Burundi	2.567	↓ 2
130	Ecuador	2.572	↓ 16
131	Brazil	2.589	↔
132	United States of America	2.622	↓ 2
133	Iran	2.682	↑ 10
134	Lebanon	2.693	↓ 1
135	Chad	2.704	↑ 5
136	Eritrea	2.748	↑ 5
137	Cameroon	2.773	↑ 1
138	Mexico	2.778	↓ 1
139	Türkiye	2.78	↔
=140	Pakistan	2.783	↑ 2
=140	Niger	2.792	↓ 6
142	Venezuela	2.821	↑ 3
143	Haiti	2.827	↓ 9
144	Ethiopia	2.845	↑ 5
145	Palestine	2.872	↓ 9
146	Colombia	2.887	↔
147	Nigeria	2.907	↔
148	Myanmar	2.943	↑ 6
149	Burkina Faso	2.969	↓ 1
150	Central African Republic	3.009	↑ 1
151	Iraq	3.045	↑ 2
152	North Korea	3.055	↓ 2
153	Somalia	3.091	↑ 2
154	Mali	3.095	↓ 2
155	Israel	3.115	↓ 11
156	Syria	3.173	↑ 2
157	Russia	3.249	↑ 2
158	Democratic Republic of the Congo	3.264	↑ 4
159	Ukraine	3.28	↓ 3
160	Afghanistan	3.294	↔
161	South Sudan	3.324	↑ 2
162	Sudan	3.327	↓ 5
163	Yemen	3.397	↓ 2

[그림 8-1] 세계평화지수(Global Peace Index) (계속)

[출처] Institute for Economics & Peace. Global Peace Index 2024.

2) 글로벌 테러리즘과 국제간호

글로벌 테러리즘(global terrorism)은 일반적으로 정치적, 경제적, 종교적 또는 사회적 목적을 가지고 불법적인 무력과 폭력적인 수단을 통해 민간인이나 비무장의 개인, 단체, 국가를 상대로 사망 혹은 신체적 상해를 입히는 것을 일컫는다. 예컨대 사우디아라비아 출신인 오사마 빈 라덴(Osama Bin Laden)은 2001년 미국 9.11 테러를 주동했던 것으로 악명이 자자하다. 인류 역사상 최악의 테러이자 가장 많은 사상자를 냈던 9.11 테러는 전 세계를 큰 충격과 공포에 빠뜨렸고 테러가 세계 안보를 위협할 수 있음을 인식시켰다. 특히 그가 창시한 국제 테러 조직인 알카에다는 개인과 조직, 그리고 세계적인 규모의 집단이 테러에 동참하게 만드는 이념적 측면이 강하게 연결되어 있음을 보여주었다. 그는 2011년 5월에 미군에 의해 파키스탄에서 사살되었으며 지금까지도 글로벌 테러리즘의 화신으로 널리 인식되고 있다.

최근 중동과 아프리카를 넘어 테러리즘의 위협을 받는 지역이 확산되고 테러와의 전쟁은 여전히 지속되고 있어 세계 안보에 대한 관심이 고조되고 있다. 이에 글로벌 테러리즘에 대해서는 대표적으로 미국 메릴랜드 대학교의 '테러 연구와 테러 대응 국가협력단'에서 세계 테러 데이터베이스(Global Terrorism Database, GTD)를 구축하고 있고, 이를 토대로 전 세계테러지수(Global Terrorism Index) 등이 작성되고 있다. 세계 테러 데이터베이스에 따르면 테러리즘이 절정에 달했던 2014년에 테러로 인한 사망자는 43,550명으로 집계되어 전년 22,225명과 비교하여 약 2배 수준으로 증가하는 사상 최고 증가율을 기록하였고, 지역적으로는 2016년에 지구상에 존재하는 국가의 약 2/3에 해당하는 77개국에서 테러리즘으로 인한 사망자가 발생하였다.

글로벌 테러리즘은 직접적인 피해를 입은 희생자나 국가뿐만 아니라 더 많고, 더 넓은 타겟을 대상으로 하여 강압, 협박 또는 메시지를 전달하려는 의도가 있기 때문에 개인, 국가 및 세계에 미치는 파급효과가 매우 크다. 전 세계적 테러 공격의 대상을 살펴보면 2016년을 기준으로 무고한 민간인과 사유재산(31.26%)이 가장 많았고, 그보다 10년 전인 2006년(30.92%)과 비교해 볼 때 무고한 민간인과 사유재산의 피해는 여전히 높은 순위로서 테러 공격의 대상이 크게 변하지 않았음을 알 수 있다[표 8-1].

[표 8-1] 전 세계적 테러 공격의 대상

대상	2006년		2016년	
	빈도수	%	빈도수	%
Abortion Related	0	0.00	1,067	0.01
Airports & Aircraft	5	0.18	29	0.22
Business	247	8.99	915	6.78
Educational Institution	86	3.13	212	1.57
Food or Water Supply	9	0.33	10	0.07
Government (Diplomatic)	42	1.53	92	0.68
Government (General)	372	13.53	1,014	7.52
Journalists & Media	41	1.49	138	1.02
Maritime	3	0.11	32	0.24
Military	229	8.33	2,574	19.08
NGO	23	0.84	47	0.35
Other	5	0.18	139	1.03
Police	471	17.13	1,692	12.54
Private Citizens & Property	850	30.92	4,217	31.26
Religious Figures/Institutions	94	3.42	292	2.16
Telecommunication	17	0.62	46	0.34

대상	2006년		2016년	
	빈도수	%	빈도수	%
Terrorists/Non-State Militia	20	0.73	315	2.34
Tourists	15	0.55	8	0.06
Transportation	113	4.11	225	1.67
Unknown	23	0.84	1,067	7.91
Utilities	72	2.62	344	2.55
Violent Political Party	12	0.44	79	0.59
합계	2,749	100.00	13,488	100.00

[출처] Global Terrorism Database

앞서 언급했던 9.11 테러는 무고한 민간인과 사유재산의 피해를 기록한 사상 초유의 테러 사건으로서, 그 당시에 미국 간호협회(American Nurses Association, ANA)는 테러 현장에 간호인력을 자원봉사자로 파견하여 응급간호서비스를 제공하고 재난구조에 앞장섰다. 미국 간호협회장 마리 폴리는 "미국 간호사를 대표해 따뜻한 위로와 관심을 보여준 전 세계의 간호사들에게 깊은 감사"를 표하였고, "미국 간호사협회(ANA)는 9.11 테러와 같이 지구촌 곳곳에서 인간의 자유와 존엄성을 위협하는 끔찍한 사건들에 대항하여 민주주의 신념을 수호하기 위해 노력해 나갈 것"이라고 밝혔다. 이는 글로벌 테러리즘이 개인, 국가 및 세계에 미치는 영향에 대응하기 위한 국제간호의 필요성을 시사한다. 오늘날 세계화 시대를 맞아 전 세계 인류의 지속가능한 건강과 평등을 증진하기 위하여 국제보건문제를 해결하는 데 있어 국제사회의 공동 책임과 협력적 문제해결의 중요성이 증가함에 따라 국제보건전문가 집단으로서의 간호전문직 역할과 국제간호 참여의 중요성이 커지고 있다.

2. 난민과 건강

1) 난민의 이해와 현황

국제간호는 국제보건의 철학과 가치가 추구하는 바에 따라 국제사회에서 건강권의 주체인 전 세계 인류의 존엄성을 보장하고 건강한 삶을 증진하기 위해 국가라는 경계를 넘어 건강추구의 권리를 보장하는 데 이바지해야 한다. 대부분은 주권국가가 국민의 기본적인 건강권을 보장할 의무의 주체가 되지만 국가가 이를 보장할 수 없을 때 국제사회는 공동체적인 우리의 범위를 국가라는 경계선으로 한정하지 않고 세계 시민에 대한 책임을 가져야 한다. 오늘날 국제정치와 관련하여 국제간호 측면에서 난민의 건강 문제는 빼놓을 수 없는 이슈이다. 일반적으로 난민(難民, refugee)은 박해, 전쟁, 테러, 극도의 빈곤, 기근, 자연재해를 피해 다른 나라로 망명한 사람을 말한다. 우리나라의 「난민법」 제2조에 따르면 난민은 인종, 종교, 국적, 특정 사회집단의 구성원이 신분 또는 정치적 견해를 이유로 박해를 받을 수 있다고 인정할 충분한 근거가 있는 공포로 인하여 국적국의 보호를 받을 수 없거나 보호받기를 원하지 아니하는 외국인 또는 그러한 공포로 인하여 대한민국에 입국하기 전에 거주한 국가로 돌아갈 수 없거나 돌아가기를 원하지 아니하는 무국적자인 외국인을 의미한다.

2011년 3월 15일에 발발한 시리아 내전, 2022년 2월 24일 일어난 우크라이나 전쟁, 2023년 2월 6일 튀르키예에서 발생한 대지진과 같은 재난 상황들이 전 세계 곳곳에서 발생되고 있다. 특히 2014년부터 시작된 러시아와 우크라이나 간의 전쟁은 2022년 2월 24일 러시아의 침공으로 인해 전면전으로 격화되었다. 매일 이어지는 폭격으로 인해 정든 고향을 떠날 수밖에 없었던 수많은 우크라이나 난민의 사례를 포함하여 국내외 난민 관련 이슈들은 TV 뉴스, 신문 등 미디어를 통해 전 세계의 일반 대중들도 쉽게 접할 수 있다.

이와 관련하여 우리나라는 법무부에서 〈출입국외국인정책 통계연보〉를 통해 난민 신청자 및 인정자의 연도별, 성별, 국적별 현황을 분석하여 난민 정책의 수립 및 심사의 근거 자료로 활용하고 있다. 〈출입국외국인정책 통계연보〉에 따르면 2013년 「난민법」이 시행된 이후로 난민 인정을 받기 위한 신청 건수는 큰 폭으로 증가해왔다. 특히 난민 신청 건수가 2022년 기준으로 11,539건이었으며, 이는 전년 대비 492.9%가 증가한 수치로서 이 가운데 신규 난민 인정자 수는 175명으로 2022년 기준 누적 난민 인정자 수는 총 1,338명이다[그림 8-2]. 국적별 난민 신청자 현황을 살펴보면 2022년 난민 신청 상위 5개국은 러시아, 카자흐스탄, 중국, 인도, 말레이시아 순이었고, 2022년 국적별 난민 인정 상위 5개국은 미얀마, 이집트, 아프가니스탄, 에티오피아, 캄보디아 순이었다 [표 8-2].

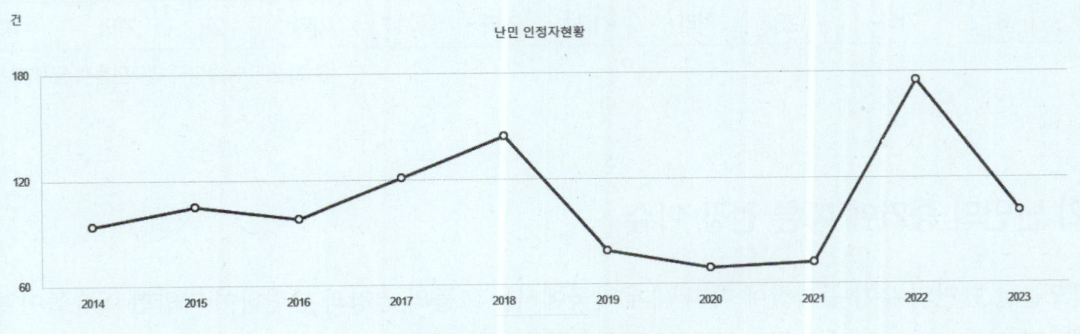

[그림 8-2] 난민 인정자 현황

[출처] 법무부 출입국외국인정책 통계연보

[표 8-2] **난민 인정자 현황(연도별, 성별, 국적별)**

(단위: 명)

		2014		2015		2016		2017		2018	
		구분	건수	구분	건수	구분	건수	구분	건수	구분	건수
합계		합계	94	합계	105	합계	98	합계	121	합계	144
성별	남자	남자	62	남자	54	남자	48	남자	69	남자	73
	여자	여자	32	여자	51	여자	50	여자	52	여자	71
국적	1	미얀마	4	미얀마	32	미얀마	41	미얀마	35	미얀마	36
	2	방글라데시	2	파키스탄	18	에티오피아	12	에티오피아	23	에티오피아	14
	3	에티오피아	43	방글라데시	12	방글라데시	9	예멘	11	부룬디	13
	4	콩고민주공화국	3	에티오피아	11	파키스탄	6	이란	11	파키스탄	13
	5	이란	8	아프가니스탄	8	예멘	4	파키스탄	9	예멘	8
	6	기타	34	기타	24	기타	26	기타	32	기타	60

		2019		2020		2021		2022		2023	
		구분	건수	구분	건수	구분	건수	구분	건수	구분	건수
합계		합계	79	합계	69	합계	72	합계	175	합계	101
성별	남자	남자	38	남자	37	남자	46	남자	79	남자	54
	여자	여자	41	여자	32	여자	26	여자	96	여자	47
국적	1	미얀마	34	미얀마	18	이집트	28	미얀마	77	미얀마	18
	2	에티오피아	6	수단	10	에티오피아	11	이집트	42	이집트	13
	3	방글라데시	6	이집트	10	앙골라	6	파키스탄	16	아프가니스탄	12
	4	이란	6	파키스탄	8	파키스탄	6	수단	6	에티오피아	10
	5	콩고DR	4	예멘	6	아프가니스탄	4	에티오피아	6	콩고민주공화국	6
	6	기타	23	기타	17	기타	17	기타	28	기타	42

[출처] 법무부 출입국 외국인정책 통계연보

2) 난민의 증가에 따른 건강 이슈

오늘날 난민의 수가 증가함에 따라 세계 각국에서는 그들의 건강과 관련하여 다양한 이슈들이 발생하고 있다. 예컨대, 남수단 난민은 비위생적인 환경, 물과 식량의 부족으로 인한 영양실조, 설사, 말라리아, 콜레라와 같이 전형적인 저개발국의 보건 문제를 호소하고 있다. 반면에 시리아 난민은 비위생적인 환경, 의료시설 및 의약품의 부족으로 인한 폴리오, 홍역과 같은 전염성 질병에 관한 우려 외에도 고혈압, 당뇨와 같은 비전염성 질환의 비율이 높은 편이다. 이처럼 난민과 관련된 건강 문제는 전염성 질병뿐만 아니라 비전염성 질병으로 확대하여 대응해나가야 하며 이를 해결하기 위해 범국가적인 차원으로 접근해야 할 필요가 있다.

더불어 난민들은 다양한 형태의 억압과 무자비한 폭력, 고문을 경험하고 신체 자율권을 박탈당해 왔다. 시리아 또는 동남아 로힝야 난민 사태에서 찾아볼 수 있듯이 난민들은 탄압 과정에서 무차별적인 포화, 칼, 지뢰, 폭탄 등으로 인해 신체적 훼손과 상해를 입고 국제기구가 운영하는 진료소를 찾아오는 사례가 자주 보고되고 있다. 특히 여성과 아동은 난민 가운데에서도 더욱 취약한 계층이 되는 것은 자명한 사실이다. 국경없는의사회가 운영하는 마웅다우(Maungdaw)도 지역사무소의 의료진들은 많은 수의 동남아 로힝야 여성들이 유산과 낙태를 경험하고 자가 낙태로 인한 출혈과 패혈증으로 생명의 위협을 받고 있다고 전했다. 그들은 사회적 낙인, 수치심, 체포와 구금에 대한 두려움으로 합병증이 생기지 않는 이상 진료소를 찾는 것조차 시도하지 못하고 있다. 결국 많은 이들이 건강권을 위협받는 상황에 놓여 자국을 떠나 국제사회를 떠도는 난민이 되었다.

세계인권선언문 제25조 1항에 따르면 모든 사람은 적절한 의료서비스와 사회보장을 누릴 권리가 있다. 1951년 제네바에서 채택된 국제연합(UN)의 '난민의 지위에 관한 협약(convention relating to the status of refugees)(이하 난민협약)' 제23조, 제24조 1항에 의하면, 국가는 난민에게도 자국민이 누리는 동일한 수준의 공공구제와 사회보장을 제공해야 할 의무가 있다. 최근에는 난민법의 행정적, 제도적 차원에서의 한계를 분석하거나 국제 난민의 보편적 기본권과 인권을 보장하기 위한 난민법의 개선을 요구하는 연구들이 진행되고 있다.

특히 내전과 같은 국가적 위기 상황으로 인해 자국을 떠나야만 하는 난민의 국제적 보호 체제를 수립함에 있어 임시적인 방편으로서 인도적 체류만을 허용하는 것은 충분하지 않으며 이들의 상황을 보다 상세하게 검토하여 포괄적이고 통합적인 접근이 필요하다. 이와 관련하여 유엔난민기구(United Nations High Commissioner for Refugees, UNHCR)는 분쟁과 박해로 인한 강제 실향민 및 난민, 무국적자들에게 거주지, 식품, 의료 지원을 포함한 생명 구호 지원을 제공하고 있다. 유엔난민기구의 공식적인 명칭은 유엔난민고등판무관실로서, 제2차 세계대전 이후 고향을 잃은 수백만 명의 유럽 난민을 돕기 위해 1949년 12월에 유엔총회의 결의를 통해 창설되었다.

유엔난민기구는 난민들에게 비정치적, 인도적 차원에서 국제 보호를 제공하고 이들을 위한 영구적인 해결책을 모색하려는 목적 아래 현재 135개국에서 활동하고 있다. 유엔난민기구는 난민을 보호하고 난민 문제를 해결하기 위한 국제사회의 노력을 선도하고 난민의 망명 신청, 피난처 모색, 자발적 귀환 권리 보장 및 지원, 난민들의 제3국 재정착 등 난민 문제의 해법을 모색하도록 지원하고 있다. 또한, 난민 문제를 해결하기 위한 이해관계자(각국 정부, 국제기구, 지역기구, 비정부기구 등)의 협력뿐만 아니라 최근에는 난민 외에 국내 피난민, 이주와 강제피난의 혼합 유입(mixed flow) 등에 대한 지원과 보호를 하는 데까지 역할을 확대해나가고 있다. 이 외에도 세계보건기구, 유니세프,

유엔에이즈합동계획, 그리고 많은 현지의 비정부기구가 국제보건 활동에 기여하고 있다. 또한, 호주 시드니 뉴사우스웨일즈주(State of New South Wales)는 여성과 아동 난민을 위한 구호활동으로서 난민보건간호사(refugee health nurses)를 두고 건강을 체크하고 필요한 의료서비스를 연계하거나 여성 또는 아동 보건센터 등에 의뢰하기도 한다.

3. 마약의 확산과 국가별 대응

1) 마약의 확산

유엔마약범죄사무소(UN Office on Drugs and Crime, UNODC)는 2022년 6월 27일 '2022년 세계마약보고서(World Drug Report 2022)'를 출간하였다. 세계마약보고서에 따르면, 2020년 한 해 동안 15~64세 사람들 가운데 약 2억 8,400만 명이 마약을 사용했고, 이는 10년 전과 비교했을 때 약 26%가 증가한 수치이다. 특히 유엔마약범죄사무소의 사무총장인 가다 왈리(Ghada Waly)는 "세계적 위기 상황으로 인해 점점 더 어려운 상황이 되고 있음에도 불구하고, 제조 및 몰수되는 불법 마약의 숫자가 사상 최고치를 기록하고 있다"라고 언급했다. 보고서에서는 코카인 제조의 증가, 새로운 시장으로의 합성 마약의 확대, 특히 여성에 대한 약물치료의 지속적인 격차에 대해 언급하고 국제사회, 정부, 시민사회 그리고 모든 이해당사자가 마약 사용 예방, 치료의 강화 및 불법 마약 공급에 대처하는 것을 포함하여 사람들을 보호하기 위한 긴급한 조치를 취하도록 고무시키는 것의 중요성을 강조하였다.

일반적으로 마약류는 「마약류 관리에 관한 법률」에 따라 '중독성과 환각 작용을 일으키는 약물 또는 화학물질'로서 마약, 향정신성의약품 및 대마를 총칭한다. 세계보건기구는 마약류에 대해 '약물사용에 대한 욕구가 강제적일 정도로 강하고(의존성), 사용 약물의 양이 증가하는 경향이 있으며(내성), 이를 중단할 경우 신체적으로 고통과 부작용이 따르고(금단현상), 개인에 한정되지 아니하고 사회에도 해를 끼치는 약물'로 정의하고 있다. 즉, 마약류는 오용 또는 남용으로 인한 보건상의 위해를 가져오기 때문에 허가 없이 소지 · 소유 · 사용 · 관리 · 수출입 · 제조 · 매매하는 경우에 법적으로 강력하게 규제 및 처벌을 받는 약물이다.

마약(「마약류 관리에 관한 법률」 제2조 제2호)

"마약"이란 다음 각 목의 어느 하나에 해당하는 것을 말한다.

가. 양귀비: 양귀비과(科)의 파파베르 솜니페룸 엘(Papaver somniferum L.), 파파베르 세티게룸 디시(Papaver setigerum DC.) 또는 파파베르 브락테아툼(Papaver bracteatum)

나. 아편: 양귀비의 액즙(液汁)이 응결(凝結)된 것과 이를 가공한 것. 다만, 의약품으로 가공한 것은 제외한다.

다. 코카 잎[엽]: 코카 관목[(灌木): 에리드록시론속(屬)의 모든 식물을 말한다]의 잎. 다만, 엑고닌 · 코카인 및 엑고닌 알칼로이드 성분이 모두 제거된 잎은 제외한다.

라. 양귀비, 아편 또는 코카 잎에서 추출되는 모든 알카로이드 및 그와 동일한 화학적 합성품으로서 대통령령으로 정하는 것

마. 가목부터 라목까지에 규정된 것 외에 그와 동일하게 남용되거나 해독(害毒) 작용을 일으킬 우려가 있는 화학적 합성품으로서 대통령령으로 정하는 것

바. 가목부터 마목까지에 열거된 것을 함유하는 혼합물질 또는 혼합제제. 다만, 다른 약물이나 물질과 혼합되어 가목부터 마목까지에 열거된 것으로 다시 제조하거나 제제(製劑)할 수 없고, 그것에 의하여 신체적 또는 정신적 의존성을 일으키지 아니하는 것으로서 총리령으로 정하는 것[이하 "한외마약"(限外麻藥)이라 한다]은 제외한다.

향정신성의약품(「마약류 관리에 관한 법률」 제2조 제3호)

"향정신성의약품"이란 인간의 중추신경계에 작용하는 것으로서 이를 오용하거나 남용할 경우 인체에 심각한 위해가 있다고 인정되는 다음 각 목의 어느 하나에 해당하는 것으로서 대통령령으로 정하는 것을 말한다.

가. 오용하거나 남용할 우려가 심하고 의료용으로 쓰이지 아니하며 안전성이 결여되어 있는 것으로서 이를 오용하거나 남용할 경우 심한 신체적 또는 정신적 의존성을 일으키는 약물 또는 이를 함유하는 물질

나. 오용하거나 남용할 우려가 심하고 매우 제한된 의료용으로만 쓰이는 것으로서 이를 오용하거나 남용할 경우 심한 신체적 또는 정신적 의존성을 일으키는 약물 또는 이를 함유하는 물질

다. 가목과 나목에 규정된 것보다 오용하거나 남용할 우려가 상대적으로 적고 의료용으로 쓰이는 것으로서 이를 오용하거나 남용할 경우 그리 심하지 아니한 신체적 의존성을 일으키거나 심한 정신적 의존성을 일으키는 약물 또는 이를 함유하는 물질

라. 다목에 규정된 것보다 오용하거나 남용할 우려가 상대적으로 적고 의료용으로 쓰이는 것으로서 이를 오용하거나 남용할 경우 다목에 규정된 것보다 신체적 또는 정신적 의존성을 일으킬 우려가 적은 약물 또는 이를 함유하는 물질

마. 가목부터 라목까지에 열거된 것을 함유하는 혼합물질 또는 혼합제제. 다만, 다른 약물 또는 물질과 혼합되어 가목부터 라목까지에 열거된 것으로 다시 제조하거나 제제할 수 없고, 그것에 의하여 신체적 또는 정신적 의존성을 일으키지 아니하는 것으로서 총리령으로 정하는 것은 제외한다.

대마(「마약류 관리에 관한 법률」 제2조 제4호)

"대마"란 다음 각 목의 어느 하나에 해당하는 것을 말한다. 다만, 대마초[칸나비스 사티바 엘(Cannabis sativa L.)을 말한다. 이하 같다]의 종자(種子) · 뿌리 및 성숙한 대마초의 줄기와 그 제품은 제외한다.

가. 대마초와 그 수지(樹脂)
나. 대마초 또는 그 수지를 원료로 하여 제조된 모든 제품
다. 가목 또는 나목에 규정된 것과 동일한 화학적 합성품으로서 대통령령으로 정하는 것
라. 가목부터 다목까지에 규정된 것을 함유하는 혼합물질 또는 혼합제제

2) 마약에 대한 국가별 대응

매년 6월 26일은 세계 마약퇴치의 날(world drug day)로서 UN이 마약류의 오남용에 대한 사회적 경각심을 높이고, 마약류에 관한 범죄를 예방하기 위해 제정한 날이다. 2024년 유엔마약범죄사무소(UNODC)는 "증거는 명확하다: 예방에 집중하라(The evidence is clear: invest in prevention)"를 주제로 캠페인을 진행하고 효과적인 마약 관련 정책을 논의하기 위한 세미나를 개최하였다.

최근 마약 범죄가 사회적 이슈로 부쩍 자주 등장하면서 우리나라도 마약의 불법 유통뿐만 아니라 소지, 투약 역시 「마약류 관리에 관한 법률(약칭: 마약류관리법)」로 금지하며 위반 시에 최대 10년 이하의 징역 또는 1억 원 이하의 벌금에 처하는 등 처벌 규정을 두고 있다. 더불어 세계법제정보센터(World Laws Information Center)는 마약 범죄에 대한 국가별 처벌에 대해 다음과 같이 요약하여 제시하였다. 이와 같이 마약 확산에 따른 국가별 대응을 살펴보면 마약 범죄의 규정과 처벌 범위는 국가별로 상이한 부분이 있지만 대체로 마약을 허가 없이 소지하거나 투약, 제조 및 관리, 수출입하거나 매매, 유통하는 경우에 법적으로 강력하게 규제 및 처벌하고 있음을 알 수 있다[표 8-3].

[표 8-3] 마약 범죄에 대한 국가별 처벌

- 미국

  미국은 연방정부와 주정부를 비롯하여, 시에서 불법 마약 소지 또는 투약을 금지하는 법률이나 조례를 두고 있다. 이에 대한 미국의 기본 법률은 연방의 「통제물질법」이다. 이 법 제404조는 마약의 단순 소지 자체를 금지하며, 초범은 1년 이하의 징역 또는 1,000달러(한화 약 120만 원) 이상의 벌금에 처할 수 있다. 누범의 경우 최대 3년 이하의 징역 및 5,000달러(한화 약 600만 원)의 벌금으로 그 처벌 수위가 높아진다.

- 인도네시아

  인도네시아의 마약 소지 및 투약에 관한 처벌은 마약군과 중량에 따라 다소 상이하나 「마약에 관한 인도네시아 공화국 법률 2009년 제35호」에 따라 최장 12년 이하의 징역과 최대 80억 루피아(한화 약 6억 8,320만 원)의 벌금에 처할 수 있다. 경우에 따라서 최장 20년 이하의 징역에 처하거나 벌금의 1/3까지 가중할 수 있다.

● 러시아

러시아는 마약류 및 향정신성약물의 투약과 불법 유통 금지에 관한 규정을 「행정위반법」과 「형법」에 두고 있다. 「행정위반법」 제6.9조는 마약물의 투약 시 최대 5천 루블(한화 약 10만 원)의 벌금 또는 15일 이내의 구금에 처할 수 있음을 규정하고 있다. 마약물을 밀매하거나 불법으로 운송 또는 제조하는 자는 「형법」 제228조에 따라 최대 15년의 징역에 처하거나, 그 정도가 심할 경우 무기징역에 처할 수 있다.

● 싱가포르

싱가포르는 약물 범죄에 관한 법률로 「약물오용법」을 두고 있으며, 규제기관은 중앙마약단속국이다. 이 법은 통제약물의 밀거래, 제조, 수출입, 소지 및 소비를 포함한 위법 행위에 대하여 규정하고 있으며, 이와 관련된 처벌은 제2부칙에 그 유형별로 자세히 규정되어 있다. 예컨대 싱가포르 국외에서 통제약물을 소비하는 싱가포르 국민이나 영주권자는 최대 10년의 징역이나 2만 싱가포르 달러(한화 약 175만 원) 이하의 벌금에 처하거나 이를 병과할 수 있다.

● 중국

중국에서는 「치안관리처벌법」에 따라 마약을 소지, 투약한 자를 10~15일간 행정구류와 2,000 위안(한화 약 34만 원)의 벌금에 처한다. 그러나 「형법」에 따라 마약의 수량을 누적 계산하여 처벌하기 때문에 합계 1kg 이상의 아편, 50g 이상의 헤로인이나 메스암페타민을 불법으로 소지한 경우 최대 무기징역과 벌금에 처한다. 재범이거나 수량이 많은 경우 엄중하게 처벌한다. 앞의 중량에 해당하는 마약을 운반하거나 조직적인 국제 판매에 참여하는 경우, 내외국인의 구분없이 최대 사형에 처하고 재산도 몰수한다.

● 일본

일본에서 마약 및 각성제 등의 규제는 「마약 및 향정신약 단속법」, 「대마 단속법」, 「아편법」, 「각성제 단속법」의 적용을 받는다. 마약이나 대마, 각성제 등을 수입, 제조, 양도, 양수, 소지, 사용하는 행위는 처벌 대상이다. 예를 들어, 각성제 소지로 체포된 경우에는 「각성제 단속법」의 규정에 따라 10년 이하의 징역에 처할 수 있다.

● 베트남

베트남에서 마약의 원료가 되는 식물을 재배하거나, 마약류를 제조, 소지, 운반, 매매, 탈취, 투약, 제공, 또는 강제하는 행위는 「형사법전」에 따른 처벌 대상이다. 특히, 일정량 이상의 마약물질을 불법으로 제조, 운반, 매매하는 경우에는 최대 사형에 처할 수 있다. 이와 함께 베트남은 「마약방지 · 예방법」을 통하여 마약류를 통제, 관리하고 있다.

● 태국

태국은 1979년 제정 후 2019년까지 7차례의 일부 개정을 거친 「1979년 마약법」에서 마약을 5종으로 분류하고, 이를 허가없이 소지, 판매, 수입, 수출, 제조하는 행위에 대한 벌칙을 두고 있다. 이 법을 위반하는 경우에는 최소 1년에서 종신형에 이르는 징역 및 사형 또는 최소 1만 바트(한화 약 40만 원)에서 최대 500만 바트(한화 약 2억 원)의 벌금에 처하거나 징역과 벌금을 병과할 수 있다.

● 스페인

스페인은 「형법」으로 마약의 경작, 생산, 불법 거래 및 소지 등을 규제한다. 경우에 따라 최소 1년부터 조직범죄의 경우 최대 18년까지 처벌받을 수 있다. 불법 거래 대상이 아닌 단순 마약 소지의 경우, 「시민안전에 관한 법률」에 의거하여 행정처분으로 601유로(한화 약 80만 원)에서 3만 유로(한화 약 4,000만 원)의 범칙금을 부과한다.

● 사우디아라비아

사우디아라비아는 「마약류 및 향정신성물질퇴치법」 제37조에 따라, 타인에게 공급할 목적으로 마약류나 향정신성 물질을 밀수하거나 허가를 받지 않고 수출입, 제조, 생산, 채취, 재배, 소지한 자는 최대 사형에 처한다. 그러나 법원은 별도로 정한 이유에 따라 상기 명시한 사형을 15년 이상의 징역형과 50대 이하의 채찍형과 10만 리얄(한화 약 3,000만 원) 이상의 벌금으로 경감할 수 있다.

[출처] 세계법제정보센터 홈페이지

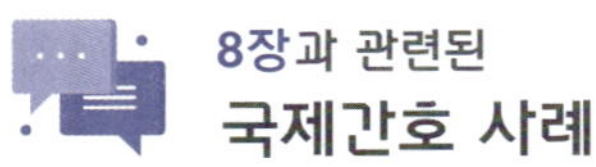

8장과 관련된
국제간호 사례

[현장소식] 방글라데시: "로힝야 난민 캠프의 현재 상황을 전합니다"

안녕하세요? 국경없는의사회 구호활동가 송경아 간호사입니다. 저는 현재 방글라데시 콕스바자르라는 곳에서 간호 매니저(Nursing Activity Manager)로 활동하고 있는데요. 이곳은 미얀마에서 피난 온 90만 명에 가까운 로힝야 난민이 거주하고 있는 '세계 최대의 난민 캠프'로 잘 알려진 지역이기도 합니다. 저는 이곳에서 국경없는의사회가 운영하는 2차 병원에서 일하고 있어요.

병원을 찾는 환자 중에는 어떤 환자가 많나요?

제가 일하는 곳은 여성 · 아동 병원이라 산부인과와 소아과가 주요 진료 분야예요. 난민 캠프 내 신생아 집중치료실이 있는 유일한 병원이기도 합니다. 그렇기 때문에 집중치료가 필요한 소아 환자의 경우 캠프 전역에서 환자가 옵니다. 100병상 정도의 규모이고, 300여 명의 스탭이 일하고 있어요. 폐렴이나 세기관지염 환자가 많아요. 대부분 아동 환자이고요. 뇌염이나 영양실조 환자도 흔히 볼 수 있습니다.

난민 캠프에는 어떤 지원이 가장 필요한가요?

사실 세계 최대 규모의 난민 캠프인 만큼 이곳에는 전 세계의 많은 국제기구와 인도주의 단체(NGO)가 모여있어요. 정말 많은 물자 지원이 이루어지고 있지만, 그만큼 중요한 것은 로힝야 난민의 인식을 개선하는 일인 것 같아요.

앞서 언급했듯이 치료가 필요한 상태에도 병원을 찾지 않는 경우도 많고, 지속적으로 치료받아야 하는 상황인데 치료를 임의 중단하는 경우도 많습니다. 아무리 병원에 있으라고 설득해도 치료를 중단하고 떠났다가 며칠 후 더욱 악화된 상태도 돌아오는 경우도 허다합니다.

난민에게 주어지는 정보도 제한적이다 보니 병원을 둘러싼 근거 없는 소문이 돌기도 합니다. 그러면 난민들은 사회적 낙인이 두려워 병원을 찾는 걸 두려워하게 되죠. 코로나19 때문에 상황은 더욱 심각해졌습니다. 사회적으로 차별받거나 격리되는 것이 두려워 검사를 거부하는 난민이 많았죠.

비위생적이고 열악한 환경에서 위험하게 출산하는 임산부도 아직 많아요. 그렇다 보니 출산 과정 중 문제가 발생해 뇌성마비가 생기거나 영양실조로 인한 발달장애가 생긴 경우, 심장 기형이 생긴 경우의 소아 환자를 자주 봐요. 병원에서 안전하게 분만해야 한다는 인식이 전반적으로 부족하기 때문입니다.

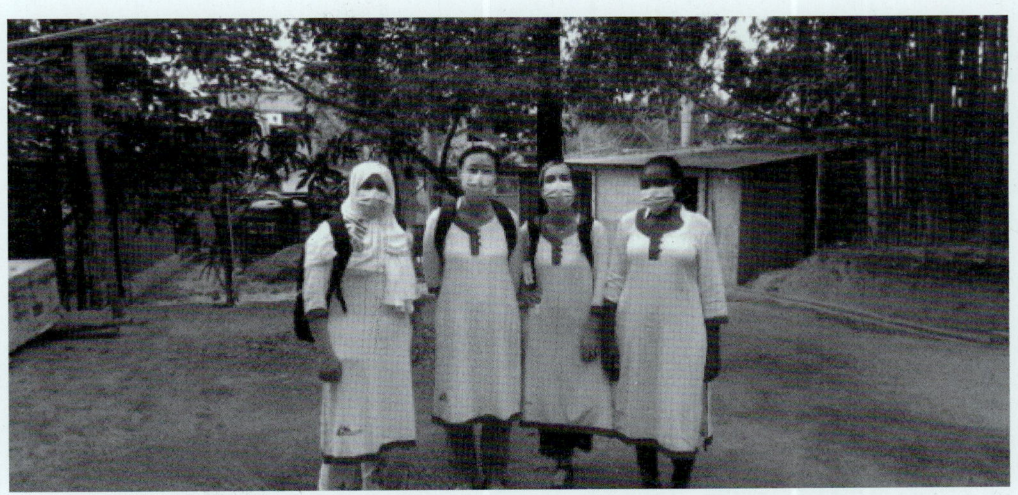

방글라데시 콕스바자르에서 간호 매니저로 활동하는 송경아 국경없는의사회 활동가(왼쪽에서 두 번째)

[출처] 국경없는의사회 홈페이지

참고문헌

- 국제한인간호재단(GKNF). 국제간호. 학지사메디컬.
- 김용철(2020). 우리나라 난민법 체계의 문제점과 개선방안. 한국행정사학지, 50, 139-158.
- 김은영, 박선영(2013). 국제테러리즘데이터베이스 구축: 미국의 START 센터의 모범사례의 소개. 한국경호경비학회지, 35, 7-36.
- 김이연(2016). 난민 보건 문제와 국제사회의 대응. 21세기정치학회보, 26(2), 197-218.
- 김정현(2022). 난민네트워크의 세력화가 난민의 건강권에 미치는 영향: 로힝야 난민 사례를 중심으로. 동남아시아연구, 32(2), 79-124.
- 김철수(2021). 인간의 권리. 산지니.
- 박인현(2016). 인권 보호 차원에서 본 우리나라 난민법. 법과인권교육연구, 9(2), 89-114.
- 백일순, 구기연(2021). 국내 신문 기사로 살펴본 한국의 난민 이슈의 변동. 대한지리학회지, 56(2), 129-147.
- 이월숙 기자(2001). "세계 간호사의 따뜻한 사랑에 감사". 간호사신문 (2001.09.20.). Available from: http://m.nursenews.co.kr/page/ArticleDetailView.asp?sSection=70&idx=18149&intPage=75
- 이춘근(2020). 전쟁과 국제정치. 북앤피플.
- 한인택(2017). Global Terrorism Database를 활용한 테러리즘의 현황분석. 제주평화연구원 연구사업보고서(2017-1). 제주평화연구원.
- 황원주, 채덕희, 김진희, 진주혜, 정유미, 황윤선(2021). 글로벌 헬스의 이해. 수문사.
- 법무부(2023). 출입국외국인통계연보. Retreived from https://www.index.go.kr/unity/potal/main/EachDtlPageDetail.do?idx_cd=2820 (2024.12.31.)
- 세계법제정보센터 (2019). 마약 범죄에 대한 국가별 처벌. 세종, August, 2024. Available from: https://world.moleg.go.kr/web/dta/lgslTrendReadPage.do?A=A&searchType=all&searchPageRowCnt=10&pageIndex=undefined&CTS_SEQ=48385&AST_SEQ=3891&ETC=1 (accessed 5 October, 2024).
- Institute for Economics & Peace. Global Peace Index 2024: Measuring Peace in a Complex World, Sydney, June 2024. Available from: http://visionofhumanity.org/resources (accessed 30 August, 2024).
- UN Office on Drugs and Crime (2022). World Drug Report 2022. June 2022. Available from: https://www.unodc.org/unodc/en/frontpage/2022/June/unodc-world-drug-report-2022-highlights-trends-on-cannabis-post-legalization--environmental-impacts-of-illicit-drugs--and-drug-use-among-women-and-youth.html (accessed 30 August, 2024).

제 9 장

국제의료관광

학습성과

1. 국제의료관광의 정의와 의미에 대해 설명할 수 있다.
2. 국내외 국제의료서비스의 동향을 파악하고 설명할 수 있다.
3. 국제의료관광의 필요성을 설명할 수 있다.
4. 의료관광 전문인력 및 해외 진출 간호사의 역할을 설명할 수 있다.
5. 국제의료관광의 미래를 제시할 수 있다.

제 9 장 국제의료관광

1. 국제의료관광의 이해

오늘날 편리해진 교통과 의사소통 기술의 발달로 인한 세계화, 국제적인 협력 등을 통해 국가 간 이동이 활발하게 이루어지면서 의료기술이 발전한 국가로부터 양질의 보건의료서비스를 이용하기 위한 인구의 해외 이동이 점차 활발해지고 있다. 최근 들어 의료관광(medical tourism)의 범위가 성형, 장기이식, 한방치료, 암이나 심장질환 등의 중증 질환의 치료적 의료행위뿐만 아니라 스파, 마사지, 건강검진 등의 비치료적 서비스까지 다양해지고 있다. 특히 의료관광은 21세기 신성장 동력산업으로서 세계적인 관심을 받고 있으며 국제 보건산업의 변화와 혁신을 가속화 하고 보편적 건강보장의 기회를 제공하는 데 이바지하고 있다.

보편적 건강보장(Universal Health Coverage, UHC)은 모든 사람이 필요로 하는 양질의 보건의료서비스를 재정적으로 큰 부담 없이 이용할 수 있도록 보장하는 것을 의미한다. 이는 지속가능발전목표(SDGs)로 지정되어 경제적 차별 없이 모든 사람들의 건강형평성을 달성하는 것을 목표하고 있다. 특히 세계보건기구(WHO)는 보편적 건강보장을 달성하는데 있어 간호의 역할에 주목하였고, 간호는 지속가능발전목표(SDGs) 가운데 건강과 웰빙, 교육, 젠더, 양질의 일자리와 경제성장에 일조하고 있다.

구체적으로 살펴보면, 의료관광은 여러 의미를 포괄적으로 내포하는 광의의 개념으로 인식되고 있으며, 건강관광(health tourism), 웰니스관광(wellness tourism), 의료여행(medical travel), 국제 진료서비스(global healthcare) 등의 유사한 개념들과 혼용되고 있다. 특히 의료관광은 의료와 관광의 균형이 강조된 개념으로서, 국제의료관광(global medical tourism)은 선진국에서 저개발국가로 치료 이외에 관광 목적이 결합되어 이동하는 현상이다. 미국 의료관광협회에 따르면 의료관광은 의료, 치과, 성형을 포함하여 동일한 치료를 저렴한 가격에 제공받기 위해 자신의 거주 지역을 벗어나 다른 지역이나 외국으로 여행하는 것으로 정의된다. 반면에 의료여행(medical travel)은 목적지에 상관없이 의료서비스를 받기 위해 이동하는 현상으로서 선진국에서 저개발국가로 또는 저개발국가에서 선진국으로 치료받기 위해 이동하는 양방향성과 의학적 치료에 초점을 둔 유형을 모두 포함한다. 국제 진료서비스(global healthcare)라는 개념도 의료여행과 유사하게 관광의 의미는 배제되거나 축소되고 의학적 치료를 위해 국경을 넘어 이동하는 개념으로 받아들여지고 있다.

유럽의 많은 국가들이 국제 의료관광산업 시장에서 그 규모나 기술 측면으로 볼 때 중요한 역할을 해오고 있다. 최근 들어 태국, 싱가포르, 말레이시아, 인도 등 아시아 지역 국가들이 선진국에 뒤처지지 않는 수준 높은 의료기술과 빠르고 저렴한 치료비용을 강점으로 의료관광 분야의 핵심 또는 부상하는 목적지로서 자리매김하고 있다. 태국은 '아시아의 건강관광 허브'와 '아시아의 웰니스 수도'를 목표로 의료관광 산업을 적극적으로 지원하고 있다. 싱가포르는 '바이오 메디컬 허브'가 되겠다는 비전을 제시하였고, 2003년에 정부와 산업체가 모여 '싱가포르 의료(Singapore medicine)'를 설립하였다. 이외에도 여러 나라가 의료관광 시장에서 경쟁력이 있는 브랜드를 구축하기 위해 노력하고 있다. 우리나라의 경우는 2009년 차세대 신성장 동력산업 가운데 하나로서 'Global Healthcare 산업(의료관광 사업)'이 고부가가치 창출 사업으로 선정되었다. 우리나라도 시대적 흐름에 발맞추어 의료관광객 유치를 목표로 의료서비스와 한류 문화를 결합한 의료 한류 관광상품을 개발하는 등 성공적인 의료관광 목적지로서의 안착을 도모하고 있다.

국제의료관광을 이해하기 위해서는 각 국가의 보건의료현황 및 보건의료체계를 비롯해 보건의료와 관련된 행정조직, 법과 제도, 국가별 전략 등에 대한 다각적인 이해가 요구된다. 국제의료관광 시장에 대한 최신 동향과 급성장하는 의료관광 시장을 조망해보고 이를 기반으로 향후 글로벌 성장과 지속적인 발전이 가능한 한국 의료관광의 전략적 접근을 고민해 보아야 할 것이다.

2. 국가별 국제의료서비스 수준

1) 말레이시아

말레이시아는 현대화된 시설, 저렴한 치료비, 숙련된 의료전문가와 고품질의 의료서비스를 바탕으로 의료관광 인프라를 잘 갖추고 있어 많은 수의 외국인 환자를 유치하는 데 앞장서고 있다. 우선 말레이시아의 의료시스템은 공공부문과 민간부문으로 구분된다. 의료비의 경우 공공의료서비스는 외국인 환자에게도 정부 보조금이 지원되고, 민간의료서비스는 공공의료서비스에 비해 비싼 편이지만 국제 표준과 비교해 볼 때 매우 저렴한 편이다. 외국인 환자들은 진료 대기시간이 짧고 질 좋은 의료서비스를 제공하는 민간 의료기관을 선호하는 경우가 많다.

말레이시아 정부는 의료시설이 국제 표준을 준수하도록 장려하고 외국인 환자를 돌보는 병원에 인센티브를 제공하여 국제의료관광을 적극적으로 지원하고 있다. 말레이시아는 의료서비스의 접근성이 지역별로 차이가 있으나 의료수준이 대체로 높은 편이고 대도시의 의료시설은 영어로 의사소통이 가능한 직원들이 외국인 환자를 지원하고 있다. 특히, 말레이시아의 외국인 근로자를 위한 의무 보험제도인 '외국인 근로자 입원 및 수술 보험제도(Skim Insurans Penghospitalan dan Pembedahan Pekerja Asing, SKHPPA)'는 입원 및 수술 비용을 일정한 한도까지 보장해준다. 또한 의료관광을 하는 경우에 해외여행 상해보험을 가입해두면 무료 진찰이 가능한 곳이 많아 2003년 이후 의료관광객의 수가 연평균

23.1%의 성장률을 기록하고 있다. 이러한 국제의료관광의 동향은 말레이시아의 국제의료시장의 미래를 밝혀주고 있으며 의료서비스의 접근성을 개선하기 위한 지속적인 노력은 의료관광 시장에서 긍정적인 영향을 미칠 것으로 보인다.

2) 인도

인도는 선진국과 비교하여 뒤처지지 않는 의료기술과 저렴한 진료비, 짧은 대기 시간뿐만 아니라 영어로 의사소통이 자유롭고 입국부터 출국까지 원스톱 서비스 시스템이 구축되어 있어 의료관광 목적지로 부상하고 있다. 인도의 의료관광 기업인 메디저른(MediJourn)은 영국과 인도네시아로 사업을 확장하여 2030년까지 50개국 이상으로 입지를 확장하고 20개의 병원을 추가로 개원하려는 계획을 발표하였다. 메디저른은 현재 27개국 이상에서 운영되고 있으며 전 세계에서 가장 빠르게 성장하고 있는 5대 의료관광 기업 가운데 하나로 손꼽히고 있다. 메디저른은 태국의 사미티베(Samitivej) 병원, 인도의 전통의학 전문병원인 아폴로 아유르베다(Apollo Ayurvaid) 병원 등 여러 의료시설과 파트너십을 맺고 있다. 메디저른은 고객 중심 전략, 혁신적 프로세스, 간소화된 접근성을 갖추기 위한 노력을 바탕으로 초기 상담부터 후속 조치까지 관리하여 환자 만족도를 높였다. 메디저른은 사업 확장과 글로벌 병원 및 의료서비스 제공자와의 강력한 파트너십을 추구하는 전략을 통해 앞으로도 다양한 지역에서 더 많은 환자를 유치하고 양질의 의료서비스를 제공할 것으로 전망된다.

3) 중국

중국 성동병원(胜东医院)의 원격진료센터는 둥잉경제기술개발구(东营经济技术开发区)가 추진하는 '인터넷과 의료' 서비스를 활용하여 양질의 의료서비스를 제공하고 있다. 성동병원의 원격진료센터는 2011년 8월에 설립된 이후로 원격의료 플랫폼을 통해 베이징, 상하이 및 기타 지역의 높은 의료수준의 병원 및 전문가들과 질병 진단 및 치료에 대한 계획을 원격으로 논의하고 최적화된 서비스를 지원하고 있다. 또한, 원격진료센터는 환자 맞춤형 의료상담서비스를 제공하고 화상회의, 원격교육, 병원 간 정보공유 등을 통해 지역 의사들에게 질 높은 의료교육을 제공하고 있다. 원격진료센터는 원격진료뿐만 아니라 오프라인 동행 서비스를 제공해 환자의 신속한 진단과 치료에 도움을 주고 있다. 성동병원의 원격진료센터는 현재 북경대학 인민병원, 수도의과대학 현무병원 및 부속 베이징 천탄병원, 중국의과학원 푸와이병원 등과 협력하고 있다. 둥잉경제기술개발구는 도시의료그룹 건설 추진을 통해 원격진료 서비스를 보다 확대하여 주민들의 의료접근성과 효 율성을 향상시키기 위한 계획에 따라 원격의료서비스의 범위는 점차 확대될 것으로 보인다.

4) 미국

최근 메드스케이프(Medscape)는 미국 의사를 대상으로 무료 AI 의료 서기관 도구인 메드스케이프 스크라이브(Medscape Scribe)를 출시하였다. 이는 환자와의 대화를 기록하고 요약된 문서를 생성하는 기능을 제공하여 임상 진료 업무를 돕는 AI 도구이다. 의사들은 환자와의 상담내용을 녹음하여 SOAP, H&P, POMR 가운데 하나의 템플릿을 선택해서 요약된 문서를 생성할 수 있다. 세 가지의 템플릿은 모두 의학 문서 작성에서 사용되는 표준 형식이다. SOAP는 'Subjective, Objective, Assessment, Plan'으로서 진료 노트 작성 시에 흔히 사용되는 구조화된 의학기록 형식이다. H&P는 'History & Physical'로서 환자의 병력과 신체검사 결과를 문서화 하는 데 사용된다. POMR은 'Problem-Oriented Medical Record'로서 문제 중심의 의료기록 방법이다. 이렇게 생성된 문서는 메드스케이프 앱에서 바로 편집하거나 웹사이트에서 추가로 수정한 후 전자의무기록(Electronic Health Record, EHR) 시스템에 통합할 수 있다. 녹음 및 요약된 모든 정보는 '미국 건강보험 양도 및 책임에 관한 법(Health Insurance Portability and Accountability Act, HIPAA)'을 준수하여 72시간 후 자동으로 삭제된다. 참고로 해당 법(HIPAA)은 건강 정보를 처리하고 보호하는 방법을 규제하는 연방법으로서 전자의료정보에 대한 보안 통제를 요구하고 개인정보보호 관행을 의무화하여 의료정보보호를 보장해준다. 메드스케이프 스크라이브는 임상 업무를 보다 정확하고 효율적으로 지원함으로써 의료 현장에서 생산성을 크게 향상시킬 것으로 기대된다.

3. 우리나라의 국제의료관광

우리나라는 글로벌 헬스케어 강국으로의 도약을 비전으로 제시하고 2009년에 글로벌 헬스케어를 신성장동력으로 선정하였다. 2020년 의료관광객 유치목표를 100만 명으로 정하고 새로운 의료관광 시장을 개척하고 해외홍보를 강화하였으며, 한국의료를 보다 널리 나누고 의료관광 클러스터를 구축하는 등의 의료관광 활성화를 위한 단계적 노력을 지속해왔다. 우리나라는 「의료 해외 진출 및 외국인 환자 유치 지원에 관한 법률(약칭: 의료해외진출법)」 제2조에 따라 국내에 거주(외국인 등록 또는 국내 거소신고)하지 않는 외국인이자 국민건강보험 가입자나 피부양자가 아닌 상태에서 진료받은 외국인 환자에 대한 유치실적을 매년 2월 말까지 시도지사에게 보고하도록 한다. 우리나라의 의료기관을 이용하는 외국인 환자는 2009년에 6만 명에서 2019년에 49만 7천 명으로서 연평균 23.5%의 꾸준한 증가를 보였다. 우리나라가 의료관광 분야에서 빠른 성장세를 보이며 흑자를 달성할 수 있었던 것은 효과적인 의료관광객 유치 전략과 함께 세계 각국의 보건의료관계자 및 의료소비자에게 한국 의료관광에 대해 집중적으로 홍보하고 국내 의료기관의 국제화와 의료교육, 의료봉사 등을 통한 국제사회에서의 인지도 향상에 주력해 온 결과이다.

의료관광은 국가적 노력 이외에도 국제 정세나 국제 공중보건의 영향을 받기도 한다. 예컨대, 2012년에는 긴장된 한일 관계로 인해 우리나라를 찾는 일본 의료관광객이 전년보다 17.9%가 감소하였다. 또한 코로나19 팬데믹으로 인한 국가 간 이동금지, 입국제한 등으로 우리나라 의료관광객 수는 2020년에 12만 명으로 급감하기도 하였다. 이에 2023년 5월 보건복지부는 '신(新) 한국 의료 붐을 위한 외국인 환자 유치 활성화 전략'을 발표 및 추진하였고, 2027년까지 연간 70만 명의 외국인 환자를 유치하여 아시아 의료관광의 중심국가로 도약하기 위해 정부 지원을 확대하고 불합리한 규제의 개선 및 제도 정비를 지속할 계획을 밝혔다. 이러한 전략적인 노력의 결과로 2023년 한 해 동안 198개국의 외국인 환자가 우리나라를 방문하였고 외국인 환자 수는 60만 6천 명으로 외국인 환자 유치를 집계하기 시작한 2009년 이후 역대 최대 실적을 달성하기도 했다.

우리나라의 의료관광을 살펴보면 질병 치료 및 미용성형을 목적으로 하는 의료관광객의 수요가 많은 편이다. 질병을 치료하기 위해 방문하는 외국인 환자는 2009년 이후 연평균 110% 이상의 증가세를 보이기도 했다. 특히 우리나라는 OECD 회원국 가운데 총 병원 병상 수가 가장 많은 국가이며 국내 총 병원의 전체 병상 수는 인구 1,000명당 12.8개로 이는 OECD 평균 4.3개의 약 3배 수준이다. 총 병원 병상 수가 가장 적은 멕시코는 인구 1,000명당 1.0개로 이와 비교해 볼 때 우리나라는 매우 높은 수준임을 알 수 있다**[그림 9-1]**. 다만 우리나라는 서울, 경기지역에 대형병원뿐만 아니라 전문 의원급 의료기관이 밀집해 있어 2021년 전체 외국인 환자의 67%가 수도권의 의료기관을 중심으로 방문한 것으로 나타났다. 우리나라는 질병 치료 목적의 의료관광 사업을 수도권의 대형병원 중심의 외국인 환자 유치에서 대구, 울산 등 전국 단위의 지방 소재 의료기관으로 점차 확대하는 추세이다.

더불어 우리나라의 의료관광은 높은 수준의 의료서비스, 실력 있는 의료진과 최첨단 의료장비를 갖추고 있어 의료 인프라가 높이 평가되고 있다는 강점이 있다. 특히 국내 상급종합병원들은 외국인 환자 유치를 위해 다음과 같은 대응책을 마련하여 노력을 기울이고 있다. 예컨대, 삼성서울병원은 국제응급 콜 서비스를 제공하여 24시간 내내 위급한 상황에 처한 환자에 대해 신속하게 대응할 수 있도록 하고 한국과 미국 등 2개국 이상의 의사면허와 전문의 자격을 가진 의료진들이 진료서비스를 지원하고 있다. 서울아산병원은 해외 중증질환 환자를 중심으로 국제진료센터를 운영하고 있어 전체 외국인 환자 가운데 암, 장기이식, 심장질환 등 고난도 수술 및 치료를 위해 방문하는 비율이 대부분을 차지하고 있다. 그 외 다양한 상급종합병원들이 외국인 환자를 위해 예약부터 진료, 수납까지 원스톱 서비스를 제공하고, 국제의료코디네이터(medical tour coordinator)나 의료통역사(medical translator 또는 healthcare translator)가 통역, 번역을 지원하기도 한다. 또한, 의료관광 수요를 반영하여 각국의 다양한 언어로 홈페이지를 구축하고 진료실, 수납창구 등 이용시설의 확장과 전담 인력을 확대 배치함으로써 외국인 환자의 이용 편의성을 높이고 있다.

이제 의료관광은 새로운 의료 관심 분야로서 자리매김하고 있다. 국내 의료기관을 이용하는 외국인이 급증하고 다양해짐에 따라 의료인은 보다 국제적이고 전문적인 의료서비스를 제공할 준비가 되어야 한다. 한국산업관리공단은 국제적 수준을 갖춘 의료관광코디네이터의 자격 검정을 위해 2013년 이후부터 연중 1회에 걸쳐 국가기술자격시험을 실시하고 있다. 또한, 보건복지부는 의료관광 영역에 전문 인력 확보를 위해 한국외국어대학 통번역대학원 산하에 영어 · 중국어 · 일어 · 러시아어 · 아랍어 · 몽골어 · 베트남어 등 7개국의 언어를 포함하여 의학용어, 의료통역, 현장실무 및 실습 등의 과정을 수료한 후 시험을 거쳐 의료통역사를 배출하였다. 그리고 한국의료관광전문가교육원은 2013년 이후 전문 의료통역사 육성과정을 개설하여 운영하고 있다.

(단위: 개/인구 1,000명)

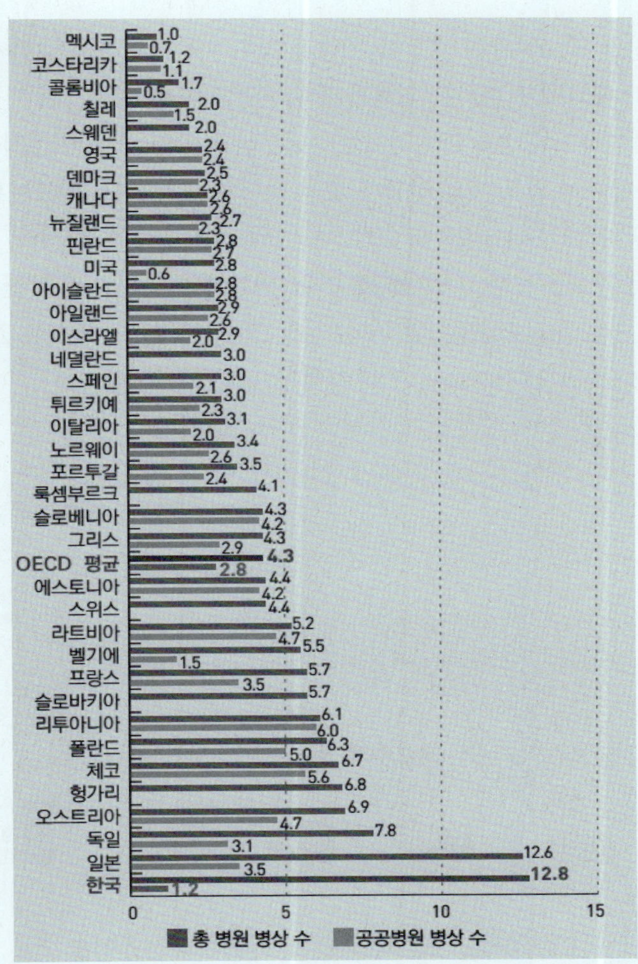

주 1) OECD 평균은 2021년(혹은 인접 과거 연도) 통계가 있는 회원국(총 병원 37개국, 공공병원 31개국)의 평균임.
2) 콜롬비아, 아이슬란드는 2020년 수치임.
3) 헝가리, 룩셈부르크, 네덜란드, 슬로바키아, 스웨덴, 스위스는 공공병원 병상수 통계를 별도로 제공하지 않음.

[그림 9-1] OECD 국가별 총 병원 병상 수, 2021년

[출처] OECD Health Statistics 2023

4. 우리나라의 의료 해외 진출

1) 해외 진출 의료기관의 현황

많은 국가들이 해외환자 유치와 더불어 병원 수출 전략을 추구하고 있고, 우리나라도 병원플랜트 수출에 적극적으로 참여하고 있다. 병원플랜트 수출은 의료기관의 하드웨어 및 소프트웨어 분야를 연계하여 고부가가치의 의료시스템을 수출상품화하고 한국의 의료브랜드를 창출하는 것을 의미한다.

우리나라는 해외 진출 의료기관의 안정적 운영과 향후 지원방안을 수립하기 위한 목적으로 「의료해외진출법」에 따라 해외에 진출하는 의료기관의 관련 정보를 의료기관 개설자가 보건복지부장관에게 의무적으로 신고하도록 정하고 있다. 2017년부터 온라인 의료 해외 진출 신고 시스템(www.khidi.or.kr/kohes)을 도입하여 의료 해외 진출 신고가 보다 편리해졌다. 의료기관의 해외 진출은 「의료해외진출법」이 시행된 2016년 6월부터 2022년 12월 기준으로 총 28개국, 162건이 신고되었으며, 연평균 24.4%의 증가율을 보이고 있다[그림 9-2]. 의료기관의 해외 진출 신고건수는 2016년 10건(6.2%), 2017년 14건(8.6%), 2018년 20건(12.3%), 2019년 22건(13.6%), 2020년 25건(15.4%), 2021년 34건(21%), 2022년 37건(22.8%)으로 지속적으로 증가하였다.

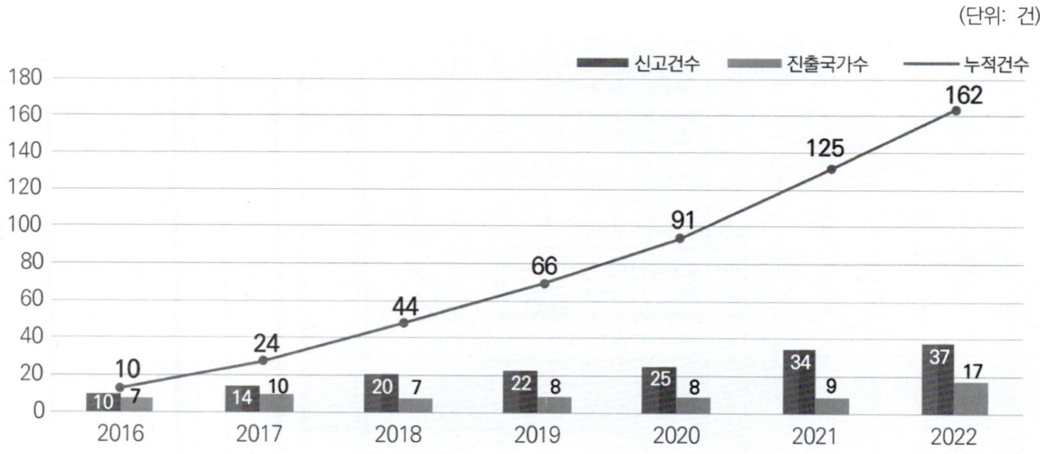

[그림 9-2] 「의료해외진출법」 시행 이후 신고 현황

[출처] 한국보건산업진흥원(2022). 2022 의료 해외 진출 통계분석 보고서

2023년 4월에 신고된 162건을 대상으로 의료 해외 진출 신고 전수 조사를 시행하여 운영 현황 및 진출 형태를 파악하였다. 신고된 의료 해외 진출 162건의 진출국가 총 28개국을 살펴보면 중국이 63건(38.9%)으로 가장 높게 나타났고, 이어서 베트남 24건(14.8%), 몽골 9건(5.6%), 카자흐스탄 8건(4.9%), UAE, 일본이 각각 6건(3.7%), 카타르, 미국, 우즈베키스탄이 각각 5건(3.1%), 러시아, 캄보디아가 각각 4건(2.5%), 말레이시아, 태국이 각각 3건(1.9%), 페루, 싱가포르가 각각 2건(1.2%)으로 나타났다[그림 9-3]. 그 외에 방글라데시, 스리랑카, 쿠웨이트, 아르메니아, 칠레, 아제르바이잔, 헝가리, 오스트레일리아, 미얀마, 필리핀, 벨라루스, 사우디아라비아, 인도네시아 등 13개국이 각각 1건으로 확인되었다.

(단위: 건)

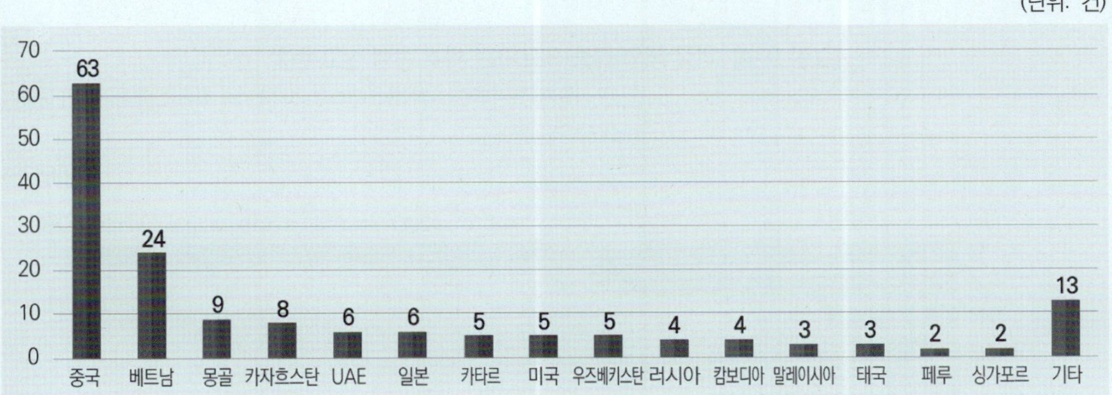

[그림 9-3] 진출국가 연도별 신고 건수(2016-2022)

[출처] 한국보건산업진흥원(2022). 2022 의료 해외 진출 통계분석 보고서

신고된 의료 해외 진출 162건 중 의료기관 종별로 살펴보면, 의원이 75건(46.3%)으로 가장 많았고, 이어서 치과의원 23건(14.2%), 병원 20건(12.3%), 상급종합병원 19건(11.7%), 종합병원 11건(6.8%), 치과병원, 한방병원이 각 7건(4.3%) 순으로 나타났다[그림 9-4]. 그리고 신고인이 제출한 대표 진료과목이 존재하는 158건 가운데 피부 · 성형이 67건(42.4%)으로 가장 높게 나타났고, 이어서 치과 31건(19.6%), 종합(진료과가 5개 이상인 경우) 10건(6.3%), 한방과 8건(5.1%), 일반외과, 재활의학과, 산부인과 각 6건(3.8%), 정형외과, 신경(외)과 각 5건(3.2%) 순으로 확인되었다[그림 9-5].

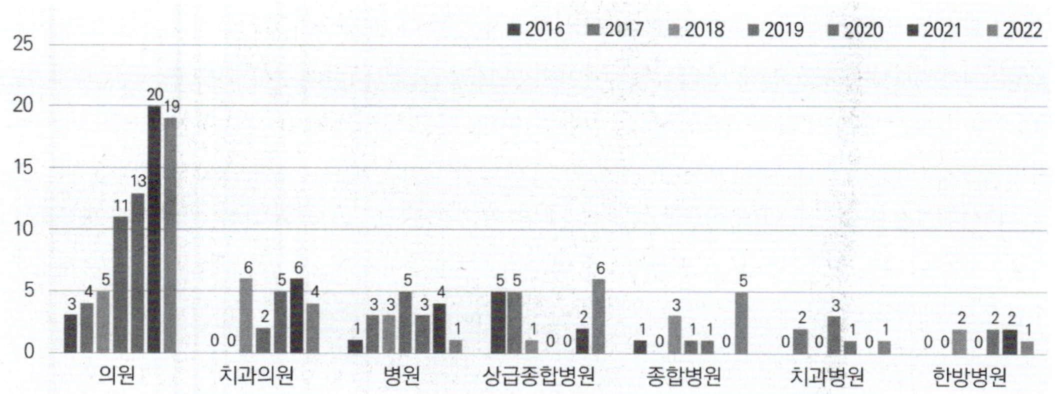

[그림 9-4] 의료 해외 진출 의료기관 세부 종별 신고 현황

[출처] 한국보건산업진흥원(2022). 2022 의료 해외 진출 통계분석 보고서

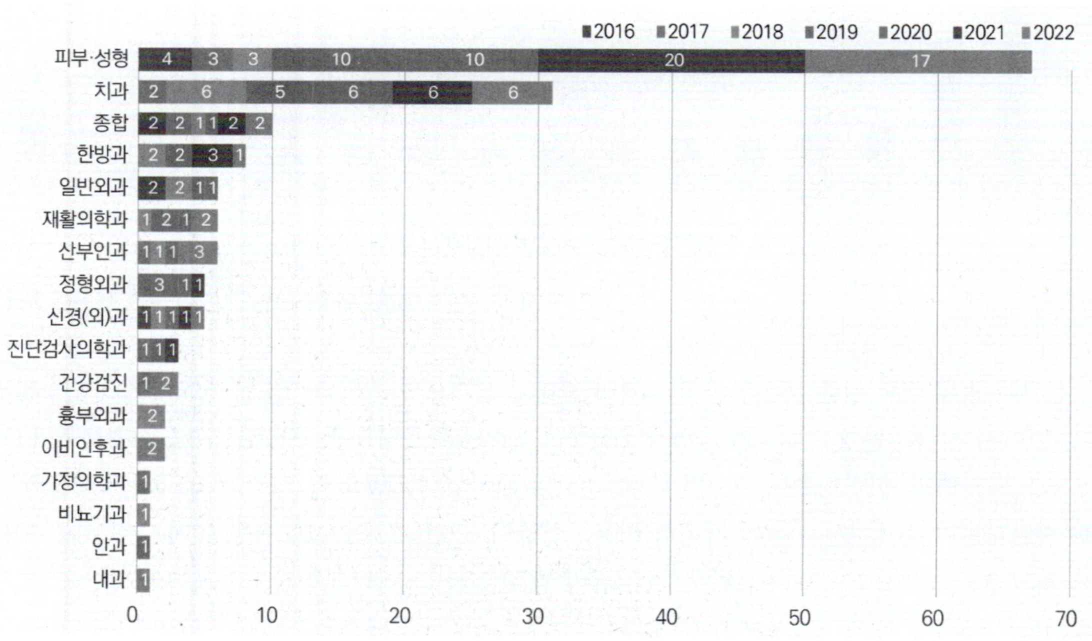

[그림 9-5] 의료 해외 진출 진료과목별 신고 현황

[출처] 한국보건산업진흥원 홈페이지

2) 의료 해외 진출 연계 간호 인력 고용 현황

2022년 발생한 의료 해외 진출 162건의 국내인력 고용 현황은 총 939명으로서 직군별로 살펴보면 의사가 328명(34.9%)으로 가장 많았고, 이어서 간호사 228명(24.3%) 순으로 나타났다. 의료 해외 진출을 위한 국내인력 채용인원 중 의료 해외 진출을 위해 해외로 임시 파견을 나간 인력(이하 파견인력)은 685명(72.9%), 정해진 기한 없이 해외에 머무르며 상주하는 인력(이하 상주인력)은 254명(27.1%)으로 특히 간호사의 경우는 해외 파견인력 형태가 180명(26.6%), 해외 상주인력이 48명(18.9%)으로 나타났다**[그림 9-6]**. 같은 해 의료 해외 진출 162건에서 해외 현지인력 고용 현황은 총 3,853명이었으며, 직종 중 간호사가 1,292명(33.5%)으로 가장 많았다**[그림 9-7]**.

(단위: 명)

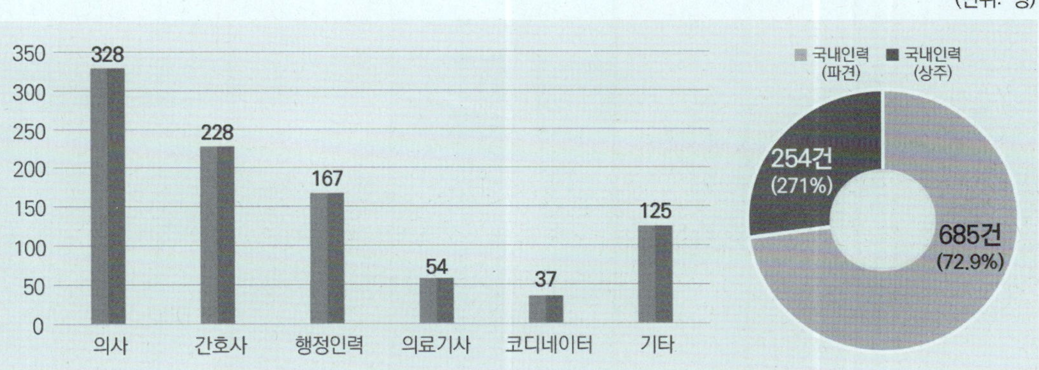

* 기타: 보건의료직 등

[그림 9-6] 의료 해외 진출 연계 국내인력 고용 현황

[출처] 한국보건산업진흥원 홈페이지

(단위: 명)

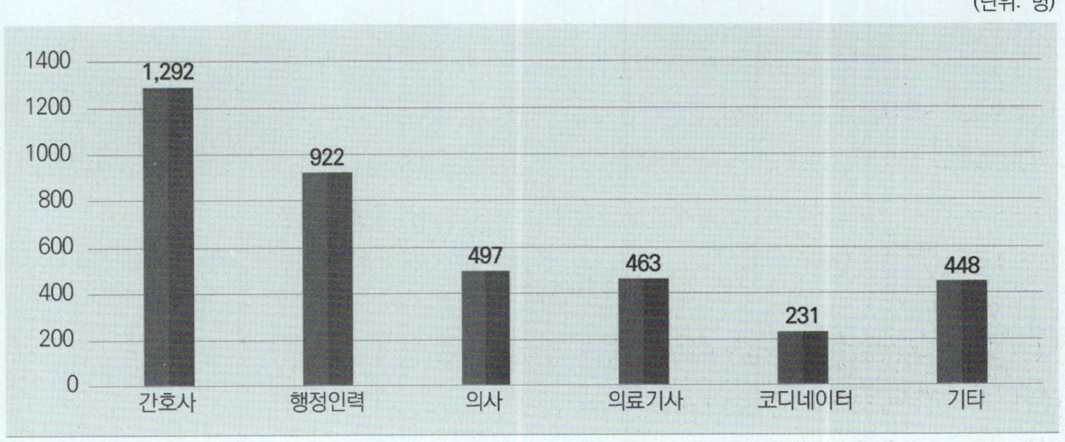

* 기타: 보건의료직 등

[그림 9-7] 의료 해외 진출 연계 해외 현지인력 고용 현황

[출처] 한국보건산업진흥원 홈페이지

3) 해외 진출 의료기관 사례

(1) 아랍에미리트(United Arab Emirates) 힘찬 병원

상원의료재단 힘찬병원은 2018년 11월에 아랍에미리트 샤르자대학병원 내에 힘찬 브랜드를 표명한 '힘찬 관절 · 척추센터(Himchan joint & spine center)'를 개소하여 성공적으로 운영하고 있다. 힘찬 병원은 물리재활치료센터를 갖추고 관절 · 척추 질환의 치료 프로그램을 다양하게 제공하고 현지에서는 다소 생소할 수 있는 한국형 도수재활 치료를 선보이고 있다. 센터가 개소된 이후로 샤르자대학병원을 이용하는 환자 수가 지속적으로 증가하였으며, 2023년 9월 기준 누적 환자는 5만 8,185명, 수술은 1,771건을 넘었으며 물리치료는 7만 건을 달성하였다[그림 9-8].

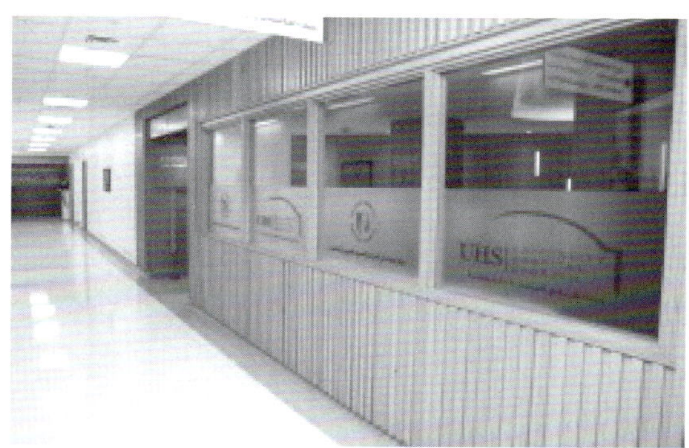
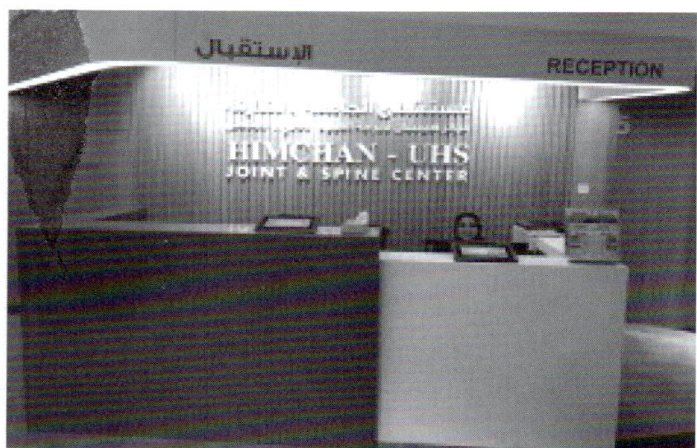

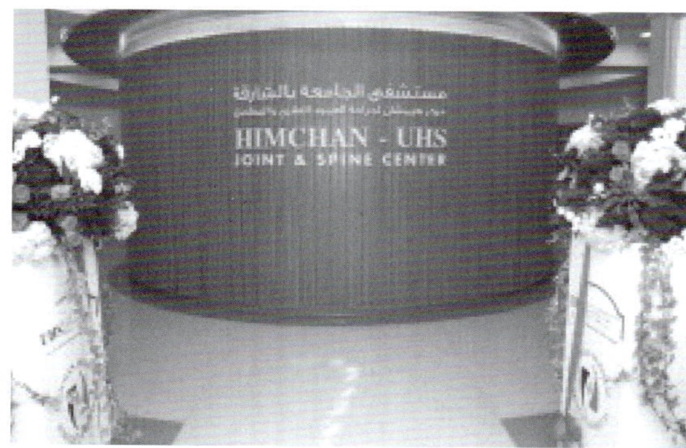

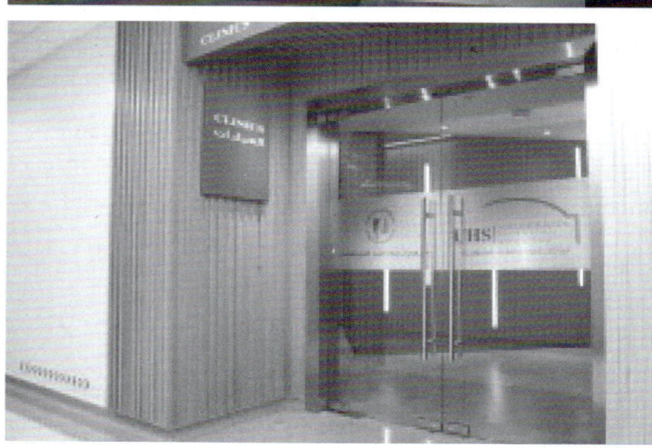

[그림 9-8] 아랍에미리트 힘찬 관절 · 척추센터

[출처] 한국보건산업진흥원(2023). 2023 의료 해외 진출 우수사례집

(2) 아랍에미리트 나누리 병원

나누리 병원은 아랍에미리트 두바이 헬스케어 시티에 위치한 에미리트 병원 그룹 산하 에미리트 전문병원에 'ESH-나누리 척추 · 관절센터(ESH-Nanoori Spine & Joint Center)'를 개소하였으며, 2020년 이후 현재까지 1만 2,000명이 넘는 환자 진료를 하고 있다. 나누리 병원은 2023년 두바이 소재 HMS 병원 그룹과 파트너십을 체결하였으며, 현지에서 성공적으로 운영하고 있는 병원들과 파트너십을 유지하고 파트너 병원의 재무안정성, 위기대처능력, 성장가능성 등을 고려하면서 보다 많은 환자의 유입을 목표로 하고 있다. 또한, 나누리 병원은 현지 환자들에게 수준 높은 의술을 펼치기 위해 아랍에미리트에서 최고 의사 등급(consultant doctor)을 취득한 의료진을 현지에 파견하는 노력을 기울이고 있다**[그림 9-9]**.

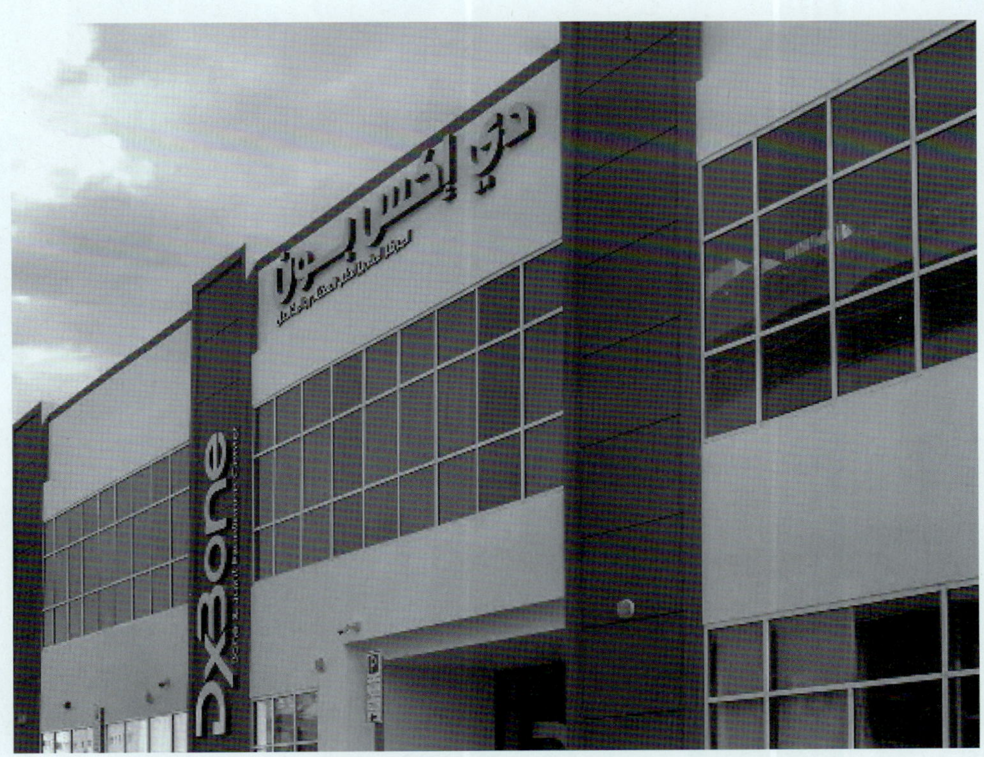

[그림 9-9] 아랍에미리트 ESH-나누리 척추 · 관절센터

[출처] 한국보건산업진흥원(2023). 2023 의료 해외 진출 우수사례집

(3) 캐나다 피트니스 한의원

2016년 6월 의료 해외 진출 신고제를 시행한 이후 한방병원은 총 7건의 진출 신고가 있었는데, 캐나다의 피트니스 한의원은 최초로 캐나다에 진출한 사례이자 한의원으로서 첫 번째 진출 신고 사례이기도 하다. 캐나다는 의료시스템상 대부분 의원급이 영세하며, 규제 대응을 위해 작고 변화에 유연하게 대처가 가능한 의원급 진출이 권장된다. 특히 피트니스 한의원은 그동안의 병원급 의료기관의 진출과는 달리 한방 의원급 기관의 해외 진출로서 체계와 표본을 제시해주었다**[그림 9-10]**.

건물 외부 간판

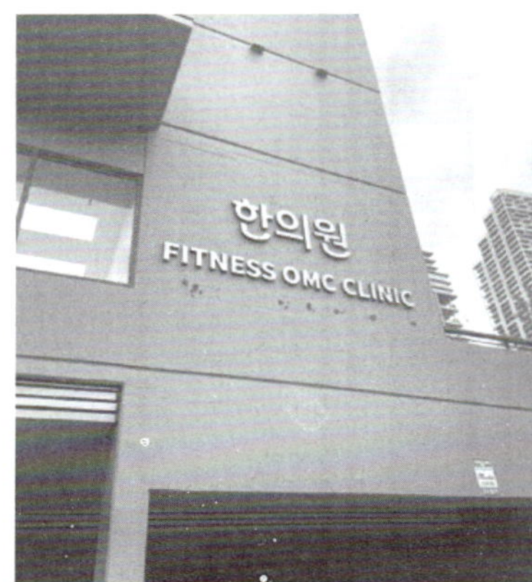

운동치료실

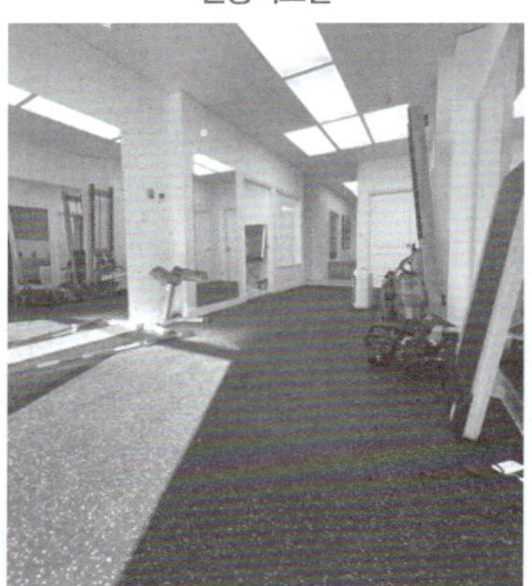

테라스 운동치료실

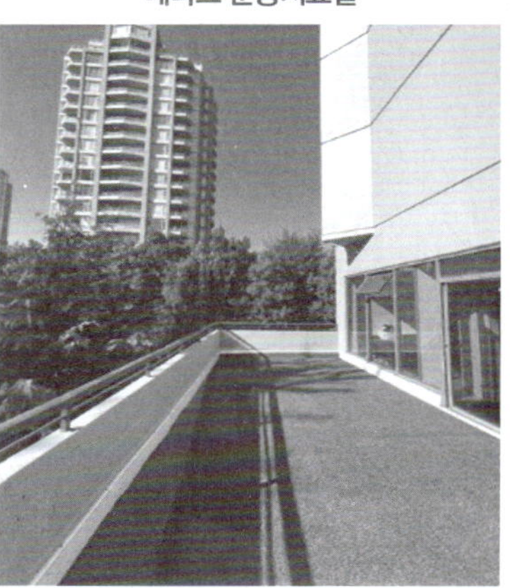

침구실

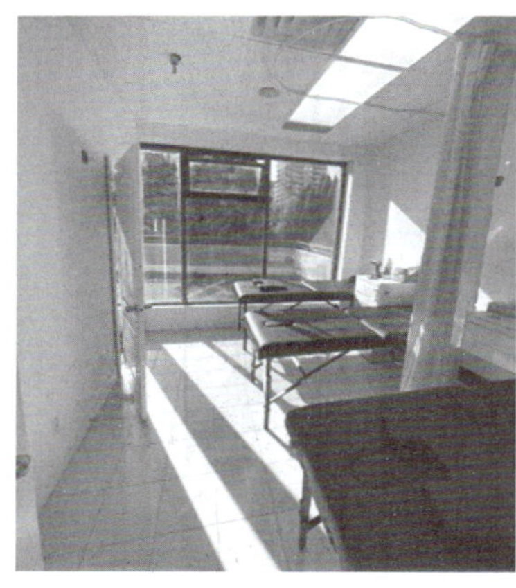

도수치료실

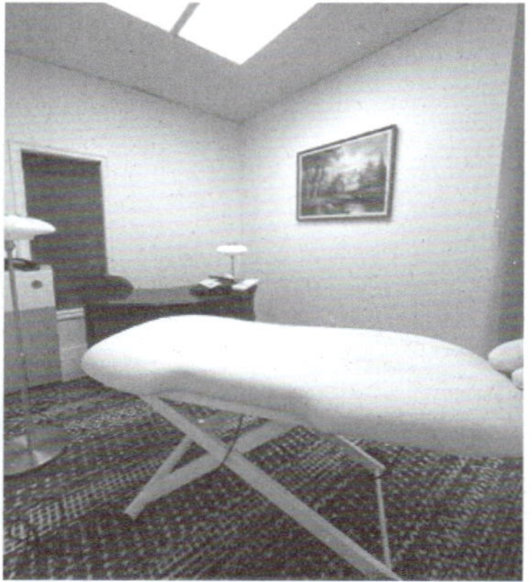

처방실

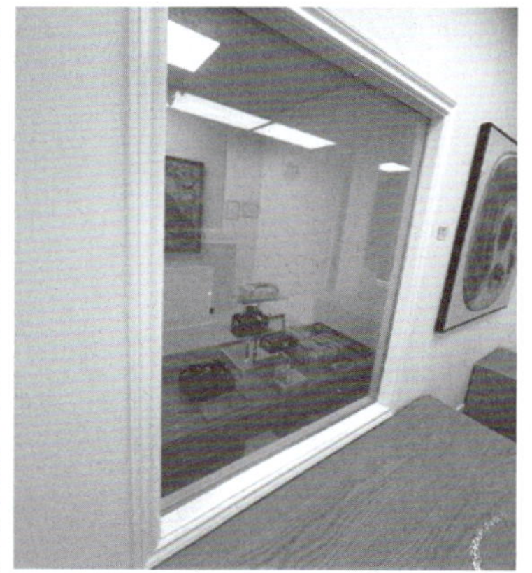

[그림 9-10] 캐나다 피트니스 한의원

[출처] 한국보건산업진흥원(2023). 2023 의료 해외 진출 우수사례집

참고문헌

- 국제한인간호재단(GKNF). 국제간호. 학지사메디컬.
- 김민중(2024). 통계로 보니, 韓 1000명당 의사 · 간호사 수 OECD 하위권. Retrieved March 21, 2024, from: https://www.joongang.co.kr/article/25236852
- 김철수(2021). 인간의 권리. 산지니.
- 김희숙, 이도영(2021). 국제간호교육이 간호대학생의 국제보건 간호역량과 국제개발협력 이해 및 교육만족도에 미치는 효과. 근관절건강학회지, 28(1), 50-60.
- 보건복지부(2023). OECD Health Statistics 2023. Retrieved September 13, 2023, from: https://www.mohw.go.kr/board.es?mid=a10107010000&bid=0037&act=view&list_no=378202&tag=&cg_code=&list_depth=1
- 보건복지부(2024). 2023년 외국인환자 유치 60만 명 돌파 아시아 의료관광 중심 도약 '박차'(2024.4.29.). Retrieved November 16, 2024, from: https://www.mohw.go.kr/board.es?mid=a10503000000&bid=0027&list_no=1481210&act=view
- 우정희(2014). 간호사 해외 진출 현황 분석. 한국콘텐츠학회, 12(3), 33-38.
- 이승재(2014). 의료관광의 활성화를 위한 제언: 의료커뮤니케이션을 중심으로. Journal of Digital Convergence, 12(3), 396-397.
- 진기남, 차선미(2023). 의료관광 구조와 실제. 범문에듀케이션.
- 한국보건산업진흥원(2022). 2022 국가별 보건산업 현황 보고서. Retrieved November 16, 2024, from: https://khiss.go.kr/board/view?pageNum=1&rowCnt=10&no1=587&linkId=176238&menuId=MENU00308&schType=0&schText=&boardStyle=&categoryId=&continent=&schStartChar=&schEndChar=&country=
- 한국보건산업진흥원(2023). 2022 의료 해외 진출 통계분석 보고서(자체-보건의료-2023-11 No. 11-B551174-000427-01).
- 한국보건산업진흥원(2023). 의료 해외 진출 우수사례집. Retrieved November 16, 2024, from: https://www.khidi.or.kr/board/view?linkId=48907902&menuId=MENU00085
- 황원주, 채덕희, 김진희, 진주혜, 정유미, 황윤선(2021). 글로벌 헬스의 이해. 수문사.
- Choi, S. H., Lee, C. H., Jung, G. T., Moon, K. E., & Song, Y. S. (2020). Current status of international research cooperation if Korea national institute of health. chungbuk: Korea Disease Control and Prevention Agency. Retrieved July 28, 2020, from:https://www.cdc.go.kr/board/board.es?mid=a20602010000&bid=0034&list_no=367615&act=view
- International Council of Nurse. (2015, May). International council of nurses raised voice of nursing at 144th WHO executive board meeting. Retrieved August 25, 2020, from:https://www.icn.ch/news/international-council-nurses-raised-voice-nursing-144th-who-executive-board-meeting
- Ki, N. J. (2013). Global medical tourism coordinator: current situation and future vision. Korea Journal of Hospital Management, 18(2), 1-14.
- Kim, Y. S., & Han, M. Y. (2018). Convergence relationship between global citizenship, self leadership and global health competencies in nursing students. Journal of Digital Convergence, 16(9), 347-357.
- Park, Y. H. (2015). Build capacity for international health agenda on the [Transforming our world: The 2030 agenda for sustainable development]. Health Policy and Management, 25(3),149-151.
- World Health Organization (2010). World health report, 2010: Health systems financing. The path to universal coverage. Retrieved from http://apps.who.int/bitstream/heandle/10665

제 10 장

보건의료의 국제화

학습성과

1. 국가별 보건의료의 체계를 설명할 수 있다.
2. 국가별 문화의 특성에 따른 국제간호를 설명할 수 있다.
3. 간호사 이민의 역사와 배경을 설명할 수 있다.
4. 간호사 이민의 현황을 제시할 수 있다.
5. 미국간호사 시험의 내용, 절차와 방법에 대해 설명할 수 있다.

제 10 장 보건의료의 국제화

1. 국가별 보건의료의 이해

1) 보건의료

보건의료(health care)는 건강증진, 질병예방, 치료, 재활을 목적으로 제공되는 전문적이고 공식적인 서비스를 말한다. 이러한 보건의료 서비스 제공의 기본 목표는 국민의 보건의료욕구를 충족시키는 것이다. 보건의료에 대한 요구는 몇 가지 특성들을 가지고 있다. 우선 건강, 불건강 상태는 이분법적이 아닌 연속적인 현상으로 나타나며 한 개인의 건강상태는 가장 건강한 상태와 가장 불건강한 상태 사이의 연속선 위에서 한 점으로 나타나게 된다. 그러므로 한 개인, 혹은 집단의 건강상태는 다양하며, 이러한 다양한 건강수준에 따라 의료서비스의 내용도 달라지게 되는 것이다.

보건의료사업은 건강의 증진, 질병의 예방, 질병의 발견과 치료 및 재활의 네 가지 영역이 포함되며, 이러한 보건의료서비스는 그 전달체계에 따라 1차 보건의료(primary health care), 2차 보건의료(secondary health care), 3차 보건의료(tertiary health care)로 구분할 수 있다. 1차 보건의료는 질병의 조기발견, 질병의 예방, 건강 유지와 증진을 위한 서비스를 그 내용으로 하며, 2차 보건의료는 질병의 조기진단 및 조기치료, 3차 보건의료는 질병의 회복과 재활, 불구의 극복과 질병의 치료를 내용으로 한다. 각 국가는 자국의 실정에 맞는 보건의료체계를 통하여 국민의 건강을 증진, 회복, 유지하고 있다.

2) 국가별 보건의료

(1) 미국

미국의 보건의료체계는 정부의 개입이 적고 민간의 영역이 많은 부분을 차지하고 있다. 병상, 의사, 장비를 포함한 의료자원 대부분을 민간에 의존하는 기업형 의료체계이다. 따라서 풍부한 의료자원에도 불구하고 본인 부담금이 매우 높아 개인이 자발적으로 민간의료보험에 가입하고 있다. 근로자의 경우 대부분 고용기반방식으로, 고용주는 근로자 의료보험을 부가급여 형태로 제공하고 있다. 하지만 고용기반방식은 기업에 고용되어 있지 않은 실직자의 경우 의료서비스에서 소외될 수 있으므로 정부는 공적의료보험을 제공하여 이들을 지원하고 있다. 젊은 연령의 실직자 및 빈곤계층을 위한 메디케이드(Medicaid) 프로그램과 65세 이상 은퇴한 노인들을 위한 메디케어(Medicare) 프로그램이 대표적인 예이다.

(2) 영국

영국은 모든 국민에게 의료서비스를 제공하는 포괄적 보건의료체계를 구축하고 있다. 이는 대부분의 의료시설이 정부의 관리하에 있기 때문에 가능하다고 볼 수 있다. 의료보험체계서는는 정부가 단일보험자로서 조세를 재원으로 국가보건의료서비스(national Health service, NHS)를 운영하고 있으며, 국가에서 운영하는 병원과 주치의를 지정하여 의료서비스를 저비용 또는 무상으로 제공하고 있다. 하지만 공공서비스로 제공되는 의료서비스는 사적의료서비스에 대해 긴 대기시간 등 서비스의 만족도가 높지 않아 민간의료보험을 통한 개인병원을 이용하는 사례가 증가하고 있다.

(3) 일본

일본의 의료전달체계는 초기 의료(1차 의료), 2차 의료 및 3차 의료로 나뉜다. 초기 의료는 통상적으로 나타나는 질병이나 외상 등의 치료뿐만 아니라 질병예방, 건강관리 등 지역과 밀착된 보건, 의료, 복지에 이르는 포괄적인 의료서비스로서, 주로 지역 진료소와 병원이 그 역할을 담당한다. 2차 의료는 입원 및 전문 외래 진료를 제공하는 것으로, 지역의 핵심병원이 담당한다. 3차 의료는 특수, 선진적 의료에 대응하는 특수한 진단을 필요로 하는 고도의 전문적인 의료로서 첨단 및 전문 의료기기를 갖춘 전문병원과 대형병원이 담당한다.

민간 중심의 의료전달체계에서 자국민은 대형병원 및 전문의료기관을 포함해 자유롭게 의료를 이용할 수 있도록 보장하며 단골의사 이용을 권장한다. 일본은 2025년 이후 65세 이상 인구가 30% 이상이 되며, 후기 고령자는 18%가 될 것으로 전망되며, 이러한 상황을 대비하기 위해 의료 기능별 병상 기능을 4가지로 구분하여 병상 기능에 따라 전국적으로 필요한 병상수를 매년 추계하여 조절하고 있다. 또한, 전 지역을 응급의료를 포함한 일반적인 입원 치료가 해결될 수 있도록 구역을 세분화하고 있다.

(4) 몽골

1차 의료서비스는 몽골 「보건법」에 따라 가정건강센터에서는 해당 지역주민 대상으로 의료서비스를 제공한다. 임신 및 출산 관련, 아동 대상 국 · 공립 병원 의료서비스, 소독 및 예방접종

등 감염성 질환에 대한 역학 관련 조치, 응급의료서비스, 지역(soum) 단위의 의료기관에서 제공하는 보건의료서비스 등이 있다. 2 · 3차 의료서비스는 1차 의료서비스에서 해결되지 않는 경우는 상위레벨인 지구단위(aimag)의 병원, 전문센터 및 복합 전문 중앙병원 등의 의료기관에 의뢰할 수 있다.

2차 의료서비스는 지방정부가 운영하는 구조인 지구단위(aimag) 병원, 구(duureg) 종합병원 및 공중보건소로 지리적 접근성이 좋고, 평균 병상 이용률은 78% 수준으로 9개 주요 전문분야와 10개의 하위 전문분야에 중점을 두고 있다. 3차 의료서비스는 몽골의 수도인 울란바토르 내 중앙병원, 전문센터, 4개 지역의 지역 진단치료센터가 있다.

(5) 베트남

베트남의 의료시스템은 공공시스템과 민간시스템이 혼합되어 있으며, 공공시스템은 정책, 예방, 연구 및 훈련에서 핵심적인 역할을 한다. 베트남의 보건의료전달체계는 행정 구역의 구분에 따라 총 4단계로 구성되어 있으며, 중앙급, 지방급, 지역급, 공동체급로 구분한다. 중앙급은 일반적으로 하위 레벨에 대한 전문 서비스, 기술 지원 및 교육을 제공한다. 지방급과 지역급은 일반적인 의료서비스를 제공한다. 공동체급은 1차 의료서비스를 제공한다.

(6) 중국

중국의 중앙 정부는 국가 보건 입법, 정책 및 행정에 대한 전반적인 책임을 지며 모든 중국 국민이 의료서비스를 제공받을 수 있도록 보장한다. 지방정부는 모든 시민이 기본적인 의료서비스를 받을 수 있도록 조직하고 제공할 책임이 있다. 국가 및 지역 보건기관은 건강 품질 및 안전, 비용 관리, 제공자 수수료, 건강정보수집 및 보건 형평성에 대한 포괄적인 책임이 있다. 국가보건위원회(National Health Commission)는 핵심 국가 보건기관으로, 국가 보건정책을 수립한다.

공공건강보험관리국(State Medical Insurance Administration)은 기본 의료 보험 프로그램, 재난 의료 보험, 출산 보험 프로그램, 의약품 및 건강 서비스 가격 책정, 의료 재정 지원프로그램을 감독한다. 전국인민대표대회(National People's Congress)는 건강 및 의료 관련 입법을 담당하나 주요 보건 정책과 개혁은 국무원과 공산당 중앙위원회에 의해 시행되고 있다, 국가발전개혁위원회는 의료 인프라 계획을 주관하고 의료서비스 제공자 간의 경쟁을 관리 · 감독한다. 재무부(Ministry of Finance)는 정부 의료 보조금, 건강보험 기부금 및 의료시스템 인프라에 대한 자금을 제공한다.

(7) 호주

호주의 보건의료체계로는 연방정부(Federal Government)와 주/준주정부(State/Territories Government), 지방정부(Local Government)가 운영 및 관리, 자금 지원을 담당한다. 주정부 및 준주정부는 공공병원에 대한 재정적 지원과 관리 및 규제, 민간 병원에 대한 규제 및 허가, 지역보건 네트워크에 대한 감독 역할을 수행하며, 1차 의료서비스 · 암 검진 · 예방접종 · 구급 서비스 등을 제공한다.

2. 국제간호를 위한 국가별 문화 이해

문화(culture)라는 말은 라틴어 'cultus'에서 유래된 것으로 '밭을 갈아서 경작한다'라는 의미로 쓰였다. 나중에는 이것이 자연적인 행동과 반대되는 문명화된 행동이라는 의미로 바뀌었고, 이후 상류 계급의 행동을 의미하게 된다. 이어서 19세기에는 가장 훌륭한 예술, 음악, 사상을 가리키는 '고급 문화'의 개념이 등장하였고, 20세기에 들어와서 대중문화가 발달하면서 문화의 개념이 '세련된, 교양 있는, 고급스러운'의 의미뿐만 아니라 '인간의 모든 생활 양식'을 넓은 의미로 가리키는 것으로 확대되었다.

문화는 담론에 따라 교양으로서의 문화, 진보로서의 문화, 예술 및 정신적 산물로서의 문화, 상징체계 혹은 생활양식으로서의 문화 등으로 다양하게 정의된다. 문화의 본질적 기능은 사회의 재생산이며 긴 기간을 통해 변동해 가는 특징이 있다.

인류학자들은 정형화할 수 있고 기호로서 의사소통할 수 있는 모든 인간의 능력을 문화로서 정의하며 규범과 가치로서 문화를 다룬다. 한편, 동물학에서는 문화를 동물 생태계에서 위치하고 있는 인류의 행동 양식으로 이해하기도 하며, 사회인류학은 사회 제도와 인간의 상호관계로 설명한다.

종교적인 관점에서 보면 폴 틸리히(Paul Tillich, 독일의 신학자, 1886~1965)가 본 것처럼 종교는 문화의 뿌리이다. 사상적인 관점에서 보면 세계관에 의해 문화의 모습이 만들어진다. 문화는 사상, 의상, 언어, 종교, 의례, 법이나 도덕 등의 규범, 가치관과 같은 것들을 포괄하는 '사회 전반의 생활 양식'이라 할 수 있다. 이렇게 생활양식은 국가마다 상이한 문화를 형성하고, 이는 건강과 의료에도 영향을 미치게 된다.

1) 중국

중국은 신체의 균형과 조화를 음과 양의 근본 우주원리로 설명하는 음양오행을 강조하고 있다. 음은 여성, 차가움, 어둠을 의미하고, 양은 남성, 뜨거움, 빛을 의미한다. 질병은 음과 양의 균형이

깨지는 상태로 설명하며, 신체의 균형과 조화는 음과 양의 조화라고 믿고 있다. 음양의 균형을 맞추는 것이 질병의 치료라 여기고, 이를 위해 침, 약물, 뜸, 허브, 정신요법(기) 등을 사용한다.

중국의 넓은 영토와 많은 인구만큼이나 식재료도 풍부하고 요리법도 다양하여 특색 있는 요리가 많이 발달하여 수준 높은 음식문화를 가지고 있다. 또한, 중국의 식문화에서 차(茶)를 빼놓을 수 없다. 중국에서 차가 발달한 이유는 중국의 물이 이물질이 많고 깨끗하지 못해 끓여서 먹는 것에서 유래한 것이라고 한다.

2) 일본

일본은 '가깝고도 먼 나라'라는 말과 같이 지리적으로 근접한 지역에 있지만, 문화적으로 우리나라와는 다른 독특한 문화를 가지고 있다. 일본은 의료문화에서 오래전부터 개인위생과 청결을 중요시하여 병원의 위생을 철저히 관리하고 있다.

암 진단 시 환자 본인과 가족에게 정확하게 알리는 것을 선호하고, 외국에서 치료할 경우 수술이나 수혈을 받는 것을 좋아하지 않는다. 이런 문화적 특성으로 일본인들은 장기 기증을 받는 것을 꺼려하기도 한다.

일본은 세계에서 가장 장수국가로 세계 5대 장수 식품인 낫또와 다양한 건강식품이 있다. 음식문화는 그 지역의 건강과 직결된다는 것을 일본의 사례에서 알 수 있다. 이처럼 다른 나라의 건강한 식재료와 요리법에 대한 관심은 환자식의 개발에 도움을 줄 수 있다.

3) 미국

미국은 의료서비스에서 개인의 사생활을 중요하게 생각하고 있으며, 환자에 대한 신체접촉에 주의하여 환자를 진료하고 있다. 최근 코로나19 이후 우리나라의 의료시설에서도 간호를 위한 보호자의 출입이나 취침이 제한되는 것과 같이 미국은 오래전부터 보호자의 병원 내 취침을 금지하고 모든 서비스를 직접 제공한다. 또한, 미국은 직업에 대한 특성과 전문성을 존중하며, 특별한 문제가 발생하지 않는 한 응급구조사의 응급조치에 대해 존중하고 있다.

4) 베트남

베트남의 문화는 고대 관습을 유지하고 오래된 종교적 신념, 관용적인 철학적 이상 그리고 문학과 예술을 통한 섬세한 의사소통을 포함하는 포괄적인 문화이다. 종교문화와 가치관을 보면 베트남은 유교의 영향으로 노인 공경과 조상을 모시는 효도 정신이 우리나라보다 강하다고 볼 수 있다. 이러한 이유로 우리나라에 거주하고 있는 베트남 결혼이주여성의 비율이 가장 높게 나타나고 있다.

베트남인은 짝수를 선호하여 물건을 사거나 사진을 찍을 때 등 가급적 짝수로 맞추려고 한다. 이는 의료시설 이용에서 수술 날짜를 정하거나 병실의 호수를 배정할 때 참고할 수 있는 내용이다.

다양한 국가의 문화를 이해하는 것은 세계화 시대를 살아가는 의료인의 활동 영역을 확장할 수 있는 역량이 될 수 있다. 이는 직업적 선택의 폭을 넓히는 것만이 아닌 국제 공중보건의 발전에도 기여할 수 있는 것이다.

3. 간호사 이민

1) 이민의 정의

이민이란 개인이나 집단이 더 나은 생활, 경제적 기회, 정치적 자유, 교육, 가족 재결합, 난민 보호 등의 이유로 국가의 경계를 넘는 인구이동을 말한다. 즉, 국제 인구이동을 의미하는 개념이다.

이민의 종류는 다음과 같이 분류할 수 있다.

※ 이민의 목적에 따른 분류

① 경제적 이민(Economic Migration)
- 경제적 안정을 위하여 높은 임금이나 더 나은 일자리를 찾아서 다른 나라로 이동하는 경우(취업이민, 사업이민, 투자이민 등)

② 유학이민(Education Migration)
- 교육을 목적으로 다른 나라로 이동하는 경우(해외 유학 후 정착 등)

③ 가족 초청 이민(Family Migration)
- 가족과 함께 살기 위해 이주하는 경우(결혼이민, 가족 재결합 이민 등)

④ 은퇴 이민(Retirement Migration)
- 기후가 좋고 물가가 안정되어 노후를 보내기 좋은 나라로 은퇴 후 이주하는 경우

⑤ 난민 및 망명 이민(Refugee & Asylum Migration)
- 전쟁, 박해, 자연재해 등을 피하여 안전한 곳으로 이동하여 이주하는 경우
- 난민(Refugee): 본국에서 박해를 피해 국제적으로 보호를 받는 사람
- 망명자(Asylum Seeker): 자신의 국가에서 정치적인 이유로 박해받고 있거나 위험이 있어 이를 피하려고 다른 나라로 이동하여 이주하는 경우

※ 법적 지위에 따른 분류
① 합법 이민(Legal Migration)
- 해당 국가의 법률에 따라 비자, 영주권, 시민권 등을 정식을 취득한 경우
② 불법 이민(Illegal Migration)
- 비자 없이 입국하거나, 체류 기간을 초과하여 불법적으로 거주하는 경우

※ 기간에 따른 분류
① 일시적 이민(Temporary Migration)
- 일시적으로 다른 나라를 거주 후 본국으로 돌아가는 경우
② 영구 이민(Permanent Migration)
- 다른 나라에 영구적으로 거주하기 위해 이주하는 경우

2) 간호사 이민의 역사 및 배경

우리나라 간호사 해외 취업의 시작은 1960년대 초 서독으로의 진출이었다. 간호사 서독 진출은 처음에는 민간차원에서 비롯되었다. 당시 서독은 경제부흥이 한참 진행 중이던 때라 노동력이 매우 부족한 상황이었고 간호직은 그곳 사람들에게 기피직종에 속하여 간호인력이 부족한 상황이었다. 한편 1960년대 초 우리나라는 5 · 16 군사정변 이후 인구증가와 실업증대로 사회불안이 고조되고 있어 경제적으로 매우 어려운 상황에 처해 있었다. 이때 착안된 것이 우리의 노동력을 서독에 파견하는 것이었다. 당시 우리나라 간호사들은 이미 민간 차원으로 서독에 파견되어 성실성이 독일 정부에 알려져 우수성이 인정된 것이었다.

1965년 이전까지 870명, 1966년 723명, 1967년 212명, 1968년에는 서독 간첩단 사건으로 한, 독 양국관계가 악화되어 9명, 1969년 459명 등 총 2,273명이 파독된 상황이었다. 1969년 이후부터는 정부의 인력수출정책과 맞물려 대규모로 발전하면서 1969년 8월 한국해외개발공사와 독일병원협회 간에 파독간호요원에 관한 협정이 체결됨에 따라 5년간 간호요원을 서독에 파견하기로 하였다. '한독간호협정'이 체결됨으로써 간호사의 파독은 민간차원에서 정부 차원으로 전환되었으며, 1970년 7월에 해외개발공사가 서독주재 사무소를 설치하여 현지에서 직접 해외 취업 개척에 앞장서기 시작하여 1970년에 1,707명, 1971년에 1,348명, 1972년에 1,439명, 1973년 1,182명이 파독되었다. 그 후 정부의 인력수출정책의 일환으로 1974년 여름 해외개발공사 이사장과 노동정상의 방독으로 2차 협상이 맺어져 협정을 연장하여, 1975년에 간호사 407명이 파견되었으나 계속되는 간호요원의 대규모 해외 취업으로 국내의료인 수급에 지장이 있다고 판단한 보건사회부(보사부)는 5명 이상의 단체진출은 보건사회부 사전승인을 받도록 조치하였다. 이와 동시에 서독 정부도 외국 노동력 도입중지 방침을 발표하기에 이르러 1976년 4월 37명 파견을 끝으로 사실상 정부

차원의 파독을 종결하였다.

이를 계기로 간호사의 해외진출은 1970년 사우디아라비아, 이란 등 중동지역에 대한 취업과 미국으로의 취업 이민으로 이어졌으며, 호주, 뉴질랜드, 캐나다 등지로 진출하여 한인간호의 기반을 조성하였다. 1999년 국가경제위기 상황하에서는 실업감소에 이바지하는 등 국가경제발전에 긍정적 영향을 미쳤다.

미국간호사 취업이민은 취업이민 3순위 카테고리(Employment-Based Immigration 3rd Preference Category, EB-3)에 속해 있는데 EB-3는 숙련직(Skilled)과 비숙련직(Non-Skilled)으로 구분되며 간호사 이민은 EB-3 숙련직에 해당된다. 미국 현지 고용주의 Sponsorship을 통해 이민 수속을 진행할 수 있으며 EB-3 간호사 취업이민의 전체 수속 기간은 매달 미 국무부에서 발표하는 영주권 문호(Visa Bulletin)의 우선순위에 따라 개개인의 차이가 있다.

3) 간호사 이민 형태 변화

세계화 속에서 노동시장의 인력이 국가 간 이동을 하고 있으며 특히 간호사의 국제 이주는 세계적인 추세이다. 우리나라 간호사의 해외 진출은 1960년대에 광부와 함께 간호사를 서독으로 파견했던 것을 시작으로 1970년대에 중동지역과 미국, 캐나다, 호주 등 영어권 국가로 확대되었다. 그러나 미국이 이민법을 개정하면서 외국 간호사 취업이 다소 어려워지고 국내 간호사의 임금수준이 상승되는 등의 이유로 인해 1980년대 후반부터 국내 간호사들의 해외 취업을 위한 이동이 감소하였으며 해외 진출이 정부 주도형에서 개인 주도형으로 변화되었다.

국제적으로 이주하여 일하고 있는 간호사를 Internationally-Educated Nurse(IEN)이라 하는데, 뉴질랜드와 스위스가 높은 비율을 보이고 있다. 해외 이주 간호사의 고용 비율은 필리핀이 가장 많고 캐나다, 인도, 영구, 한국, 나이지리아 순이다.

4) 의료인력 부족에 따른 건강 불평등 악화

세계보건기구(WHO)는 전 세계에 의사와 간호사 수의 부족을 430만 명으로 추산하고 있으며, 빈곤국에서는 더욱 심각한 위기에 처해 있다고 보고한다. 대부분의 보건전문직은 저소득 국가에서 선진국으로 이동하는 현상이 뚜렷하기 때문이다. 일부 선진국의 경우 간호사 부족문제를 해결하기 위해 다양한 정책을 펼치고 있으며, 이에 따라 저개발 국가는 간호인력의 유출이 더 높아지게 된다. 세계화로 보건전문직의 이동은 비대칭적이 이주쏠림 현상으로 나타나고, 보건의료인력의 부족과 불균형적인 분포를 더 악화시키기도 한다. 따라서 간호사 이동은 선진국의 국민들에게는 더 많은 혜택을 주지만, 저개발국가나 개발도상국의 국민에게는 질병부담을 더 높이는 계기가 되었다.

- 우리나라: 인구 1,000명당 간호사 수는 4.4명임(보건복지부, 2022)
- 영국: 외국 출신 간호사가 약 22.7%
- 가나: 약 140,000명의 등록간호사 중 20,000명이 다른 나라에서 근무(가나 간호협회)

4. 미국간호사 시험(NCLEX-RN/CAT)

1) 미국간호사 시험의 정의

미국에서 간호사 면허를 취득하기 위한 시험은 컴퓨터를 기반으로 시행되며, NCLEX-RN/CAT(National Council Examination for Registered Nurse/Computerized Adaptive Testing)이라고 한다. 미국 내에서 간호사로서 안전하고 효과적인 간호 수행을 할 수 있을지에 대한 초보 단계의 지식, 기술을 검증하는 국가시험이다. 미국 간호대학 졸업자와 각 주(state)의 간호 위원회(nursing board)에서 인정하는 외국의 간호대학을 졸업하고 자국의 면허를 소지한 모든 외국 간호사가 이 시험에 응시할 수 있다. 따라서 한국의 간호사 면허를 소지한 3년제 혹은 4년제 간호학과 졸업자는 모두 시험에 응시 가능하다.

NCLEX-RN/CAT는 미국뿐만 아니라 괌, 일본, 대만, 홍콩, 사이판, 캐나다, 호주, 영국 등 전 세계 여러 나라의 시험 센터에서 응시할 수 있다. 시험의 내용은 미국의 '국가 간호 위원회의 국가 협의회(National Council of State Board of Nursing, NCSBN)'에서 개발하고 관리한다.

2) 외국인의 미국간호사 시험 응시자격 확인 기관

미국 이외의 국가에서 간호사 면허를 취득한 경우 해당 자격에 대한 평가를 받아야 하며, 이러한 역할을 수행하는 기관이 CGFNS(Commission on Graduates of Foreign Nursing Schools)이다. CGFNS는 전 세계 학교와 면허 기관의 문서를 인증하고 확인한다. 기관에서는 교육과정(학점/시간 포함)을 평가하고 미국의 표준 교육과정과 비교하여 미국간호사 면허 시험인 NCLEX-RN/CAT 응시자격을 부여한다.

미국 일부 주(state)의 간호 위원회에서는 CGFNS 질평가 시험(qualifying exam)을 요구하기도 한다. CGFNS 인증 프로그램은 3부분으로 진행된다. 단계의 구성은 간호사의 교육과정 인증, CGFNS 시험, 그리고 영어 능력 평가이며, 영어 능력 평가를 위해서는 TOEFL 또는 IELTS에서 기준 이상의 점수를 제출해야 한다. 이 모든 요건이 충족되었을 때에 CGFNS 인증서를 수여받게 된다. CGFNS

시험은 영어와 전공 두 과목이며, 최근에는 영어시험이 'Visa Screen'으로 대치되었다. 캘리포니아, 콜로라도, 뉴욕 주 등 14개 주에서는 외국에 있는 간호사가 CGFNS 시험을 거치지 않아도 면허 시험에 응시할 수 있도록 하고 있다.

3) 뉴욕 보드

우리나라와 달리 미국은 주(state)마다 간호사 관련 업무를 전담하는 위원회가 따로 있다. 미국간호사 시험은 모든 주(state)가 NCLEX-RN/CAT를 동일하게 사용하지만, 서류심사업무와 발급업무는 각 주의 간호 위원회가 책임지고 있으며, 한국간호사의 대부분은 외국인으로서 응시조건이 가장 용이한 뉴욕 보드(뉴욕 간호 위원회)에 응시하고 있다. 뉴욕 보드의 면허를 취득했다고 하여 다른 주에서 일을 할 수 없는 것은 아니며, 다른 주에서 일하고자 하는 경우 면허이전 절차(endorsement)를 통하여 면허를 변경할 수 있다.

4) 미국간호사 시험 대행사

피어슨 뷰(Pearson Vue)는 미국의 거의 모든 자격증 시험 준비를 대행하는 기관이다. 흔히 시험을 치르는 시험장을 피어슨 시험장이라고 한다. 피어슨 시험장은 미국뿐만 아니라 일본, 대만, 홍콩, 괌, 사이판 등에도 위치하고 있다. 뉴욕 보드로부터 서류 심사가 완료되었다는 통보를 받으면 피어슨 홈페이지를 통해 시험허가증(Authorization To Test, ATT) 신청 및 발급 후 시험일정을 정할 수 있다.

5) 시험 방식 및 내용

시험은 컴퓨터를 이용하는 방식으로 진행된다. CAT(Computerized Adaptive Testing) 방식의 시험은 응시자가 선택한 답변을 분석하여 컴퓨터가 응시자의 수준을 파악하여, 만약 응시자의 수준이 높다고 생각하면 쉬운 문제를 줄여서 출제하고, 반대로 수준이 낮다고 판단하면 어려운 문제를 줄여서 출제하는 것이다. 문제를 풀다가 컴퓨터가 'pass' 기준보다 높거나 지나치게 낮다고 판단할 경우 시험은 종료된다. 시험 문항 수는 85~150문제로 시험시간은 최대 5시간이며, 응시자의 응답에 따라 출제되는 문항 수가 다르게 된다.

기존의 NCLEX/CAT 문제는 4지 선다형으로 문제은행과 단순암기로 접근할 수 있었던 반면, 2023년 4월부터 Next Generation NCLEX(NGN)로 변경되면서 다양한 종류의 케이스 스터디와 방대해진 분량의 지문, 다중 선택 질문으로 심화되었다.

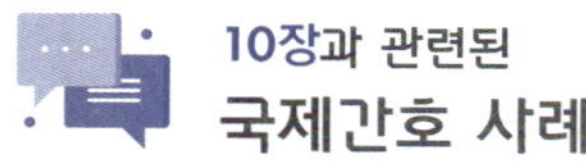

10장과 관련된

국제간호 사례

안녕하세요. 저는 현재 간호학 박사과정 재학 중인 Ko Geumbo입니다.

어린 시절부터 부모님의 영향을 받아 여러 나라를 방문하며 다양한 문화의 사람들과 소통하는 경험을 쌓았습니다. 이러한 경험은 제가 국제적인 소양을 갖춘 간호사로 성장할 수 있는 기회를 제공했으며, 팀워크와 리더십 역량을 발휘할 수 있는 토대를 마련하는 계기가 되었습니다. 특히, 호주에서의 간호대학 과정은 한국의 간호대학 시스템과 여러 면에서 달라, 이는 제 전문적인 간호 실습에 중요한 영향을 미쳤습니다.

호주에서의 교육과정은 1학년부터 병원에서 학생 간호사로 실습을 시작하도록 구성되어 있습니다. 마지막 학년에는 신규 간호사(New Graduate Nurse)와 유사한 수준으로 환자를 전방위적으로 돌보며, 실습하는 병동에 따라 Buddy RN(지도 간호사)의 감독 아래에서 간호 행위를 수행할 수 있었습니다. 이러한 경험은 간호사로서의 자아 정체성과 전문성을 심화하는 데 큰 도움이 되었습니다.

임상 실습 중 다양한 경험과 관찰을 통해, 신입 졸업 간호사들이 직장에 들어서면서 겪는 전환 충격을 줄이는 데 기여할 수 있는 효과도 경험하였습니다. 모든 간호사는 자신의 역할과 책임을 독립적으로 관리하고 수행해야 한다는 사실을 인식하게 되었으며, 이는 역동적인 의료 환경에서 효과적인 간호 관리자가 갖추어야 할 속성과 기술에 대한 깊은 성찰을 유도하였습니다. 이러한 교육을 통해 간호사가 갖추어야 할 중요한 개인적 특성으로는 뛰어난 의사소통 능력, 인내심, 긍정적인 태도 등이 강조되었습니다.

특히 인상 깊었던 지역사회 정신 건강 간호 실습 경험은 지역 사회에 등록된 클라이언트의 집을 직접 방문하는 방식으로 진행되었습니다. 이 과정에서 멘토와 함께 일할 수 있어 학생 간호사에게 간호사 실무자의 포괄적인 역할을 관찰하고 전문적인 조언을 받을 수 있는 귀중한 기회를 제공하였습니다. 이러한 경험은 의료 환경에서 협력과 조정을 통해 갈등을 관리하는 방법을 배우는 데 큰 도움이 되었습니다.

지속적인 교육, 포트폴리오 작성, 동료 평가(peer review), 자기 평가 등의 역량 평가는 비판적 사고와 분석 능력을 향상시키는 데 중요한 역할을 했습니다. 이는 졸업 후 신규 간호사 및 경력직 간호사로서의 실무 역량 향상에 기여하였습니다.

호주 등록 간호사(Registered Nurse)는 전문적 가치, 의사소통 능력, 의사결정, 리더십을 발휘해야 하며, 직업의 요구에 부응하기 위해 개인적 및 전문적 발전을 지속적으로 이루어야 합니다.

호주의 병원 시스템은 명확한 업무 분담을 통해 운영되며, 의사, 간호사, 물리치료사, 사회복지사, 영양사, 약사 등 다양한 의료 전문가들이 팀을 이루어 환자의 치료 계획을 수립합니다. 이러한 과정은 의사소통 및 해석 능력을 향상시키는 중요한 기회를 제공합니다. 예를 들어, 병동 회진(ward round) 동안 환자의 상태에 따라 최대30분간 심도 있게 논의하며, 중환자실 및 고의존도 병동(High Dependency Unit)에서는1~2명의 환자에 대해 보다 깊이 있는 논의가 진행됩니다.

이러한 경험은 팀워크의 중요성을 실감하게 하였으며, 보다 나은 간호 제공을 위한 동기를 부여하였습니다. 이는 케어 모델에서 팀 개념과 함께 제안이 실행되는 과정을 통해 직무 만족도가 향상되고, 더 나은 케어를 제공하고자 하는 동기가 강화됨을 시사합니다. 환자의 전반적인 치료 및 케어는 관찰, 해석 및 평가가 상호 조사되고 공유되는 협력적 작업으로 간주됩니다.

또한, 호주 사회의 다문화적 특성은 원주민 문화를 포함하여 다양한 문화적 배경을 가진 환자들을 접할 수 있는 기회를 제공합니다. 이러한 경험은 인종적으로 다양한 커뮤니티 구성원들의 다양한 요구, 가치 및 신념을 존중하는 것의 중요성을 깨닫게 해주었습니다. 또한, 환자와 그 보호자들이 지속적인 의사결정 과정에 참여할 수 있도록 하는 것이 얼마나 중요한지를 인식하게 되었습니다.

이와 같은 실무 경험을 통해, 저는 긍정적인 단호함과 능력, 그리고 의사소통 및 봉사에 대한 의지를 통해 관리 기술을 연마하고, 타인에게 긍정적인 영향을 미칠 수 있다는 확신을 가지게 되었습니다.안전하고 능숙하며 포괄적인 간호를 제공하기 위해, 전문적인 접근 방식을 통해 환자 개개인의 요구와 특성을 반영한 효과적인 의사소통으로 간호사로서 의료 서비스의 개선에 기여하고자 합니다.

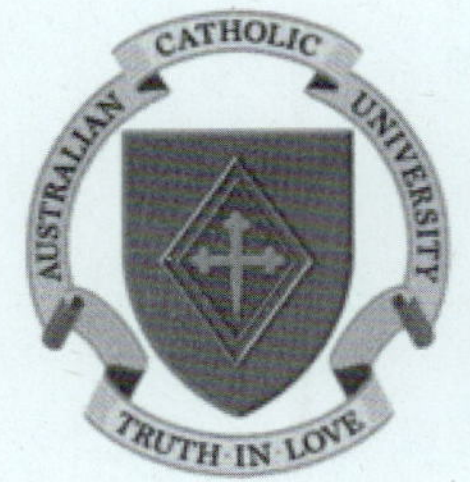

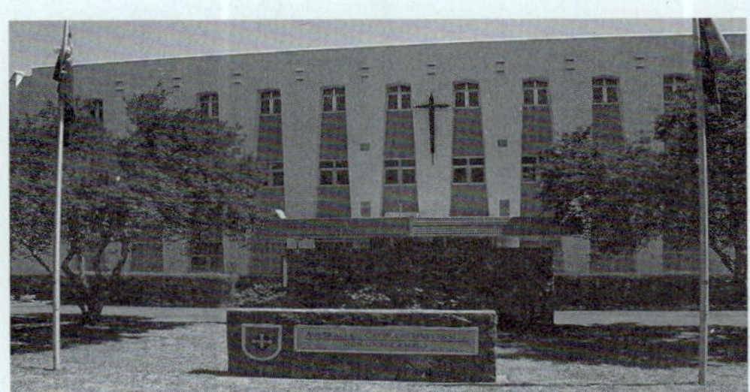

Australian Catholic University (North sydney)

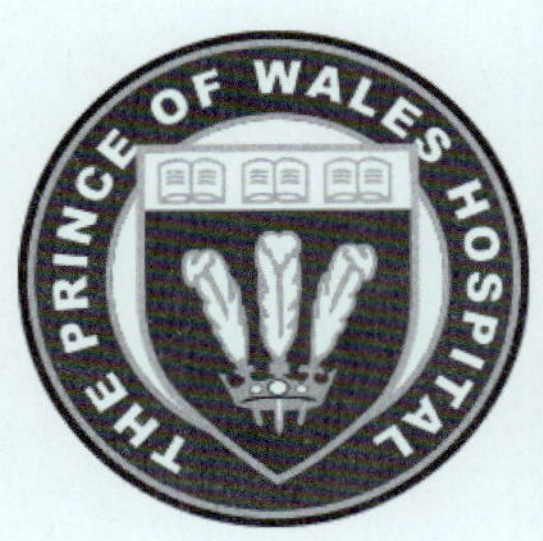

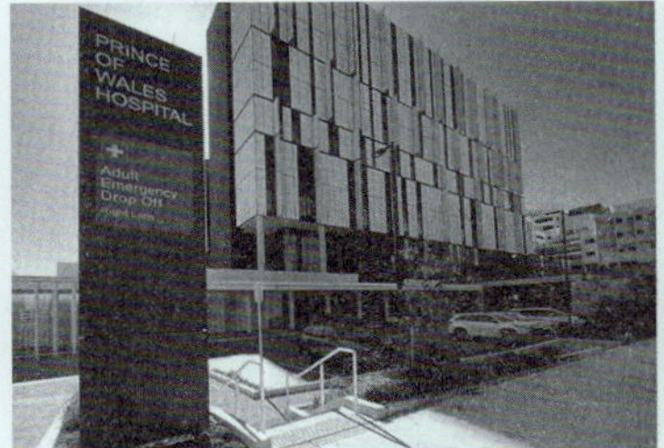

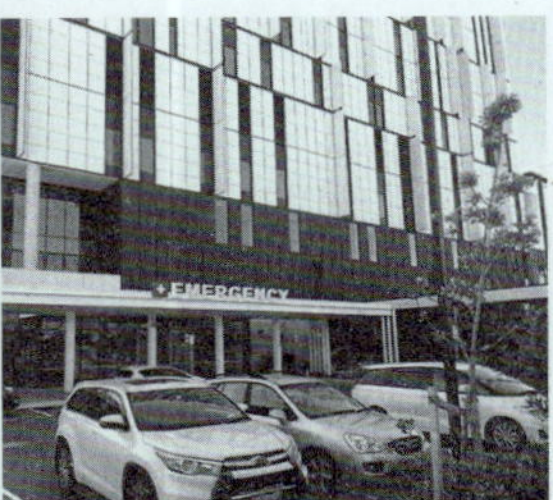

Prince of Wales hospital (NSW)

호주(Australia) 간호대학 과정 및 간호사로서의 경험

참고문헌

- 국제의료정보보털. https://www.medicalkorea.or.kr/ghip/globalTrend.
- 글로벌보건산업동향, 2024. VOL. 527
- 김민중(2024). 통계로 보니, 韓 1000명당 의사 · 간호사 수 OECD 하위권. Retrieved March 21, 2024, from: https://www.joongang.co.kr/article/25236852
- 김철수(2021). 인간의 권리. 부산: 산지니.
- 김희숙, 이도영(2021). 국제간호교육이 간호대학생의 국제보건 간호역량과 국제개발협력 이해 및 교육만족도에 미치는 효과. 근관절건강학회지, 28(1), 50-60.
- 노인숙, 정종희, 전정희 외(2024). 다문화시대의 인권과 사회 통합. 현문사.
- 보건복지부(2023). OECD Health Statistics 2023. Retrieved September 13, 2023, from: https://www.mohw.go.kr/board.es?mid=a10107010000&bid=0037&act=view&list_no=378202&tag=&cg_code=&list_depth=1
- 보건복지부(2024). 의료 해외진출 및 외국인 환자 유치 지원 2024년 시행계획.
- 보건산업진흥원. https://www.khidi.or.kr/kohes/main.
- 보건산업통계(2022). 2022 의료 해외진출 통계분석 보고서.
- 우정희(2014). 간호사 해외진출 현황 분석. 한국콘텐츠학회, 12(3), 33-38.
- 최숙희, 변은경, 김민연(2018). 다문화 이해와 건강. 대한나래출판사.
- 한국보건산업진흥원(2022). 2022 국가별 보건산업 현황 보고서. 유럽.
- 한국보건산업진흥원(2023). 2022 의료 해외진출 통계분석 보고서(자체-보건의료-2023-11).
- 한국보건산업진흥원(2023). 2023 국가별 보건산업 현황 보고서. 아시아.
- 한국보건산업진흥원(2023). 의료 해외진출 우수사례집.
- 한국보건산업진흥원(2024). 2024 상반기 글로벌 보건산업 동향 심층 조사.
- 황원주, 채덕희, 김진희, 진주혜, 정유미, 황윤선(2021). 글로벌 헬스의 이해. 수문사.

제 11 장

국제개발협력의 이해

학습성과

1. 국제개발협력을 정의하고 목적에 대해 설명할 수 있다.
2. 국제개발협력의 시대별 흐름을 설명할 수 있다.
3. 국제개발협력의 수행 주체에 대해 구분하고 설명할 수 있다.
4. ODA 지원형태에 대해 설명할 수 있다.
5. ODA 최근 지원 추이에 대해 설명할 수 있다.

제 11 장 국제개발협력의 이해

1. 국제개발협력이란

1) 국제개발협력의 개념과 목적

(1) 국제개발협력의 개념

국제개발협력(International Development Cooperation)은 국가 간 혹은 개발도상국 내에 존재하는 개발격차 및 빈부격차를 감소하고, 개발도상국의 빈곤 문제를 해결하며 인간의 기본 권리를 지키기 위해 기울이는 국제사회의 다양한 노력과 활동을 뜻한다. 원조나 국제원조 등과 혼용되었으나, 최근 개발도상국과의 파트너십을 통한 협업이 강조되면서 주로 '개발협력'이라는 용어가 사용되었다. 국제개발협력은 주로 개발원조, 민간자금의 흐름, 기타공적자금 순민간증여 등과 같이 여러 방식으로 국제사회가 공동으로 개발도상국의 사회 및 경제 발전을 촉진하는 활동으로 이루어지며 국제보건과도 연계되어 복지증진을 위한 협력이 이루어진다.

(2) 공적개발원조

공적개발원조(Official Development Assistance, ODA)는 개발도상국의 사회적, 경제적 발전을 위해 공여국 정부의 돈으로 지원하는 것을 의미한다. 이는 국제개발협력에 포함되는 개념이다. 양자협력은 '유상원조'와 '무상원조'로 구분되며, 좋은 조건에 돈을 빌려주는 것을 '유상원조', 무상으로 도와주는 것을 '무상원조'라고 한다.

(3) 개발재원

개발재원은 개발도상국의 개발에 활용되는 금액을 말한다. 여기 쓰이는 개발재원은 크게 ODA, 민간자금의 흐름, 민간증여, 기타공적자금으로 분류된다[표 11-1].

[표 11-1] 개발재원 방법

<table>
<tr><th>구분</th><th>지원방법</th><th>지원형태</th><th>내용</th></tr>
<tr><td rowspan="3">공적개발원조 ODA</td><td rowspan="2">양자간</td><td>유상</td><td>양허성 공공차관</td></tr>
<tr><td>무상</td><td>기술협력, 식량원조, 증여, 프로젝트원조, NGO에 대한 지원, 긴급재난구호 등</td></tr>
<tr><td colspan="2">다자간</td><td>국제기구 분담금 및 출자금</td></tr>
<tr><td rowspan="2">공적개발원조 ODA</td><td>양자간</td><td>유상</td><td>투자금융, 공적수출신용 등</td></tr>
<tr><td>다자간</td><td>유상</td><td>국제기관 융자</td></tr>
<tr><td>민간자금 PF</td><td>-</td><td>유상</td><td>해외직접투자, 국제기관융자, 1년 이상의 수출신용, 증권투자 등</td></tr>
<tr><td>NGO 증여</td><td>-</td><td>무상</td><td>NGO에 의한 증여</td></tr>
</table>

[출처] ODA 정보포털 홈페이지

(4) 국제개발협력의 목적

국제개발협력의 주요 목표는 수원국의 경제 발전과 사회 복지 증진에 초점을 맞추고 있지만, 원조 제공 동기와 목적은 공여국의 국가적 이익과 목표에 의해 다양하게 형성된다. 이는 [표 11-2]와 같이 크게 네 가지 목적으로 구분된다. 최근에는 글로벌 공공재 강화와 인권 보호도 중요한 목적에 포함된다.

[표 11-2] 국제개발협력의 목적

분류		내용
1	정치 · 외교적 목적	• 국가 간의 안보와 정치적, 지정학적 관계 개선에 중점을 둠 • 원조가 공여국과 수원국 간의 역사적 관계에 미치는 영향이 중요하게 고려됨
2	개발적 목적	• 개도국의 사회경제적 발전 촉진과 빈곤 감소를 목표로 하며 자금 지원, 부채 감면, 기술 협력 등이 활용됨 • 개도국의 경제를 안정시키고 사회적 인프라를 강화하여 주민들의 삶의 질을 높이는 것이 주요 과제로 설정
3	상업적 목적	• 공여국의 경제적 이익 극대화에 중점을 둠 • 전략적 자원 확보, 수출 시장 확대, 민간 투자 환경 조성 등을 목적으로 함 • 개도국의 경제 성장이 공여국의 경제적 이익에 기여할 수 있다는 전제하에 추진됨
4	인도주의적 목적	• 절대빈곤을 줄이고, 인간의 기본적인 가치를 실현하는 데 중점을 둠 • 긴급 구호와 같은 인도주의적 지원은 국제사회가 기아, 빈곤, 재난 등으로 고통받는 이들을 외면하지 않고 도와야 한다는 윤리적 책임을 강조함

[출처] KOICA 홈페이지

(5) 우리나라의 국제개발협력 정책체계

국제개발협력은 단일 기관으로만 이루어질 수 없다. 우리나라도 [그림 11-1]과 같이 국제개발협력위원회를 중심으로 한 협력 구조로 이루어진다. 기획재정부와 외교부를 중심으로 각각 유상원조와 무상원조의 총괄 기관을 담당한다. 기획재정부는 대외경제협력기금(Economic Development Cooperation Fund, EDCF)의 운영을 담당하며, 외교부는 한국국제협력단(Korea International Cooperation Agency, KOICA)의 이사회와 협력한다. 두 부처는 실무협의를 통해 상호 협력하고, 국제개발협력위원회와 실무위원회의 지도 아래, 국제개발협력 업무를 조율하고 추진한다. 이러한 각 기관의 역할과 협력관계를 명확하게 하여 효과적인 국제개발협력을 위한 체계적인 구조를 갖추고 있다.

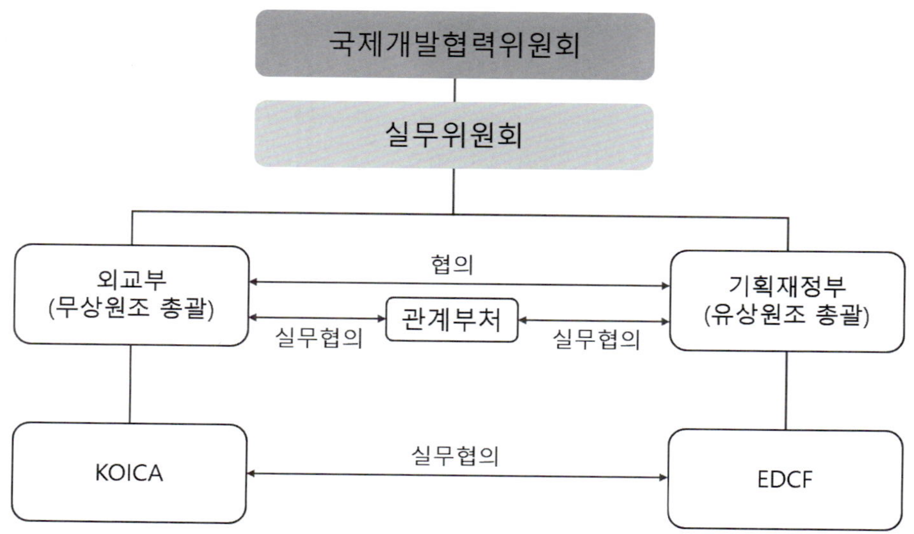

[그림 11-1] 우리나라 국제개발협력 정책체계

[출처] KOICA 홈페이지

2. 국제개발협력의 역사

일반적으로 의미하는 국가 간의 대외원조는 18~19세기에도 존재했다고 볼 수 있지만, 제2차 세계대전 이전에는 오늘날처럼 구체화된 형태로 존재하지는 않았다. 제2차 세계대전 이후 재난 복구를 위해 다자간 협력을 목적으로 하는 국제기구들이 생겨났다. 일례로, 1944년 국제통화기금(International Monetary Fund, IMF)과 국제개발부흥은행(International Bank for Reconstruction and Development, IBRD)이 설립되고, UN, 각종 UN 산하기구를 통해 국제협력을 도모하게 되었다.

1) 1940~1950년대: 국제개발협력의 시작

국제개발협력은 제2차 세계대전이 끝난 이후, 다수의 식민지 국가들이 독립하면서 시작되었다. 서구 열강의 식민 지배로 인해 이들 국가에 발생한 심각한 빈곤 문제를 해결해야 한다는 국제사회의 공감대와 책임감에서 비롯된 것이다. 1945년에 창설된 유엔(United Nations, UN)은 국가 간 협력을 기반으로 한 국제개발협력의 본격적인 시작을 가능케 하는 기반을 마련했다. 이어서 세계보건기구(World Health Organization, WHO), 세계식량농업기구(Food and Agriculture Organization of the United Nations, FAO), 유니세프(United Nations Children's Fund, UNICEF)와 같은 전문적인 구호 기관들이 설립되며 국제개발협력의 체계적 발전이 이루어졌다.

2) 1960년대: 국제개발협력의 도약

1960년대에는 개발에 대한 낙관적인 관점이 주를 이루었으며, 유엔개발10년(UN Development Decade)이 채택되어 대부분의 개발경제학자들이 선진국이 대규모 개발 원조를 제공해야 한다는 필요성을 뒷받침했다. 이와 함께, 유엔무역개발회의(United Nations Conference on Trade and Development, UNCTAD)가 처음으로 개최되어, 유엔이 개발도상국의 입장에서 선진국을 상대로 한 남북문제 협상을 주도적으로 진행하기 시작한 시기이기도 하다. 또한, 1961년에는 마샬 플랜의 집행기관이었던 유럽경제협력기구(Organization for European Economic Cooperation, OEEC)가 OECD로 재편되었고, 개발원조그룹(Development Assistance Group, DAG)은 OECD 산하의 개발원조위원회(Development Assistance Committee, DAC)로 전환되면서 선진국들이 개발 원조에 관한 본격적인 논의를 시작하게 되었다. 하지만, 이 시기 동안 국민 1인당 소득이 선진국은 650달러가 증가하였으나, 개발도상국은 40달러만 증가하는 등 큰 격차가 있었다. 또한, 선진국의 국민총소득(Gross National Income, GNI) 1%를 개발재원으로 이전하겠다는 목표도 기대에 미치지 못하였다. 더욱이, 두 차례 열린 유엔무역개발회의도 선진국의 소극적인 태도로 인해 큰 성과를 거두지 못하면서, 개발도상국의 실망감을 키우게 되었다.

3) 1970년대: 국제개발협력의 정체

1970년대는 남북문제를 둘러싼 갈등이 본격화된 시기로, 1960년대 개발 성과에 실망한 개발도상국들이 단결된 협상력을 기반으로 적극적인 단체 행동을 펼치면서 선진국과의 대립이 심화되었다. 한편, 1970년대 석유 파동으로 인한 세계 경제 침체와 개발도상국 내부, 비산유국과 산유국 사이의 갈등은 상호 의존에 대한 인식을 확산시키며 선진국과 개발도상국 간 협력 분위기를 조성하기 시작했다. 그러나 개발도상국과 선진국 간의 경제적 격차는 더욱 심화되었고, 이에 따라 개발도상국의 불만이 증가했다. 결국 개발도상국은 선진국을 대상으로 신국제경제질서(New International Economic Order, NIEO) 구축을 요구하며, 남북문제가 세계 경제의 핵심 과제로 부각되었다. 이와 동시에, DAC는 새로운 공적개발원조 개념과 통계 자료를 기반으로 GNP 대비 공적개발원조 목표치 0.7%를 제안한 "개발에 대한 피어슨 위원회 보고서"를 1970년 유엔에서 공식적으로 채택했다. 선진 공여국들은 기존의 거시 지표 개선에 초점을 맞춘 경제 성장 중심의 개발 전략에서 벗어나, 인간의 기본적 욕구 충족을 우선으로 하는 방향으로 전략을 수정하였다.

4) 1980년대: 국제개발협력의 위기(1)

1970년대에 걸쳐 제1, 2차 석유 파동과 NIEO 운동 등을 겪으면서 개발도상국은 세계 경제 질서 개혁을 요구하는 중요한 국제 정치 세력으로 자리 잡았다. 이와 더불어, 신흥 공업국, 산유국, 최빈국 등 개발도상국 간 분화가 심화되었고, 외채 증가, 경제 침체, 정치적 불안정, 그리고 지속적인 빈곤 문제 등으로 인해 원조에 대한 개발도상국의 요구가 다양화되었던 시기이다. 개발도상국의 빈곤 문제 해결이 시급하다는 공감대 아래, 1980년 보고서인 "남과 북: 생존을 위한 계획"을 바탕으로 "제3차 UN 개발 10년"이 수립되었다. 동시에, 최빈국에 대한 지원을 GNP 대비 0.15%로 설정하는 특별 목표를 제안하며, 최빈국을 위한 1980년대 행동계획이 채택되었다. 이와 더불어, 1980년대에는 수단과 에티오피아 등 아프리카에서 사상 최대 · 최악의 식량 위기가 발생하여 대규모 긴급 지원이 필요했지만, 공적 기관의 대응이 미흡하여 비정부기구(NGO)가 중요한 역할을 수행하게 되었다. 그러나, 1980년대에는 멕시코를 포함한 개발도상국들의 외채 위기와 사하라 이남 아프리카 지역의 식량 문제, 그리고 선진국에서 발생한 원조 피로(Aid Fatigue) 현상 등으로 인해 남북문제 해결을 위한 노력이 뚜렷한 성과를 내지 못하였다. 결국, 1990년 열린 제18차 유엔특별총회에서는 1980년대를 "잃어버린 10년"으로 정의내렸다.

5) 1990년대: 국제개발협력의 위기(2)

잃어버린 1980년대의 실패를 교훈 삼아, 유엔 기구와 OECD/DAC 등을 중심으로 빈곤 악화뿐만 아니라 인구, 환경, 마약, 식량, 지역 분쟁 등 전 지구적인 문제 해결을 위한 남북 간 다자 협력 노력이 강화되었다. 1990년대에 들어서는 개발도상국의 자립 노력을 강조하는 한편, 지속 가능하고 참여적인 개발이 중요시되었으며, 인권, 민주화, 군비 문제와 같은 비경제적 요인의 중요성도 부각되었다. 특히, 유엔은 오랜 기간 사회 개발의 중요성을 인지하고 이를 기반으로 세계적인 의견 일치를 도모하며 특정 분야에서의 행동 계획에 정치적 동력을 부여하기 위해 노력하였다. 이를 위해 아동('90), 환경과 개발('92), 인구와 개발('94), 사회 개발('95), 여성의 지위 향상('95), 인간 정주('96) 등 다양한 주제를 다룬 국제회의를 연속적으로 개최하며 이러한 과정을 주도해왔다.

6) 2000년대: 국제개발협력의 재도약

2000년대에 들어서면서, 이전까지 논의된 개발 목표에 대한 인식을 공유하고 이를 달성하기 위한 국제적인 협력 기반이 마련되었다. 세계화의 진전으로 빈곤 문제의 양극화가 더욱 심화되는 가운데, 미국 9.11 테러를 계기로 선진국과 개발도상국 간의 빈부 격차 해소와 개발 문제가 유엔을 포함한 국제사회의 핵심 의제로 부상했다. 2000년 9월에는 189개 유엔 회원국 정부 대표들이 뉴욕에서 개최한 밀레니엄 정상회의(Millennium Summit)에 참석하여, 2015년까지 인류가 해결해야 할 8개의 주요 과제를 설정하고 이를 천년개발목표(MDGs)로 명명하였다[그림 11-2]. 이어서 2005년 3월, 프랑스 파리에서 다자기구, 약 90개국, 개발은행 및 NGO 대표들이 원조 효과성을 높이기 위한 파리선언(Paris Declaration)을 채택했다. 이 선언은 공여국 중심의 원조 방식에서 벗어나, 공여국과 수원국이 협력하여 원조 정책을 수립하는 것을 핵심으로 하며, 앞으로 원조 효과성과 관련된 주요 지표로 활용될 예정이다.

1
극심한 빈곤과
기아의 탈출
2
보편적 초등교육의 제공
3
성평등과
여성 자력화의 촉진,
4
아동사망 감소
5
산모건강 증진
6
HIV/AIDS, 말라리아와
다른 질병 퇴치
7
지속가능한 환경 보장
8
개발을 위한
국제적 협력관계 구축

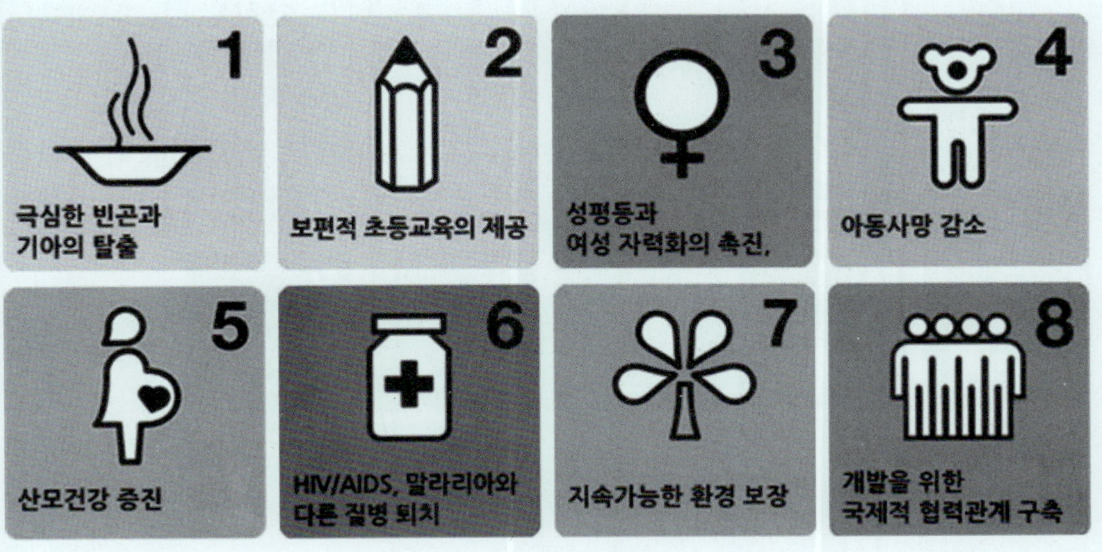

[그림 11-2] 새천년개발목표(MDGs)

[출처] 김해시 지속가능발전협의회

7) 2010년대: 새로운 개발협력 패러다임 모색

2011년 한국에서 열린 부산 세계개발원조총회에서는 모든 개발 주체를 포함하는 새로운 글로벌 개발 파트너십이 논의되었다. 이 회의의 결과로, '효과적 개발협력을 위한 부산 파트너십'이라는 문서가 채택되었다. 부산 파트너십은 기존의 공여국과 협력국 중심 구조를 넘어 신흥국, 민간, 시민사회 등 다양한 개발 주체가 함께 참여한다는 점에서 중요한 의미를 가진다. 2012년 6월에는 부산총회의 후속 이행 체제로 '효과적 개발협력을 위한 글로벌 파트너십(Global Partnership for Effective Development Cooperation, GPEDC)'이 공식적으로 출범하였으며, 기존의 정부 주도 원조효과성 논의가 정부, 민간 기업, 의회, 시민사회 등 폭넓은 개발 주체들이 참여하는 글로벌 파트너십으로 확대되었다. 2015년 국제사회는 향후 15년 동안 지속가능한 발전을 위한 지침이 되는 '2030 지속가능발전의제'를 채택하고, '지속가능발전목표(SDGs)'를 제시하였다[그림 11-3]. 같은 해 열린 제21차 파리 기후변화 총회(UNFCCC COP21)에서는 파리협정을 채택하여 모든 국가가 기후 행동에 동참할 수 있는 보편적인 체제를 구축하였다.

1 NO POVERTY
빈곤퇴치
2 ZERO HUNGER
기아종식
3 GOOD HEALTH AND WELL-BEING
건강과 웰빙
4 QUALITY EDUCATION
양질의 교육
5 GENDER EQUALITY
성 평등
6 CLEAN WATER AND SANITATION
깨끗한 물과 위생
7 AFFORDABLE AND CLEAN ENERGY
모두를 위한 깨끗한 에너지
8 DECENT WORK AND ECONOMIC GROWTH
양질의 일자리와 경제성장
9 INDUSTRY, INNOVATION AND INFRASTRUCTURE
산업, 혁신, 사회기반시설
10 REDUCED INEQUALITIES
불평등 감소
11 SUSTAINABLE CITIES AND COMMUNITIES
지속가능한 도시와 공동체
12 RESPONSIBLE CONSUMPTION AND PRODUCTION
지속가능한 생산과 소비
13 CLIMATE ACTION
기후변화 대응
14 LIFE BELOW WATER
해양 생태계 보존
15 LIFE ON LAND
육상 생태계 보호
16 PEACE AND JUSTICE STRONG INSTITUTIONS
정의, 평화, 효과적인 제도
17 PARTNERSHIPS FOR THE GOALS
글로벌 파트너십
SUSTAINABLE DEVELOPMENT GOALS

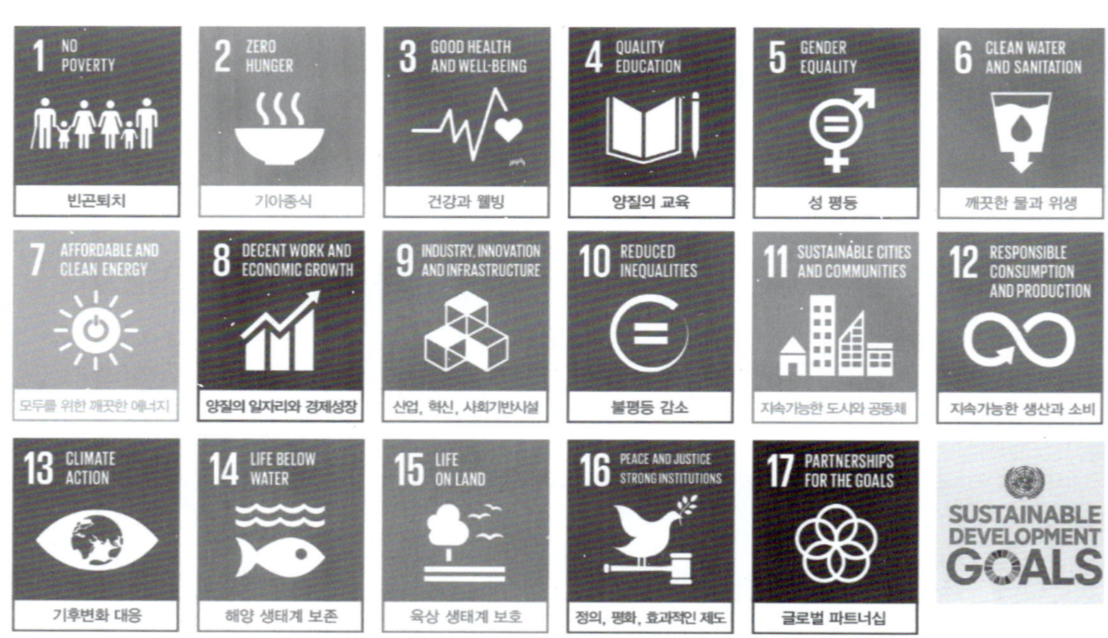

[그림 11-3] 지속가능발전목표(SDGs)

[출처] ODA 정보포털 홈페이지

8) 2020년대~현재: 다주체 간 협력 확대와 글로벌 도전과제 확산

2019년에 이어 2023년 9월에는 두 번째로 SDGs 이행 상황을 점검하기 위해 제78차 UN총회 고위급회담 계기로 SDG 정상회의가 열렸다. 이 회의에서는 140여 개국의 정상과 각료급 인사가 참석하여 SDGs 이행을 가속화하려는 정치적 의지를 모으고, 개도국의 SDGs 달성을 지원하기 위한 연대와 협력을 지속하기로 했다. 또한, 2022년 제27차 유엔기후변화협약 당사국총회(COP27)에서 개발도상국의 기후변화 대응을 위해 선진국의 지원 필요성에 대한 공감대를 형성하였다. 2023년 3월에는 제5차 유엔 최빈개발국 총회(LCD5)가 카타르 도하에서 개최되어, 최빈개발국의 사회 · 경제 발전 문제를 해결하기 위한 국제사회의 지원 방안을 논의하였다. SDGs 달성을 위해 ODA 재원만으로는 한계가 있다는 인식이 확산되면서 민간 재원을 활용하고 다양한 지원 수단을 마련해야 한다는 요구가 꾸준히 제기되고 있다.

3. 국제개발협력의 수행 주체

1) 국제기구

(1) UN 기구

제2차 세계대전이 끝나갈 당시, 연합국들은 전쟁 직후 국제 평화와 안보를 유지하기 위해 국제기구를 설립할 필요성을 논의하였다. 유엔(UN)은 국제 평화와 안전을 유지하고, 국가 간 우호 관계를 증진하며, 사회 · 경제 · 인도 · 문화적 문제를 해결하고, 인권과 기본적 자유를 존중하는 국제적 협력을 촉진하며, 각국의 활동을 조화롭게 조율하는 중심적인 역할을 수행한다.

(2) 국제개발금융기관(IFI)

개발도상국의 금융 지원과 경제 발전을 촉진하는 역할이 확대되면서, 이들은 국제개발협력과 공적개발원조(ODA)에서 중요한 위치를 차지하게 되었다. 주요 국제 금융기관으로는 국제통화기금(IMF), 세계은행(World Bank), 아시아개발은행(Asian Development Bank, ADB), 미주개발은행(Inter-American Development Bank, IDB), 유럽부흥개발은행(European Bank for Reconstruction and Development, EBRD), 아프리카개발은행(African Development Bank, AfDB) 등이 포함된다. 이 외에도, 국제개발금융기관에 안데스개발공사(Andean Development Corporation), 중미경제통합은행(Central American Bank for Economic Integration), 카리브개발은행(Caribbean Development Bank) 등이 있다.

(3) 여타 국제기구

동남아시아국가연합(Association of Southeast Asian Nations, ASEAN)과 아프리카연합(African Union, AU)과 같은 기구는 지역 협력을 목적으로 설립되었으며, 지구환경기금(GEF)이나 세계백신면역연합(GAVI Alliance)과 같은 기구는 환경 또는 보건 분야의 개발 문제를 해결하기 위해 운영된다.

2) 공여국 정부

(1) OECD DAC 회원국

DAC 회원국들은 주요 원조 공여국으로서 글로벌 개발 과제에 대응하며 무상 · 유상 원조 기술 협력 등을 수행하고 있다[표 11-3]. '21세기 개발협력전략'에 따라 공동의 비전을 공유하고, 파트너십 강화, 질적 기반 및 정책의 일관성 확보, 개발원조에서 수원국 개발전략의 중요성 강조, 그리고 원조의 성과 중심적 관리를 함께 추구하고 있다.

[표 11-3] OECD DAC 회원국

국가명	국가 수
오스트리아, 호주, 에스토니아, 벨기에, 캐나다, 아이슬란드, 체코, 프랑스, 덴마크, 유럽연합(EU), 핀란드, 독일, 그리스, 스위스, 아일랜드, 이탈리아, 일본, 대한민국, 헝가리, 네덜란드, 리투아니아, 뉴질랜드, 룩셈부르크, 노르웨이, 폴란드, 포르투갈*, 슬로바키아, 스웨덴, 슬로베니아, 스페인, 미국, 영국	32

* 포르투갈은 1961년 DAC 가입 후 1974년 탈퇴하였다가 1991년 재가입

[출처] OECD 홈페이지

(2) 신흥공여국의 대외원조

신흥공여국은 크게 4가지 유형으로 분류되며[표 11-4], 대부분 고중소득국 또는 고소득국가로 성장하여 주변 개발도상국에 발전 지식과 경험을 공유하는 '남남협력(South-South Cooperation)'을 수행하고 있다[그림 11-4].

[표 11-4] 신흥공여국 구분

구분	국가
① OECD 회원국이나 비(非) OECD 개발원조위원회(DAC) 회원국	헝가리, 이스라엘, 멕시코 등
② 신규 EU 회원국 중 비DAC 회원국	루마니아, 에스토니아 등
③ 중동 공여국	쿠웨이트, 사우디아라비아, 아랍에미리트 등
④ BRICS 등 비OECD 회원국	브라질, 중국, 인도, 남아프리카공화국 등

[출처] 국립외교원 외교안보연구소

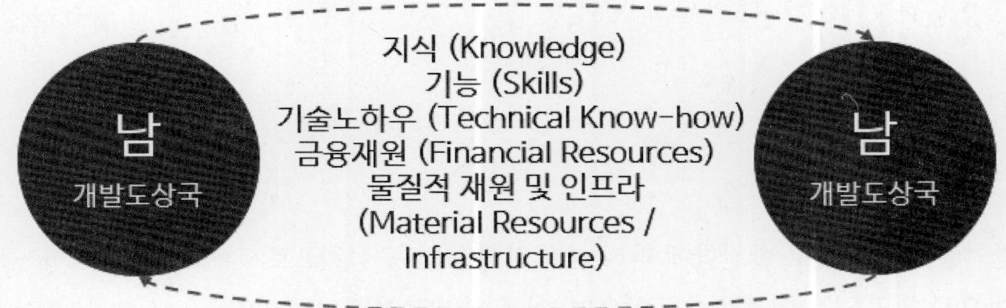

'남'과 '북'이란 상징적인 개념으로 UN에 따르면 '남'은 개발도상국(Developing Countries), '북'은 선진국(Developed Countries)으로 분류함

[그림 11-4] 남남협력

[출처] ODA 정보포털

3) 민간분야

(1) NGO

NGO(Non-Governmental Organization)란 지역, 국가, 국제적 차원에서 조직된 비영리 시민 단체를 뜻하며, 일반적으로 비정부 시민사회 단체를 가리킨다. 이 중 개발과 빈곤 문제를 다루는 NGO는 '개발 NGO'라고 하며, 개발도상국의 발전과 빈곤 문제 해결에 관여하는 비영리 비정부 단체를 의미한다.

[동포뉴스] 국제개발협력 민간협의회 "튀르키예 지진 피해에 400만불 규모 지원"
– 한국의 140여 국제개발협력 NGO 단체들의 연합체

"개발도상국 인도지원과 구호활동을 하는 한국 NGO 단체들의 연합체인 '국제개발협력 민간협의회(KCOC)'는 튀르키예 지역 지진 피해 지원을 위해 1차적으로 400만불 규모의 지원활동을 한다고 2월 8일 밝혔다. KCOC는 현재 민간단체별 대응 재정 규모 및 인력 파견 규모를 조사하고 있다. 400만불은 2월 8일 현재 규모가 확정된 일부 단체들의 지원 규모로, 향후 지원 규모는 1천만불 이상 확대될 것으로 KCOC는 예상하고 있다."

...(중략)...

"조대식 KCOC 사무총장은 "한국 정부의 1차적 지원규모는 500만불, KCOC의 민간단체는 400만불 지원을 확정했으며, 향후 민간단체의 지원 규모는 1천만불 이상으로 확대될 것으로 예상한다"면서 "정부의 초기대응과 더불어 중요한 것은 민간과 연계된 대응 활동을 해나가는 것"임을 강조했다."

[출처] 재외동포신문

(2) 민간기업

민간기업은 성장하고 발전함에 따라 사회의 중요한 구성원으로서 사회성, 공익성, 공공성 등을 기반으로 책임 있는 행동을 요구받으며, 이를 기업의 사회적 책임(Corporate Social Responsibility, CSR)이라고 한다. 최근에는 기업 경영 활동의 국제화로 인해 기업이 진출했거나 진출을 계획 중인 개발도상국에서 교육, 보건, 빈곤, 환경 등 다양한 분야에 기여하는 활동이 늘어나는 추세이다. 개발도상국에서 민간기업이 수행하는 CSR 활동은 독자적으로 추진되기도 하며, 공공 부문과 협력하여 민관협력 파트너십(Public-Private Partnership, PPP)을 통해 진행되기도 한다. 또한, 특정 목적을 위해 설립된 민간재단도 국제개발협력에 적극적으로 참여하며, 대표적인 예로 빌&멜린다 게이츠 재단(Bill & Melinda Gates Foundation), 록펠러 재단(Rockefeller Foundation), 쉘 재단(Shell Foundation), 포드재단(Ford Foundation) 등이 있다.

4. ODA 지원형태 및 최근추이

1) 주요 지원형태

(1) 원조유형

국제개발협력을 위한 원조는 수원국의 역량과 공여국의 원조 정책 방향에 따라 다양한 방식으로 집행되어 왔다. OECD/DAC 통계 지침에 따르면, 원조의 유형에는 비지정 기여, 예산 지원, 공동 프로그램 및 기금 지원, 프로젝트, 개발도상국 유학생 및 연수생 지원, 전문가 및 기타 기술 원조, 행정 비용, 채무 구제, 기타 공여국 내 지출 등이 포함된다. 구체적인 분류는 아래 표와 같이 세분화될 수 있다**[표 11-5]**.

[표 11-5] 원조유형

구분	원조유형(영문)
예산지원	일반 예산지원(General budget support)
공동 프로그램 및 기금 지원, 비지정 기여	국내/국제 NGO, PPP, 연구소 등에 대한 비지정 기여 (Core support to NGOs, other private bodies, PPPs and research institute)
다자기구 비지정 기여	
국제기구(INGO, 다자기구)의 특정목적 프로그램 및 기금 지원	
합동기금 지원	
프로젝트 원조	프로젝트 원조(Project-type interventions)
전문가 및 기타기술원조	전문가 및 봉사단 파견(Donor country personnel)
	기타 기술원조(Other technical assistance)
개도국 유학생 및 연수생 지원	개도국 연수생 및 유학생 지원 (Scholarships / training in donor country)
	연수생 교육기관압 지원 간접비용(Imputed student costs)
채무구제	채무구제(Debt relief)
행정비용	개발협력 수행과 관련된 행정비용 (Administrative costs not included elsewhere)
기타 공여국 내 지출	개발에 대한 인식확산(Development awareness)
	공여국내 난민지원(Refuges in donor cdountries)

[출처] ODA 정보포털

2) 최근 공식개발원조 추이

개발원조위원회 회원국이 제공한 공식개발원조(ODA)는 5년 연속으로 2023년에 새로운 최고치를 기록하여 총 2,237억 달러에 달했으며, 이는 총 국민총소득(GNI)의 0.37%를 차지했다. 이는 주로 우크라이나 원조, 인도적 지원 및 국제기구에 대한 기부로 인해 2022년 대비 실질적으로 1.8% 증가했다.

2023년 예비 데이터에 따르면 ODA 할당은 DAC 회원국 14개국에서 증가했고 17개국에서는 감소했다. 그 이유는 일부 국가가 기부자 내 난민 비용 감소, 양보적 대출 수준 감소가 있다. DAC 회원국 중 미국은 여전히 가장 큰 ODA 제공국(660억 달러)이었으며, DAC ODA 총액의 30%를 차지했다. 그 뒤는 순서대로 독일(367억 달러), 일본(196억 달러), 영국(191억 달러), 프랑스(154억 달러)였다. 덴마크(0.74%), 독일(0.79%), 룩셈부르크(0.99%), 노르웨이(1.09%), 스웨덴(0.91%)은 유엔(UN)이 ODA에 대한 GNI의 0.70%를 지출하는 목표를 초과했다[그림 11-5].

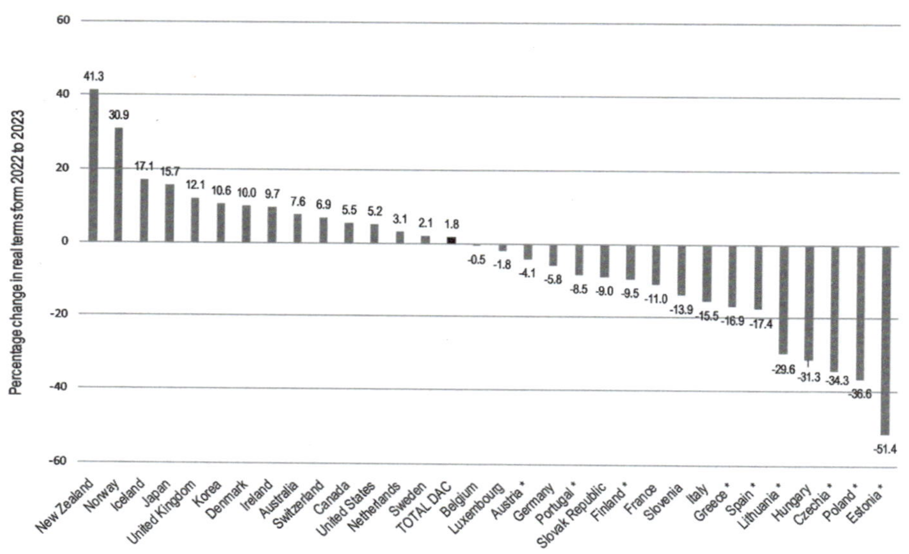

* 표시 국가는 23년도 전년도에 비한 ODA 감소가 공여국 내 난민 지원 비용 감소로 인한 것임을 나타냄

[그림 11-5] 2022-23년도 개발원조위원회(DAC) 국가들의 공적개발원조(ODA) 증감률

[출처] OECD Library

5. 결론

개발협력을 둘러싼 국내외 환경은 급속히 변화하고 있으며, 그 추진 방향 또한 인도주의적 관점을 넘어 미래지향적인 측면으로 확장되고 있다. 한국을 포함한 국제사회는 개발협력을 글로벌 변화, 무역 갈등, 자원 분쟁, 인종 및 종교 문제 등 다양한 국제 이슈를 해결하거나 완화하는 수단으로 활용하고 있다. 이러한 변화는 개발협력이 단순한 수원국 지원을 넘어 정치, 경제, 사회적 협력의 중요한 매개체로 자리 잡고 있음을 보여준다. 특히, 지속가능발전목표(SDGs)와 같은 글로벌 목표 달성에 기여하면서 향후 국제사회에 핵심적 역할을 할 것으로 기대된다.

참고문헌

- 김해시지속가능발전협의회(n.d.). 새천년개발목표. Retrieved from http://sdgimhae.org/sub/sub2_3.php
- 송지선(2022). 한국의 신흥공여국 협력방안. 국립외교원 외교안보연구소.
- 외교부(n.d.). 국제개발협력이란 무엇인가?. Retrieved from https://www.mofa.go.kr/www/wpge/m_24252/contents.do
- 이현수(2023, February 9). 국제개발협력 민간협의회 "튀르키예 지진 피해에 400만불 규모 지원". 재외동포신문. https://www.dongponews.net/news/articleView.html?idxno=47085
- Koica(n.d.). 국제개발협력의 개념. Retrieved from https://www.oda.go.kr/opo/odin/mainInfoPage.do?P_SCRIN_ID=OPOA602010S01
- ODA 정보포털(n.d.). 국제개발협력이란. Retrieved from https://www.oda.go.kr/opo/odin/mainInfoPage.do?P_SCRIN_ID=OPOA602010S01
- ODA 정보포털(n.d.). 국제사회의 개발 노력. Retrieved from https://www.odakorea.go.kr/kor/cont/ContShow?cont_seq=15
- ODA 정보포털(n.d.). 신흥공여국. Retrieved from https://www.oda.go.kr/opo/koco/mainInfoPage.do?P_SCRIN_ID=OPOA401020S04
- ODA 청소년(n.d.). 국제개발협력이 뭐예요?. Retrieved from https://www.odakorea.go.kr/teen/cont/ContShow?cont_seq=27
- OECD Library(n.d.). Official development assistance trends in times of crisis. Retrieved from https://www.oecd-ilibrary.org/sites/479b1a72-en/index.html?itemId=/content/component/5e331623-en&csp=b14d4f60505d057b456dd1730d8fcea3&itemIGO=oecd&itemContentType=chapter
- OECD(n.d.). Development Assistance Committee (DAC). Retrieved from https://www.oecd.org/en/about/committees/development-assistance-committee.html?utm_source=chatgpt.com

제 12 장

국제개발협력 사례

학습성과

1. 국제개발협력 사례를 설명할 수 있다.
2. 국제개발협력 사례를 보건 분야, 교육 분야, 농업 분야로 나누어 설명할 수 있다.
3. 국제개발협력 사례를 통해 도출된 교훈과 성공 요인을 분석하고 향후 과제를 설명할 수 있다.
4. 국제개발협력 사례에 대한 평가 및 개선 방안을 제시 및 설명할 수 있다.
5. 국제개발협력 사례를 통해 지역적 특성과 수원국의 요구를 반영한 맞춤형 협력 전략을 수립 및 설명할 수 있다.

제12장 국제개발협력 사례

1. 보건 분야 국제개발협력 사례

1) 가나 볼타지역 모자보건 개선사업

가나 정부의 보건 분야 중기 계획인 Health Sector Medium Term Development Plan(HSMTDP)은 거버넌스 강화, 보건 서비스 접근성 향상, 그리고 모자보건 지표 개선에 중점을 두고 있다. 또한, 지역 단위의 기초 보건 서비스 제공을 목표로 하는 보건지소(Community Health Planning and Service, CHPS)를 확장하여, 임산부와 영유아 등 취약계층이 보건 서비스를 더 쉽게 이용할 수 있도록 한다.

이와 같은 배경에서 본 사업은 한국국제협력단(Korea International Cooperation Agency, KOICA)이 2013년부터 2017년까지 4년 동안 가나 내에서 상대적으로 보건의료서비스 제공이 부족한 볼타주의 3개 도시에 지역사회 기반 접근을 강화하고, 기초 보건의료서비스와 보건인력의 역량을 강화하며, 보건 커뮤니케이션을 증대시켜 모자보건을 개선하는 것을 목표로 추진되었다.

KOICA는 마을건강봉사요원의 활동을 촉진하기 위해 남케투 지역에서 이들의 역량을 강화하고 활동을 지원하며 비현금성 인센티브를 제공했다. 이 지역에서는 마을건강봉사요원이 가정을 방문하여 아동건강클리닉(Children Welfare Clinic, CWC)에 등록을 유도하였다. 또한, 가정방문 시 말라리아 증상이 있는 아동에게는 말라리아 검사 키트를 사용해 검사를 실시하고, 설사 증상이 있는 아동에게는 경구수액제(Oral Rehydration Solution, ORS)를 제공하여 지역사회보건 간호사의 역할을 보완하였다. 더불어 간호 · 조산사 양성학교를 건축하였고, 조산사 학교 기자재 및 의료 기자재를 공급하였다.

2) 라오스 의료기기 관리운영체계 강화사업

한국국제보건의료재단(Korea Foundation for International Healthcare, KOFIH) 주관 하에 라오스의 자립적 의료기기 운영 및 관리 역량 강화를 통해 라오스 국민의 삶의 향상이라는 목표 달성하고자 라오스 의료기기 관리운영 체계 강화사업이 2018년부터 2023년까지 6년간 진행되었다. 라오스는 기존에 다수 공여국에서 무상원조로 지원받은 의료장비나 기기를 다량 보유함에도 유지보수가 제대로 되지 않았으며, 기기 고장에 대응하는 대처 기술능력이나 전문인력이 부족하였다.

이에 한국국제보건의료재단은 라오스 전국으로 사업 영향력 확대를 위해 핵심 의료시설에도 의료기기 관리 기술을 전파하고 교육을 지원하였다. 본 사업은 크게 시스템 역량강화, 하드웨어 역량강화, 기술인력 교육 지원으로 나눌 수 있다. 먼저 시스템 역량강화를 위해 의료기기 관리운영 컨설팅 지원, 도병원 모바일 서비스 지원 및 의료기기 관리 지원을 수행하였다. 하드웨어 역량강화를 위해 라오스 의료물자공급센터를 건축하였고, 도병원의 의공실을 개보수하였다. 마지막으로 기술인력 교육을 지원하기 위해 관련 전문가를 초청하여 현지 교육을 수행하였다. 또한, 교육과정 개발을 지원하였으며, 의료기기 관리와 관련된 석사과정을 지원하였다.

본 사업을 통해 라오스 도병원 5곳의 의료기기 운영률을 16.63%p 향상하였다. 이는 사업의 3대 핵심분야 선정(시스템 · 하드웨어 · 기술인력 역량강화)과 의료기기 운영관리 자립 역량 필요조건 모형도 등을 체계적으로 설립하여 국제개발협력을 이루어낸 결과로 예상된다.

3) 라오스 통합모자보건증진 전략사업

한국국제보건의료재단(KOFIH)는 세계보건기구(WHO)와 협력하여 라오스에서 국가적인 모자보건 전략을 수행하는 데 지원을 제공하고 있다. 라오스 내에서 성공적인 사례로 인정받는 다른 기관들의 접근 방식을 참고하여, 특정 지방(시앙쿠앙 주의 7개 군과 후아판 주의 3개 군)을 선택해 집중적으로 모자보건 서비스 패키지를 시범적으로 시행하고 있다. 해당 사업의 목표는 2015년까지 모자보건서비스를 위한 통합패키지 전략 및 계획 프레임워크를 실행하는 것이다. 이를 위해 2011년 4월까지 대상지역 내에서 모자보건서비스 패키지를 이행 및 계획 · 실시하며, 이를 모니터링할 수 있는 중앙 · 지방 · 지역 담당자의 역량을 강화하고, 이에 필요한 가이드라인을 개발하는 것이 목표이다.

'Feed the Future'는 각국의 특수한 상황과 필요를 반영한 맞춤형 전략을 수립하여 지원을 진행한다. 이를 통해 참여국 주민들이 현실적이고 실행 가능한 방법으로 농업 활동을 개선할 수 있도록 돕는다. 이 과정에서 비정부기구, 자원봉사자, 대학, 연구소, 기업 등 다양한 이해관계자와 협력하여 지속가능한 농업 기술의 보급과 농촌 경제 발전을 이루는 데 기여하고 있다. 특히, 민관 협력을 통해 기술과 자원을 공유하며 지역사회와의 상호작용을 강화하여 지역 주민들의 자립 능력을 증진하는 것을 목표로 하고 있다.

이 사업은 모자보건 서비스를 개선하는 것 외에 지역사회의 적극적인 참여 확대를 목표로 활동이 진행되고 있다. 사업 첫 해는 국가 전략을 실행하기 위한 초기 단계이기에 정부의 문제해결 역량 강화와 보건 매뉴얼 개발에 중점을 두었다. 이 사업을 통해 보건소 수준에서 모자보건 세부 계획이 수립되었고, 보건소 직원 대상 모자보건 서비스 훈련, 그리고 서비스 개선을 위한 필수 장비 지원 등이 이루어졌다. 또한, 지역사회의 참여를 이끌어낼 수 있는 주요 자료들도 함께 개발되었다.

4) 레바논 저소득층 보건의료 지원사업

KOICA는 취약한 보건의료체계로 인해 의료사각지대에 놓여있는 레바논 저소득층을 대상으로 2018년부터 3년간 보건의료 지원 사업을 진행했다. 해당 사업의 목표는 레바논 내 난민과 소외계층의 의료접근성을 높이고 그들의 보건과 위생에 대한 인식을 개선하는 것이다. 이외에 모자보건 및 심혈관계 질환과 같은 전문 의료서비스 확대 또한 목표로 하였다.

저소득층 보건의료 지원사업은 레바논 거주 난민과 의료소외계층 6,000명에 대한 1차 진료활동 수행, 난민 대상 모성보건 및 심혈관계 질환 환자 진료 프로그램 등을 실시한다. 이와 같은 활동의 성과를 확인하기 위해 취약집단의 의료서비스 질 향상을 통한 건강 상태를 '심혈관계 질환 치료율' 이나 '사업 수행 지역 내 보건의료 서비스 수혜 비율'을 검증지표로 활용하여 평가한다. 이외에 '방문건강관리 수혜자 수', '진료 시간 주 24시간 이상 중 1차 진료(클리닉) 수혜자 수' 등의 지표를 함께 활용하여 객관적인 사업 효과 평가를 하였다.

이 사업은 상급병원 진료가 요구되는 자와 그렇지 않은 자를 선별검사할 수 있도록 하여 저소득층의 과한 의료비 부담을 줄이고, 그들이 경제적으로 감당할 수 있는 수준에서 의료서비스를 제공받을 수 있도록 기획 및 수행하였다는 점에서 긍정적으로 평가되고 있다. 또한, 취약계층에게 건강 부문은 경제적 지출에서 우선순위가 밀리게 된다. 이에 취약계층 대상으로 가정방문 의료서비스를 제공하여 의료접근성을 높이고 적시에 필요한 의료서비스를 제공받을 수 있도록 하였다는 점이 사업의 성공 요인으로 평가되고 있다.

2. 교육 분야 국제개발협력 사례

1) BEAR 프로젝트

BEAR(Better Education for Africa's Rise) 프로젝트는 2011년부터 한국직업능력개발원이 사업수행기관이면서 한국의 신탁기금 지원을 기반으로 유네스코에서 아프리카의 TVET(Technical and Vocational Education and Training) 개선을 목표로 시작되었다. 남아프리카 5개국(보츠와나, 콩고민주공화국, 말라위, 나미비아, 잠비아)을 시작으로 동아프리카와 서아프리카까지 프로젝트 참여 국가를 확대하였다.

BEAR 2 기준으로 살펴본 결과, 해당 프로젝트 지속가능발전목표에 기여한 비율은 SDG 4는 80%, SDG 8은 20%로 평가되고 있다. BEAR 프로젝트는 국별 사업 코디네이터 지원을 위해 유네스코 감독하에 관리가 되며, 프로젝트 기간 종료 후에도 지속적인 지원 제공으로 지속가능한 국제개발협력을 지속하도록 노력하고 있다[표 12-1].

[표 12-1] BEAR 프로젝트

단계	수혜국	내용	성과
BEAR 1 (2011-2017)	남아프리카 5개국 (보츠와나, 콩고민주공화국, 말라위, 나미비아, 잠비아)	• 노동시장 분석(Labour market analysis; LMA) • 수혜국에서 우선하는 산업 부문에 해당하는 커리큘럼 개발 • 행정 및 관리, 기술 능력 등에 대한 교사 교육 • 5개국 중 4개국(보츠와나, 콩고민주공화국, 말라위, 잠비아)에서 TVET 경영정보 시스템 개발	• 5개의 노동시장 분석 • 27개 커리큘럼 개발 • 3,648명의 TVET 교사 및 2,049명의 학생 도달
BEAR 2 (2017-2022)	동아프리카 5개국 (에티오피아, 케냐, 마다가스카르, 탄자니아, 우간다)	• TVET 프로그램 및 관련 기관의 질 향상 • TVET에 대한 사회적 인식 개선 • 경제 및 노동 시장의 요구에 부합하는 TVET 구성	• 9개의 노동시장 분석 • 16개 커리큘럼 개발 • 864명의 TVET 교사 및 2,554명의 학생 도달
BEAR 3 (2023-2027)	서아프리카 4개국 (코트디부아르, 가나, 나이지리아, 시에라리온)	• TVET 프로그램 바탕으로 청년 취업 시장 성공 기회 창출 및 기술 격차 해소 • 아프리카 청년 고용 기회 개선 및 경제 강화 • 여성 대상 디지털 리터러시 격차 해소	• BEAR 사업 진행 중

[출처] UNESCO 홈페이지

2) School for All

아프리카 초등학생 상당수는 낮은 문해력을 지니고 있다. 이에 대한 해결을 위해 JICA(Japan International Cooperation Agency)는 'School for All' 프로젝트를 2004년 니제르 23개 초등학교 대상으로 시작하였으며, 니제르 외에 세네갈, 말리, 부르키나파소, 코트디부아르, 마다가스카르, 가나, 지부티 등이 이 프로젝트에 참여하였다. 이 프로젝트는 문해력 향상을 주 목표로 두며, 학교와 지역사회 간 신뢰를 바탕으로 아동 취학률 외에 과학, 기술, 공학, 수학 등의 과목에 대한 학업 성취도를 높이고자 한다.

'School for All' 사업에서는 니제르에서는 짚으로 만든 지붕으로 교실을 만들고, 교과서와 문구류를 구매, 마다가스카르에서는 지역사회 학교 급식 프로그램 실시 등 국가의 현 상황에 맞게 각기 다른 활동을 진행한다. 지역 주민이 학교 운영을 책임을 지기에 지역사회 전체가 교육의 중요성을 인식하도록 하고, 최종적으로 외부 지원 없이도 자립적으로 프로젝트가 지방 정부 및 기타 기관이 주도하여 운영되는 커뮤니티 협업 구조를 갖추도록 하였다. 이 사업의 주요 구성 요소는 '민주적으로 학교 운영위원회 위원 선출', '주민 참여로 학교 활동 계획의 수립, 시행 및 평가', '통합 모니터링 시스템 구축'이다.

본 사업을 통해 대표적으로 니제르와 마다가스카르 학생들의 산수 능력(더하기, 빼기, 곱하기, 나누기)이 평균 24% 증가한 것으로 나타났다. 또한, 니제르의 경우, 문해력이 부족한 초등학생 비율이 33%에서 4%로 감소한 것으로 나타났다. 이에 이 사업은 지역 주민들의 적극적인 참여와 협업이 지역사회 필요를 충족하면서 성공적인 사업 운영을 가능케 한 것으로 평가된다.

[JICA 뉴스] 말리의 "School for All"에 대한 원격 지원: 분쟁 지역 아동의 학습 촉진
– Remote Support for Mali's "School for All": Promoting Learning for Children in Conflict Regions

"서아프리카 말리에서 2008년부터 시작된 'School for All' 프로젝트는 2012년 말리 군사 쿠데타 발생으로 인해 프로젝트 활동이 축소되었다. 이후 쿠데타 발생 5년 후부터 점진적으로 프로젝트를 재개되었다. 이때 쿠데타와 같이 교육 제공이 어려운 환경에서도 디지털 기술을 활용하여 원격으로 교육받거나 프로젝트에 참여할 수 있도록 하였다."

"실제로 스마트폰을 활용하여 다양한 이해관계자 간 커뮤니케이션 네트워크 유지와 온라인 설문조사를 실시하였다. 또한, 학교마다의 교육 진행 상황에 대한 보고서는 지역 대표가 그룹 채팅을 통해 보고하거나, 스트리밍 비디오를 활용한 원격 교육 제공 등의 노력을 기울였다. 이를 통해 불안정한 교육 환경과 교육 현장에 대한 오프라인 모니터링의 어려움 속에서도 아이들이 학습 기회를 잃지 않도록 지원을 이어나갔다." (번역)

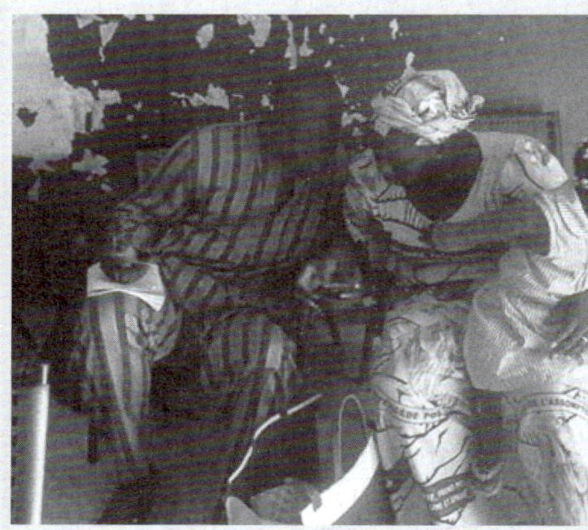

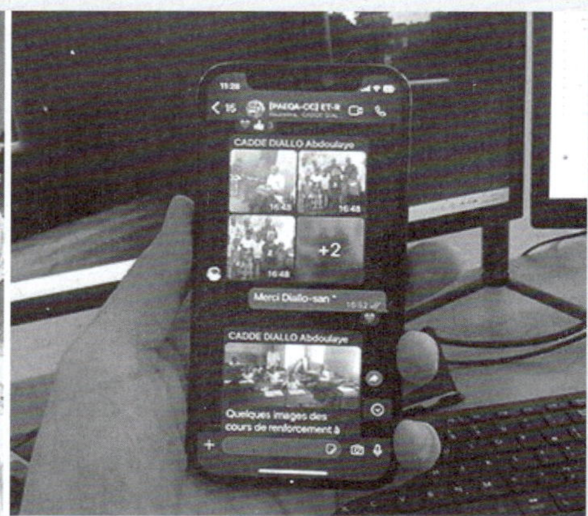

[출처] Japan International Cooperation Agency (JICA)

3) EICC

아동 교육은 분쟁 지역과 같은 취약한 환경에서 매우 중요한 영역이며, 교육은 단순한 학습의 기회를 넘어 아동과 청소년들에게 정서적 안정과 신체적 보호를 제공한다. 이에 USAID(U.S. Agency for International Development)는 2011년부터 'Education in Crisis and Conflict(EICC)'를 통해 네팔, 나이지리아, 요르단 등의 아동과 청소년이 평등하게 교육을 받을 수 있도록 보장하여 지속적인 학습을 가능케 하고자 하는 목적을 지닌다. 특히 여자아이와 장애 아동과 같이 취약계층 학생이 안전한 학습 환경에서 공부할 수 있도록 노력하고자 한다.

대표적인 사업 프로그램 일환으로 케냐, 말라위, 필리핀 등 저소득 국가의 저학년 학생 대상으로 문해력 측정, 모국어 교육 지원 등을 하는 'All Children Reading and Education in Crisis and Conflict' 가 있다. 이외에 본 사업은 2015년 네팔 대지진 발생 후, EICC 프로그램을 통해 1,000개의 임시 교육 공간을 만들어 아이들이 학교에 다닐 수 있는 환경을 조성하였다.

본 사업에 참여한 국가 중 하나인 요르단에서는 USAID의 지원을 통해 요르단 공립학교 내 유치원부터 3학년까지 모든 학생을 대상으로 읽기와 수학 학습능력을 개선하여 75% 이상이 읽기 능력이 한 학년 이상 향상되는 성과를 거두었다. 또 다른 사례로, 세계에서 가장 낮은 학교 취학률을 보이는 남수단에는 낮은 취학률 극복을 위해 950개 이상의 임시 학습 공간을 만들고 문해력, 산술 능력을 향상하는 교육 외에 심리 · 사회적 지원 서비스를 제공했으며, 7,347명의 자원봉사 교사(여성 2,272명 포함)를 훈련하였다. 이처럼 USAID는 EICC는 총 1,000만 명 이상의 아동 및 청소년 대상으로 교육 기회와 교육 접근성을 제공하였으며, 학생들의 기본적인 문해력 향상, 사회 정서적 기술을 제공하였다는 점에서 성공적인 사업 수행으로 평가되고 있다.

4) GPE 사업

GPE(Global Partnership for Education) 사업에 참여하고 있는 국가에서는 아동 4명 중 1명이 초등학교를 졸업하지 못하고, 절반은 중학교 교육 과정을 마치지 못한 것으로 나타났다. 특히, 경제적 어려움이나 분쟁 등으로 취약한 환경에 놓인 아동은 교육을 제대로 받지 못한다. 또한, 사회경제적 지위, 성별, 언어, 종교, 지리적 위치 등은 여전히 교육 불평등의 주요 요인으로 작용하며, 코로나19 팬데믹은 이러한 불평등을 더욱 심화하였다. 위와 같은 문제 해결을 위해 GPE는 2002년부터 에티오피아, 몽골, 인도네시아 등 80개 이상의 파트너 국가를 대상으로 총 1억 명 이상이 어린이가 학교에 다닐 수 있도록 지원하는 교육 환경 개선 프로젝트를 추진하고 있다.

주요 활동으로 '학교 건립 및 교육 시설 구축, 복원 및 유지 관리', '학생들의 교육 접근성을 향상할 수 있는 정책 및 프로그램 지원' 등이 해당된다. 특히, 학업 이수율이 낮은 국가와 분쟁의 영향으로 교육 분야가 취약한 국가, 학교에 다니지 않는 아동의 수가 많은 국가에 자금을 집중적으로 지원하고 있다. GPE는 자금 지원 외에 학교 급식 제공, 온/오프라인 사용가능한 원격 학습 플랫폼 구축 등의 활동도 함께 하고 있다.

2024년 발간된 GPE 보고서에 따르면 2021년부터 169만 권 이상의 교과서가 배부되었으며, 36,000개의 교실 신축/보수된 것으로 확인된다. 또한, 2024년 기준 190만 명의 교사 훈련이 진행되었으며, 유치원 교사의 80%, 초등학교 교사의 86%가 훈련을 통해 최소 자격 기준을 달성하였다. 이외에 GPE 사업 활동은 유엔 지속가능발전 목표 4인 모든 어린이를 위한 양질의 교육에 기여한다는 점에서 긍정적으로 평가받고 있다.

[EU NEIGHBOURSEAST 뉴스] EU가 지원하는 Global Partnership for Education에서 몰도바의 장애 아동을 지원하기 위한 보조 장치 기부
- EU-supported Global Partnership for Education donates assistive technologies to support children with disabilities in Moldova

"EU는 GPE에 다양한 금전적 지원을 하면서, 전체 기여금의 절반 이상을 제공하고 있다. 특히 2021년부터 2027년까지 총 7억 유로를 투입하여 난민, 여자아이 등 취약계층 학생들을 대상으로 탄력적이고 교육 접근성을 강화한 시스템 구축을 지원하고자 한다.
이에 EU는 유럽 몰도바 지역에 총 171,600유로 상당의 점자 타자기, 화면 판독기 등 청각 및 시각 장애가 있는 어린이들을 위한 보조 장치를 기부하였다."

"이에 대해 GPE 교육 전문가 중 한 사람은 다음과 같이 평가하였다. "장애 아동이 교육을 받을 수 있도록 제공하는 것은 그들의 잠재력을 발휘하고 사회적 발전을 이루어내도록 하는, 중요한 열쇠이다."" (번역)

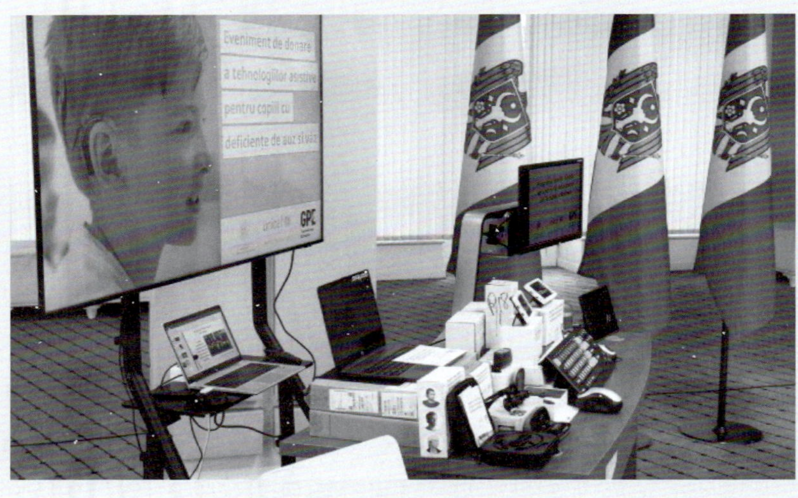

[출처] European Union Neighbours East

3. 농업 분야 국제개발협력 사례

1) 캄보디아 새마을운동 기반 농촌공동체 개발사업

본 사업은 2014년 캄보디아 정부의 3기 4각 전략 중 주요 과제인 농촌개발을 한국의 새마을운동 경험과 접목하여 목표를 달성하기 위해 체결되었다. KOICA와 캄보디아의 농촌개발부(Ministry of Rural Development)는 공동 책임 수행기관으로서 2014년 12월부터 2018년 12월까지 약 48개월간 캄보디아의 농촌개발 사업을 수행하였다. 본 사업은 한국 새마을운동의 교훈을 바탕으로 캄보

디아의 공동체 기반 농촌발전 전략을 수립하고자 하였으며, 농촌 공동체 및 주민의 역량을 강화하고자 하였다. 또한, 농가소득 증대 및 생활환경을 개선하여 지역 공동체의 사회적, 경제적 지속 가능성을 향상하고자 하였다. 사업 대상 지역으로 깜퐁 스푸(Kampong Speu), 따께오(Takeo), 뜨봉 크뭄(Tbong Khmum) 주의 30개 마을을 선정하였다.

본 사업은 총 3단계로 나누어 진행되었다. 1단계에서는 대학 및 기업의 자문단과 함께 시범사업 대상 마을을 선정하여 예비조사를 통해 사업 실행계획 가이드라인을 수립하였다. 다음 단계에서는 정부, 마을 지도자, 농민을 대상으로 교육과 연수를 제공하기 위해 새마을운동중앙연수원과 교육 프로그램을 구축하였고 관련 워크숍과 교육 연수를 구성하였다. 해당 단계에서 주민들이 직접 참여하여 사업 가이드라인을 기반으로 사업의 세부 실행계획을 수립하였다. 마지막 단계에서는 주민들과 함께 구성한 세부 실행 계획을 바탕으로 소득 증대사업, 생활환경 개선사업, 역량강화사업 등 세 영역으로 나누어 수행하였다.

그 결과, 캄보디아의 새마을운동사업을 통해 소득 증대사업, 생활환경 개선사업, 역량 강화사업의 모든 부문에서 긍정적인 효과를 거둘 수 있었으며, 지역 주민의 참여를 통해 한국의 새마을운동 모델의 효용성을 입증할 수 있었다. 소득 증대 부문에서 목표 대비 122.2%, 생활환경 개선 부문에서는 목표 대비 107.9%, 역량 강화 부문에서는 목표 대비 115.3% 성과를 달성하였다.

2) 우즈베키스탄 시범온실사업

본 사업은 우즈베키스탄 지역의 현대적인 온실 지원을 통해 자원을 절감하고 농업 생산성을 향상하여 효율적인 영농 기술을 전수하고 농가소득을 증대시키기 위해 체결되었다. 우즈베키스탄은 경제활동 인구의 27.8%가 농업에 종사할 만큼 농업이 국가 경제의 중요한 부분을 차지하고 있다. 그러나 노후된 농업기술과 물 부족 등으로 인해 전반적인 농작 생산물이 낮은 편이다. 이에 KOICA와 협력하여 주력 작물인 원예작물의 품질과 생산성을 높일 수 있는 온실 시설과 재배 기술을 도입하고자 하였다. 동 사업은 2011년부터 2014년까지 수행되었으며, 사업 대상 지역은 타슈켄트 및 아흐맛야사비 지역이다.

본 사업의 활동 내용은 다음과 같다. 먼저 타슈켄트 농업대학교 학생 및 농민들에게 선진 재배 기술을 보급하기 위해 온실관계자 교육을 위한 전문가 파견 및 초청 연수를 진행하였다. 또한, 타슈켄트 농업대학교 교육과정으로 양액 재배 과목을 개설하여 선진 기술이 보급될 수 있도록 하였다. 채소멜론감자 연구소에도 양액 재배 기법을 적극 활용하여 육묘를 생산하고 품질을 향상시키는 등 연구소의 활발한 연구 활동을 지원하였다. 또한, 육묘 시범온실 및 재배 시범온실 등을 설치하여 온실관리방법 과목의 실습 시간에 적극적으로 활용될 수 있도록 운영하였다.

본 사업을 통해 온실 단위면적당 생산량이 10% 증가하였으며, 온실 연간 실습수업 시간 및 학생 수는 각각 1,200시간, 989명으로 사업 초기의 목표를 달성하였다. 또한, 채소멜론감자 연구소에서 토마토, 씨감자 등의 실험 재배와 연구 총 4건을 진행 중이며, 지역 농민을 대상으로 세미나를 개최하여 농업 기술을 공유하였다. 특히 양액 재배를 통해 단위 면적당 생산성이 증가하였으며, 토마토 생산량은 7.87% 증가한 것으로 나타났다. 본 사업을 통해 우즈베키스탄 현지에 한국 온실의 우수성을 알리고 활발한 연구 활동을 끌어낼 수 있었으나, 현지의 토양, 날씨 수질 등의 농업 환경에 대한 고려가 미비하여 생산량 증대 및 온실 관리에서 문제점이 발생한 것으로 나타났다. 이에 현지 생산 및 소비 등에 대한 명확한 이해가 선행되어야 지원에 대한 효율성과 지속 가능성을 실현할 수 있음을 확인하였다.

3) 르완다 영양중점농업을 통한 영양개선 사업

대부분의 르완다 농촌지역은 농업 생산성이 낮기에 만성영양실조 아동 비율이 높으며 이는 자급자족 형태로 생계를 유지하는 소농 가구에서 더욱 두드러지게 나타난다. 이에 대한 문제 해결의 경우, 농업 기반 영양중재사업이 중요하기에 KOICA는 2020년까지 르완다의 루치로와 르와마가나 지역을 중심으로 영양보건 개선을 위해 사업을 추진하였다. 본 사업은 르완다 내 산간지역의 특수 환경을 고려한 친환경 농업으로 영양개선을 할 수 있도록 한다.

이 사업은 '5세 이하 아동 및 임산수유부의 영양보건행동 실천', '2세 이하 아동 및 임산수유부 가정 내 영양가 있는 식량 증대'를 크게 2가지 목표로 두었다. 주민들의 자발적인 보건행동을 유도하기 위해 지역사회 보건 도우미와 어머니 봉사자가 사업 초기부터 프로그램에 참여하였다는 점이 본 사업의 특징이다. 초기부터 그들이 함께 참여하며 영양중재법(Positive Deviance/Hearth, PD Hearth) 교육을 통해 지역주민이 프로그램에 직접적으로 참여하도록 유도하였다. 사업 대상 지역은 기존 지역개발 경험을 바탕으로 진행된 활동 및 르완다 정부와의 MoU로 협력관계가 기반이 되어 성공적인 사업 진행이 가능하였다.

사업을 통해 르완다의 르와마가나 지역 내 저체중 아동 비율은 기존에 비해 2.4%(10%→7.6%) 감소하였다. 르완다 영양개선 사업은 코로나19 팬데믹 영향으로 사업 지연 및 사업 종료 후, '6-23개월 아동 식이 다양성 비율' 등의 일부 건강지표가 악화되기도 하였다. 그러나 정부와의 기존 협력 외에 지역주민이 직접적으로 행동변화 프로그램에 참여하도록 유도하여 친환경 농법을 전수하였다는 점이 작동요인으로 작용한 것으로 평가된다.

4) Feed The Future

미국 USAID는 글로벌 기아와 식량 안보 문제를 해결하고자 2010년부터 'Feed the Future'라는 농업 분야 국제개발협력 프로그램을 통해 개발도상국을 지원하고 있다. 이 프로그램은 기아와 빈곤의 근본적인 원인을 해결하기 위해 프로그램에 참여하는 방글라데시, 에티오피아, 말라위, 세네갈 등 20개 이상의 개발도상국 국민들이 자립적으로 농업을 통해 생계를 유지할 수 있도록 필요한 지식과 도구를 제공한다. 'Feed The Future'는 농업 생산성 향상, 영양 개선, 지역 경제 활성화를 목표로 한다.

'Feed The Future'는 각 국가의 상황과 필요를 반영한 맞춤형 전략을 수립해서 지원하며, NGO, 자원봉사자, 대학, 연구소, 기업 등 다양한 이해관계자와의 협력을 통해 지속가능한 농업 기술 보급과 농촌 경제 발전에 기여하고 있다. 이 사업은 원조에 의존하지 않고 스스로 안정적인 농업 및 경제 구조를 구축할 수 있도록 하는 것이 핵심이다. 이를 통해 주민들이 자립적인 생계를 유지하며 지속가능한 발전을 이루는 것을 목표로 하고 있다. 실제로 'Feed The Future' 프로그램 일환으로 세네갈에 수수와 검은콩, 이중 목적 씨앗(Dual-purpose seed) 보급을 통해 농부가 2개의 품종을 함께 재배할 수 있도록 하면서, 수확량도 증가하였다.

본 프로그램의 성과로 19%의 절대 빈곤 감소, 30%의 기아 감소, 26%의 아동 발육부진 감소를 달성한 것으로 확인된다. 이와 같은 성과 결과를 통해 'Feed The Future'는 글로벌 기아 종식과 빈곤 완화에 중요한 기여를 하고 있는 것으로 평가되고 있다.

4. 결론

보건 분야 국제개발협력 사례를 살펴보면, KOICA의 '가나 볼타지역 모자보건 개선사업'은 지역사회 기반 보건 접근성을 강화하고 모자보건 서비스를 확대하여 취약계층의 보건 지표를 개선하였다. 또한, KOFIH는 '라오스 의료기기 관리운영체계 강화 사업'을 통해 자립적 의료기기 운영 역량 구축으로 의료기기 운영률을 크게 향상시켰다. '라오스 통합모자보건증진 전략사업'은 KOFIH와 WHO와 협력하여 지역 맞춤형 모자보건 서비스 패키지를 실행하고 지역 보건 역량을 강화하였다. 마지막으로, KOICA는 '레바논 저소득층 보건의료 지원사업'으로 난민과 소외계층의 의료 접근성을 개선하고 심혈관 질환 등 전문 의료서비스를 확대하여 의료비 부담 감소와 건강 상태 향상에 기여하였다. 이와 같은 보건 분야 국제개발협력 사례들은 보건 서비스 접근성 확대, 지역 맞춤형 프로그램 운영, 지속가능한 시스템 구축 등을 통해 건강 불평등 해소와 지역사회의 보건 역량 강화를 목표로 하고 있음을 보여준다.

교육 분야 국제개발협력 사례를 살펴보면, ‘BEAR’ 프로젝트는 유네스코와 한국이 협력하여 아프리카 TVET 개선을 목표로 노동시장 분석, 커리큘럼 개발, 교사 교육 등을 통해 청년 취업 기회와 기술 격차 해소에 기여하였다. JICA의 ‘School for All’ 프로젝트는 지역사회 협력을 바탕으로 문해력과 학습 환경을 개선하였으며, 니제르와 마다가스카르에서 산수 능력과 문해력 지표가 크게 향상되었다. USAID의 ‘Education in Crisis and Conflict(EICC)’는 분쟁 및 재난 지역 아동에게 교육 접근성을 강화하여 1,000만 명 이상에게 교육 기회를 제공하였다. GPE는 교육 분야에 취약한 국가를 대상으로 학교 설립, 교과서 배포, 교사 훈련 등을 통해 교육 불평등을 해소하며 전 세계 1억 명 이상의 아동이 학교에 다닐 수 있도록 지원하였다. 이와 같은 사례를 통해 교육 분야 국제개발협력은 교육 접근성 향상, 지역 맞춤형 프로그램 운영, 지속가능한 학습 환경 조성을 통해 교육 불평등 해소와 인적 자원 개발을 목표로 한다는 공통점을 확인할 수 있다.

농업 분야 국제개발협력 사례를 살펴보면, ‘캄보디아 새마을운동 기반 농촌공동체 개발사업’은 지역 공동체의 역량 강화, 농가소득 증대, 생활환경 개선을 통해 지속가능한 발전을 이루었다. ‘우즈베키스탄 시범온실사업’은 현대적 온실 지원으로 농업 생산성을 향상시키고 농가 소득 증대 및 교육을 통한 기술 보급에 기여하였다. ‘르완다 영양중점농업 사업’은 지역주민의 적극적인 참여와 친환경 농법 보급으로 아동 영양지표를 개선하고 건강을 향상시켰다. USAID의 ‘Feed the Future’ 프로그램은 농업 생산성과 영양 개선, 지역 경제 활성화를 목표로 하여 빈곤과 기아를 감소시키며 자립형 농업 체계를 구축하였다. 이러한 사례들은 맞춤형 국제개발협력 지원 및 기술 보급, 지역사회의 적극적인 참여를 통해 지속가능한 농업 발전과 식량 안보 강화를 목표로 하고 있음을 보여준다.

참고문헌

- 고려대학교 산학협력단(2015). 우즈베키스탄 시범온실 지원사업.
- 남은우(n.d.). 국제보건학 이론, 실제 그리고 연구 사례. 연세대학교 대학출판문화원.
- 대외경제정책연구원(2018). 남아프리카의 직업교육훈련 개요: BEAR 프로젝트/신재생에너지 및 신소재를 활용한 아프리카 개발 협력 방안. Retrieved December 14, 2024, from https://www.kiep.go.kr/board.es?act=view&bid=0034&list_no=6505&mid=a10509042000&nPage=1&utm_source=chatgpt.com
- 윤춘근, 유은진, 정재현(2021). KOICA 보건역량강화사업 효과성 분석 연구: 페루와 가나 사례를 중심으로. 연구보고서, 1-86.
- 유네스코한국위원회(2024). 대유네스코 자발적 기여 사례조사.
- 전제성, 정연식, 정법모, 김희숙, 백용훈, 박희철, 김다혜, 김현경(2020). 동남아시아 농업분야 개발협력사업 성공요인 분석: 지역사회 개발협력 사례 중심으로, [KIEP] 세계지역전략연구, 20: 0-0.
- 한국국제협력단(2018). 가나 볼타지역 모자보건 개선사업 종료 평가 보고서.
- 한국국제협력단 평가실(2023). 캄보디아 새마을운동 기반 농촌공동체 개발사업(2014-2018/895만불) 종료평가 결과보고서 2020.10. 한국국제협력단.
- KOICA. (2022a). 과테말라 키체주 농촌 취약지역 기후회복력 강화사업(2022-2026/7백만불) 예비조사 보고서 v.1 2021.2 (한국국제협력단).
- KOICA. (2022b). 르완다 영양중점농업을 통한 영양개선 2단계 사업 종료평가 결과보고서.
- KOICA. (2022c). 레바논 저소득층 보건의료 지원사업 2단계 종료평가 결과보고서.
- ODA Korea. (n.d.). 주요사례(라오스 의료기기 관리운영체계 강화사업). https://www.odakorea.go.kr/
- European Union Neighbours East. (2024). EU-supported Global Partnership for Education donates assistive technologies to support children with disabilities in Moldova. Retrieved December 19, 2024, from https://euneighbourseast.eu/news/latest-news/eu-supported-global-partnership-for-education-donates-assistive-technologies-to-support-children-with-disabilities-in-moldova
- FEED THE FUTURE. (n.d.a). ABOUT. Retrieved December 15, 2024, from https://www.feedthefuture.gov/about/
- FEED THE FUTURE. (2023). Dual-Purpose Seeds in Senegal Make Life Easier and More Profitable for Farmers. Retrieved December 16, 2024, from https://www.feedthefuture.gov/article/dual-purpose-seeds-in-senegal-make-life-easier-and-more-profitable-for-farmers/
- Global Partnership for Education. (n.d.a). Access to education. Retrieved December 15, 2024, from https://www.globalpartnership.org/what-we-do/access-education
- Global Partnership for Education. (2024). Results Report 2024.
- Japan International Cooperation Agency. (2022a). School for All Project in Africa: Data shows dramatic improvement in children's education. Retrieved December 15, 2024, from https://www.jica.go.jp/english/information/topics/2022/20221118_11.html
- Japan International Cooperation Agency. (2022b). School for All, community-driven education. Retrieved December 15, 2024, from https://jicamagazine.jica.go.jp/en/article/?id=202207_4f
- Japan International Cooperation Agency. (2022c). School For All: Japan Helps Empower Local Communities Across Africa Through Education. Retrieved from https://www.jica.go.jp/english/TICAD/approach/special_report/news_220823_02.html

- Japan International Cooperation Agency (JICA). (2024). Supporting education in Mali through remote collaboration. Retrieved from https://www.jica.go.jp/english/information/topics/2024/p20241115_01.html
- Ministry of Foreign Affairs of Japan. (2022). School for All is a key part of Japan's educational support of Africa. Retrieved December 15, 2024, from https://japanupclose.web-japan.org/policy/p20221014_1.html
- UNESCO. (n.d.a). Better Education for Africa's Rise (BEAR) project. Retrieved December 15, 2024, from https://www.unesco.org/en/skills-work-life/bear-project
- UNESCO. (n.d.b). UNESCO launches third phase of the Better Education for Africa's Rise (BEAR) project. Retrieved December 14, 2024, from https://www.unesco.org/en/articles/unesco-launches-third-phase-better-education-africas-rise-project
- USAID. (2019). Education in crisis and conflict. Retrieved December 15, 2024, from https://files.eric.ed.gov/fulltext/ED605447.pdf
- USAID. (n.d.). All Children Reading. Retrieved December 16, 2024, from https://2012-2017.usaid.gov/what-we-do/education/all-children-reading

제 13 장

통일과 간호

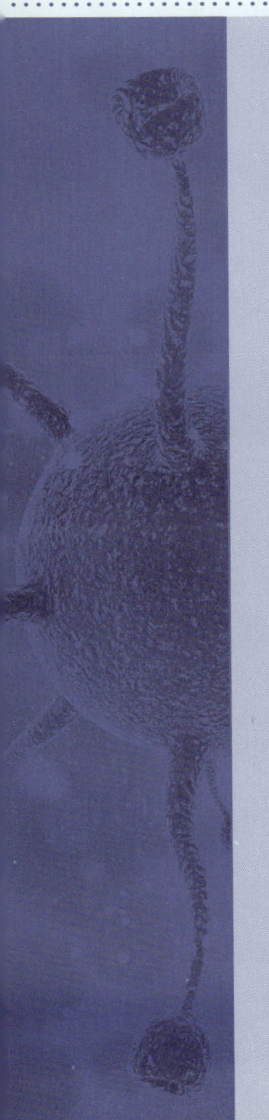

학습성과

1. 간호 전공자들을 위한 통일 이해와 준비를 설명할 수 있다.
2. 통일의 필요성과 과정 및 통일의 편익을 설명할 수 있다.
3. 독일의 보건의료 통합과정과 그 시사점에 대해 설명할 수 있다.
4. 남북한의 간호교육 비교를 통해 통합방안을 설명할 수 있다.
5. 통일을 위한 간호계의 준비에 대해 설명할 수 있다.

제13장 통일과 간호

1. 통일 이해와 준비

1) 통일의 의미와 과정

(1) 통일의 의미

한반도는 분단 이후 지속적인 긴장과 대립을 겪어 왔으며, 남북 간의 격차도 크게 벌어져 있다. 통일은 단순히 과거로 돌아가는 것이 아니라 새로운 역사를 창조하는 일이다. 남북 통일은 한반도를 분단 이전의 상태로 되돌리는 것을 넘어, 자유민주주의와 시장경제체제를 기반으로 한 두 개의 서로 다른 체제를 하나의 민족 공동체로 통합하는 것을 의미한다.

국립통일교육원에서 제시한 한반도 통일의 의미는 다음과 같다.

첫째, 통일은 역사적으로 독립운동의 완성을 의미한다. 우리는 모두 더 평화롭고 안전하며, 풍요롭고 행복한 삶을 바란다. 3.1 운동이 미래를 향한 자유주의 운동으로 기억되듯이, 통일은 북한 주민에게 자유를 제공할 것이다. 또한, 통일은 인류 보편적 가치인 자유와 인권을 확산시키고, 자유로운 한반도를 실현하는 길이 될 것이다.

둘째, 지리적 측면에서 통일은 국토의 통합을 뜻한다. 이는 한반도의 모든 구성원이 자유롭고 평화롭게 어디서든 생활할 수 있는 하나의 생활권을 만드는 것이다. 통일은 단순히 국토의 면적을 확장하는 것을 넘어, 우리 민족의 삶의 터전이 한반도를 넘어 유라시아 대륙으로 육상으로도 뻗어나갈 수 있게 하는 의미를 가진다.

셋째, 정치적 · 법적 측면에서 통일은 하나의 체제로 통합하는 것을 뜻한다. 남한은 자유민주주의와 자본주의를, 북한은 인민민주주의와 사회주의를 중시해 왔다. 통일은 남북한의 정치 체제를 하나로 통합하고, 단일 헌법, 단일 정부, 단일 국가를 세우는 것을 의미한다. 이를 통해 남북 간 평화가 정착되고, 보편적 가치와 인권이 확산되며, 자유민주주의가 더욱 성숙해지는 계기가 될 것이다.

넷째, 경제적 측면에서 통일은 경제권의 통합을 의미한다. 남북 분단으로 경제 생활권이 단절되었다. 국제사회에서 국가 간 경제적 상호의존과 통합이 강화되는 상황에서, 선진국으로 발전하기 위해서는 시장경제체제로의 통합이 필요하다. 남북 경제권의 통합은 한반도 전역은 물론, 북방 경제권, 동북아, 그리고 환태평양 경제권으로까지 경제 영역을 확장하여 경제발전의 기반을 마련하는 의미를 갖는다.

다섯째, 사회 · 문화적 측면에서 통일은 민족의 동질성을 회복하는 것을 뜻한다. 남북한은 같은 언어와 문화, 생활 방식 등을 공유하는 한민족이지만, 오랜 분단으로 인해 이질화가 심화되고 있다. 진정한 통일은 한반도의 모든 구성원이 '우리'라는 의식을 가지며 하나의 국가 안에서 소속감을 공유하는 상태를 의미한다. 즉, 통일은 오랜 분단을 극복하고 남북한 주민들이 하나의 평화로운 통일 국가 안에서 공동체 의식을 가지며 함께 새로운 문화와 미래를 만들어갈 기반을 마련하는 것이다.

국립통일교육원(2024)에서 제시한 통일의 의미를 현실에서 제대로 전달하는 것은 쉽지 않다. 한반도의 장기적인 분단은 통일에 대한 관심을 점차 줄이고 세대가 지날수록 통일에 대한 부정적 인식을 높이고 있다[표 13-1].

[표 13-1] 통일필요성 연령대별 응답 비율(2018~2023) (단위: %)

연령대	매우 필요하다						약간 필요하다						반반/그저 그렇다(보통이다)					
	'18	'19	'20	'21	'22	'23	'18	'19	'20	'21	'22	'23	'18	'19	'20	'21	'22	'23
19~29세	13.3	14.4	7.6	5.0	6.1	7.3	40.8	26.7	27.7	22.8	21.7	20.9	28.3	33.7	29.5	29.2	32.5	30.6
30대	17.3	11.7	16.8	9.6	7.3	8.5	35.6	26.5	26.2	31.3	26.7	25.5	27.4	36.9	26.2	24.5	33.8	31.0
40대	23.2	21.7	23.0	16.5	13.4	9.2	35.4	32.3	35.9	30.0	36.9	33.1	26.4	27.0	21.8	29.6	24.3	25.9
50대	27.2	25.9	28.0	15.1	18.6	17.7	42.2	36.1	34.9	31.8	31.8	34.2	16.0	21.0	18.4	26.4	30.3	22.7
60대 이상	24.6	25.1	26.9	20.6	23.8	28.1	37.5	41.7	33.6	36.4	37.4	27.5	23.4	15.6	18.2	21.0	18.4	23.7
연령대	별로 필요하지 않다						전혀 필요하지 않다											
	'18	'19	'20	'21	'22	'23	'18	'19	'20	'21	'22	'23						
19~29세	14.0	17.6	28.6	36.1	29.0	32.5	3.6	7.7	6.7	6.8	10.6	8.7						
30대	17.5	21.5	23.8	28.8	24.2	28.0	2.3	3.4	7.0	5.8	8.1	7.0						
40대	13.8	14.4	16.5	20.2	20.6	25.5	1.1	4.6	2.8	3.7	4.9	6.3						
50대	13.3	14.6	13.0	22.5	16.3	20.8	1.2	2.5	5.8	4.3	3.0	4.6						
60대 이상	9.3	11.4	18.6	18.0	16.5	17.6	5.2	6.2	2.8	4.0	3.9	3.1						

[출처] 서울대학교 통일평화연구원(2023). 2023 통일의식조사

(2) 통일의 필요성과 과정

통일에 대한 찬성 비율을 높이기 위해서는 통일의 필요성에 대한 인식을 증대시켜야 한다. 통일의 필요성을 느끼지 못한다면, 통일 교육을 진행하더라도 효과적인 결과를 얻기 어렵다. 통일에 대한 염원과 태도는 사상이나 신앙처럼 절대적인 믿음으로 형성될 수 없기 때문에 통일의 필요성에 대한 인식이 선행되어야 한다.

국립통일교육원(2024)에서 제시한 통일의 필요성은 다음과 같다.

> 첫째, 개인적 · 기회적 차원에서 통일은 이산가족과 북한이탈주민들의 고통을 덜어주고, 한반도 분단으로 인한 비용을 해결함으로써 자유, 복지, 인권, 평화의 정착을 가져올 것이다. 둘째, 역사적 · 문화적 차원에서 통일은 남북이 공유하는 역사와 문화를 회복하고 민족의 역량을 극대화할 수 있다. 셋째, 지리적 · 공간적 차원에서 통일은 한반도 전체 구성원들의 삶의 공간을 넓히고 더 많은 기회를 제공할 것이다. 통일은 한반도의 삶의 공간을 확장시켜 유라시아 대륙과의 연결을 통해 지정학적 여건을 개선할 것이다. 넷째, 사회적 · 경제적 차원에서 통일은 민족 공동체의 발전과 국제적 위상을 높일 것이다. 분단으로 인한 소모적인 경쟁과 대결, 막대한 군사비용, 남북 구성원들의 고통과 손실 등은 큰 사회적 비용을 발생시키므로, 통일은 남북 경제권을 통합하여 공동번영의 기회를 만들 것이다. 다섯째, 거시적 · 종합적 차원에서 한반도 통일은 평화로운 삶을 위한 필수적인 조건이다. 냉전의 잔재를 해소하고 동북아 국가들 간의 장벽을 없애며, 남북한의 자유를 이끌어낼 것이다.

한반도의 분단 현실을 올바르게 극복하고 실현하기 위해, 통일 과정에서 고려해야 할 사항에 대하여 국립통일교육원은 다음과 같이 제시하고 있다.

첫째, 통일은 자유민주적 기본질서를 바탕으로 이루어져야 한다. 「헌법」 제4조에서는 "대한민국은 통일을 지향하며 자유민주적 기본질서에 입각한 평화적 통일 정책을 수립하고 이를 추진한다."라고 명시하고 있다. 특히 통일 과정에서 전체주의가 아닌 자유로운 의사에 따라 선택이 이루어져야 한다. 둘째, 한반도의 통일은 평화롭고 평화적인 방식으로 이루어져야 한다. 「헌법」 전문에는 '평화적 통일의 사명, 세계 평화와 인류공영에 기여' 등이 규정되어 있고, 제5조에서는 '국제평화 유지 노력, 침략적 전쟁 부인' 등을 언급하며 평화 지향적 성격을 분명히 하고 있다. 셋째, 통일은 강력한 안보를 바탕으로 해야 한다. 튼튼한 국방력을 기반으로 한 안정적인 안보 체제 속에서 한반도에 평화를 정착시켜야 한다. 넷째, 통일은 민족적인 문제이자 국제적인 문제라는 점도 고려해야 한다.

남북 분단은 제2차 세계대전 종결 후, 미소 양국의 한반도 분할로 시작되었고, 이후 북한의 남침으로 인한 6.25 전쟁을 통해 민족 간 갈등이 심화되면서 분단은 고착화되었다. 한반도 분단은 전쟁 이후에도 주변국들의 이해관계가 깊이 개입되며 지속되었고, 냉전 종식 이후에도 여전히 분단 상태로 남아 있다. 이처럼 한반도의 분단은 민족적 문제이자 국제적 문제임을 인식하고, 통일을 이루기 위해서는 남북 간 협력뿐만 아니라 주변국들이 한반도 통일의 필요성과 정당성을 이해하고, 국제사회가 함께 책임을 다하며 협력해야 할 필요가 있다.

2) 통일비용과 통일편익

(1) 분단비용

분단비용은 남북한이 분단 상태를 유지하는 동안 발생하는 소모적인 비용이다. 통일이 이루어지지 않음으로써 발생하는 부담과 만약 분단이 없었다면 얻을 수 있었던 혜택의 손실을 합친 분단비용은 남북한 모두의 문제이다. 따라서 통일이 이루어질 경우, 남과 북의 분단비용 절감은 한반도 발전에 큰 도움이 될 것이다. 즉, 통일이 이루어지는 순간 그 비용은 즉시 사라지며, 남북 관계가 악화되거나 분단이 길어질수록 이 비용은 증가하고 누적될 수 있다.

• 유형적 분단비용	국방에 소요되는 비용, 병력, 무기, 안보비용, 외교비용, 이념 및 체제유지비 등
• 무형적 분단비용	사회적 비용, 전쟁 공포, 이산가족의 고통, 이념적 갈등 및 대립, 지정학적 육로의 진출제약, 국토 이용 제한, 국토의 불균형 발전, 남남갈등 등

분단비용은 유형적 비용과 무형적 비용으로 구분할 수 있지만, 이들 비용은 서로 중첩되며 상호 연관이 있다. 예를 들어, 남북한 간의 갈등과 대립이 심화되면 전쟁에 대한 두려움이 커져 안보비용이 증가할 수 있다. 이와 같은 유형적 분단비용의 증가는 북한 측에서도 무형적 및 유형적 분단비용을 추가적으로 증가시키는 결과를 가져올 수 있다.

(2) 통일비용

통일비용은 남북 통합 과정에서 양측 간의 격차를 줄이고 통합을 위한 노력에 드는 총비용을 의미한다. 여기에는 북한의 경제 발전을 위한 비용뿐만 아니라 통일로 인해 발생할 수 있는 갈등, 박탈감, 사회적 일탈 등의 사회적 문제도 포함된다. 그러나 통일비용은 분단비용과 달리 단순히 소모되는 비용이 아니라, 통일된 한반도의 긍정적인 효과를 이끌어내기 위한 투자로 볼 수 있다.

구분	내용
• 유형적 통일비용	북한주민을 위한 구호물품, 북한 투자비용, 남북의 제도통합비용 등
• 무형적 통일비용	남 · 북 주민 간의 갈등과 무질서, 북한주민이 가질 수 있는 심리적 박탈감 등

통일비용은 고정된 것이 아니라, 우리가 어떻게 통일을 준비하고 인식하느냐에 따라 불필요한 비용을 줄일 수 있는 가능성이 있다. 통일에 대한 우리의 인식, 시기, 절차 등 준비 상태에 따라 상당 부분의 비용이 감소될 수 있을 것으로 예상된다**[표 13-2]**.

(3) 통일편익

통일편익은 통일이 가져올 경제적 및 비경제적 보상과 혜택의 총합을 의미한다. 이는 분단비용의 사용 중단과 통일비용의 투입에 따른 소득 효과 등을 포함한다.

구분	내용
• 경제적 통일편익	경제 통합에 의한 시장 확대, 경제에 새로운 성장 동력 제공, 일자리와 소득증대에 따른 경제발전, 교통과 무역의 요충지 확보에 따른 경제적 이익 등
• 비경제적 통일편익	생존권 및 인권 보장, 이산가족 및 북한 이탈주민의 아픔 치유, 북한주민에게도 풍요로운 삶 제공, 안보불안의 해소, 민족문화의 회복, 동북아 평화공동체 형성 촉진 등

[표 13-2] **통일비용 추정**

통일비용 및 편익	
국회예산정책처(2014)	• 통일비용: 2016~2060년까지 연평균 232조 원 필요. 총 통일비용 1경 428조 원 • 통일편익: 2016년 1,318조 원에서 2060년 4,320조 원으로 3.3배 증가(연평균 증가율 2.7%) • 연평균 북한 GDP 9.0% 증가. 남한 GDP 2.1% 증가
현대경제연구원(2014)	• 2050년 남북 단일경제권 형성 시 실질 GDP 5,663조 원. 1인당 실질 GDP 7만 달러 • 2050년 유라시아 경제권 확장 시 실질 GDP 7,358조 원. 1인당 실질 GDP 9만2천 달러
아세아문제연구(2014)	• 통일비용(2015~2035년 20년간): 923조~1627조 원 • 통일편익(2015~2050년 35년간): 4,900조 원. 연평균 성장률 남한 3.2%, 북한 6.2%
금융위원회(2014)	• 북한 개발재원 20년간 5천억 달러
통일연구원(2013)	• 2030년 통일 시점, 통일비용 523조 원(명목, 20년간), 통일편익 1경 원(명목)
통일부(2013)	• 2030년 통일 시점, 생산유발효과 46조~57조 원. 취업유발효과 500조~1200조 원
문정인(2012)	• 통일비용: 1조3,209억 달러(신탁형 통일, 25년간 지출)~5조8억 달러(무력형 통일, 53년간)
한국개발연구원(2010)	• 통일비용: 3,220억 달러(점진적, 30년간)~2조1,400억 달러(북한 붕괴 시)
현대경제연구원(2010)	• 북한 1인당 소득 3000달러 달성 위해 향후 10년 소요 • 통일비용: 1,570억달러, 통일편익: 2,200억 달러
자료: 대외경제정책연구원 및 각 기관	

[출처] 주간경향 기사

3) 독일 보건의료 통합과정과 시사점

(1) 독일의 통일과정

독일은 분단 이후 1990년 통일에 이르기까지 중요한 정치적 배경을 다음과 같이 나눌 수 있다.

1945년 나치의 시기가 끝난 후, 독일은 두 개의 체제로 나뉘었다. 1949년, 미국, 영국, 프랑스가 통치한 서독은 독일연방공화국(Bundesrepublik Deutschland, BRD)으로 수립되었고, 소련이 점령한 동독은 독일민주공화국(Deutsche Demokratische Republik, DDR)으로 본격적으로 분단되었다.

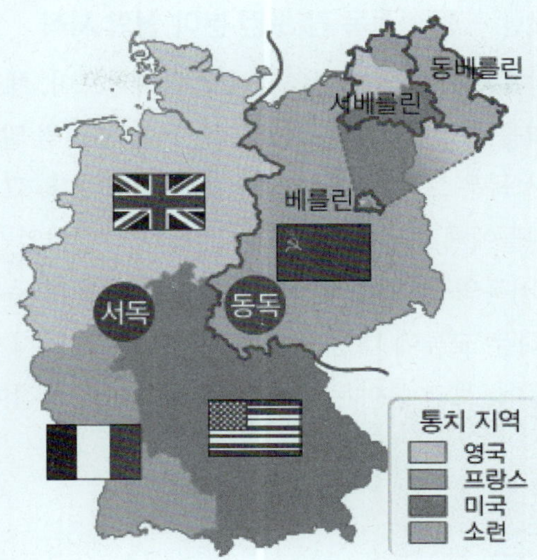

[그림 13-1] 분단된 독일 지도

① 할슈타인 원칙의 시기(1949~1963년) – 동 · 서독의 외교관계 단절

분단 이후 서독에서는 아데나워 총리가 집권하면서 동독을 상대로 '힘의 우위 정책'을 추진했다. 서독은 '할슈타인 원칙'에 따라 독일의 유일한 합법 정부로서 서독과 외교 관계를 맺은 국가가 동독과 외교 관계를 수립하려 할 경우, 이를 단절하겠다는 강경한 입장을 고수했다. 반면, 동독의 울브라히트 서기장은 소련과 긴밀한 관계를 유지하면서 '1민족 2국가론'을 주장하고, 동독을 독립된 국가로 인정받기 위한 외교적 노력을 지속했다.

② 동방정책의 시기(1969년 이후) – 화해교류 정책

1969년 서독의 빌리브란트 수상은 '할슈타인 원칙'을 폐기하고 '동방정책'을 추진하였다. '동방정책'은 소련 및 동유럽 국가들과의 화해를 목표로 하였으며, 공산권 국가들과의 교류 협력을 적극적으로 추진하여 동독과의 화해 분위기를 조성하고, 냉전 대립 구조를 해체하는 데 중요한 역할을 했다. 빌리브란트 수상을 중심으로 한 화해와 교류 정책 덕분에 동 · 서독 간의 다양한 분야에서 활발한 교류가 이루어졌고, 동방정책 시기에는 동 · 서독 간 정상 회담(1~6차)과 보건 협정 및 공동 재난 방지 협정 등 지속적인 협력 관계가 형성되었다.

③ 동 · 서독 정상회담(1970년)

1970년 동 · 서독 정상회담은 1차와 2차로 진행되었으며, 양측의 이견 차이로 큰 성과를 이루지는 못했지만, 그럼에도 불구하고 서로 간의 화해 분위기가 형성되었다.

④ 동 · 서독 기본조약(1972년) – 동 · 서독 간 보건 분야 협력 시작

1972년 12월, 동독과 서독은 10개의 기본조약에 합의하였으며, 체결된 기본조약 제7조 6항에서는 보건 분야의 협력을 규정하고 있다[표 13-3]. 1973년 4월 말, 동독 측이 보건 분야 협상을 먼저 제안했으며, 서독은 그 제안이 예상치 못한 것이었다. 그러나 동독의 보건의료 상황이 매우 열악하여 주민들에게 보건의료 지원이 시급한 상황이었기 때문에 '보건협정'의 체결이 절실한 상태였다. 서독의 발전된 보건의료 시스템을 통해 동독 주민들이 의약품과 병원을 사용할 수 있도록 하는 교류에 대한 합의가 이루어졌다. 당시 동독 주민들의 건강과 보건 상황이 열악했기 때문에, 보건 분야는 양측 간의 협상에서 쟁점이 적고 협력이 용이한 분야였다.

[표 13-3] 동 · 서독 기본조약

제1조.	독일연방공화국과 독일민주공화국은 동등한 권리의 토대 위에서 정상적인 우호 관계를 발전시킨다.
제2조.	독일연방공화국과 독일민주공화국은 유엔헌장에 명시되어 있는 제반 목표와 원칙을 준수한다.
제3조.	유엔헌장의 정신에 따라, 독일연방공화국과 독일민주공화국은 갈등을 오로지 평화적인 수단을 통해서만 해결하며, 무력 위협과 무력 사용을 포기한다. 쌍방은 현존하며 앞으로도 존속할 경계선의 불가침을 재확인하고 존중한다.
제4조.	독일연방공화국과 독일민주공화국은 어느 한쪽이 상대방을 국제사회에서 대신하거나 대표할 수 없음에 동의한다.
제5조.	독일연방공화국과 독일민주공화국은 유럽 국가들끼리의 평화적 관계 발전을 촉진하며 유럽의 안보 및 협력에 기여한다. 쌍방은 세계의 안보에 기여하는 군비 제한과 군비 축소의 노력, 특히 핵무기와 기타 대량살상무기 분야의 군비 축소 노력을 지지한다.
제6조.	독일연방공화국과 독일민주공화국은 각자의 권력이 각자의 영토 내에서만 행사될 수 있다는 원칙을 고수한다. 쌍방은 국내 및 대외 문제에 있어서 상대방의 독립과 자주성을 존중한다.
제7조.	독일연방공화국과 독일민주공화국은 관계 정상화 과정에서 현실적이고 인도적인 문제들을 타결할 용의가 있음을 천명한다. 양국은 이 조약의 원칙에 입각하여 상호 이익을 도모하기 위하여 경제, 학술, 기술, 무역, 사법, 우편, 전화, 보건, 문화, 스포츠, 환경보호 등등의 분야에서의 교류 협력을 촉진, 발전시키는 협정을 체결하기로 한다. 이에 대한 세부 사항은 추가 의정서에서 정한다.
기본조약 제7조 6항	독일연방공화국과 독일민주공화국은 보건분야에 관심을 표명한다. 양국은 이에 대한 조약을 체결하기 위하여 가능한 범위 내에서 의약품의 교환과 특수병원 및 요양소에서 치료문제를 해결한다.
제8조.	독일연방공화국과 독일민주공화국은 상주 대표부를 교환한다. 대표부는 각기 상대방의 정부 소재지에 설치하기로 한다. 대표부 설치에 관계되는 실제적인 문제들은 별도로 해결한다.
제9조.	과거 쌍방이 각기 체결한 조약 또는 쌍방 관계의 2국 간 및 다국 간의 조약은 이 조약의 저촉을 받지 않는다.
제10조.	이 조약은 비준 후에 효력을 발생한다. 위의 내용들을 확인하기 위하여 조약 체결 쌍방의 전권 대표는 이 조약문에 서명한다.

[출처] 동서독 기본 조약

⑤ 동 · 서독 보건협정(1974년)

보건협정은 10차례의 실무협상을 거친 후, 1974년 4월 25일에 체결되었다[표 13-4]. 서독은 재정적 부담을 감수해야 했기 때문에 1975년 11월 20일 법률로 제정되어 1976년 1월 1일부터 발효되기 시작했다. 서독은 동독에 대한 경제적 지원을 아끼지 않았고, 동독은 이러한 교류를 통해 얻은 경제적 실리에 만족하였다. 그러나 동독 지역에서는 점차 국가 권력이 약화되고 권위가 상실되면서 공권력의 공백 상태가 나타났다. 결국 통일 직전, 동독의 보건의료체계는 그 기능이 상당히 약해져 서독의 보건의료체계에 전적으로 의존하게 되었다.

[표 13-4] 동 · 서독 보건협정의 주요내용

제1조	보건 분야 협력촉진
제2조	전염병 효과적 예방 합의
제3조	상대지역 여행 중 발병 시 치료제공 규정
제4조	동서독 주민은 원하면 상대편 국가에서 특수치료와 전지요양 가능
제5조	서독에서 동독으로의 의약품 소포 송부 합의
제6조	마약이나 중독성 약품의 오남용 방지를 위한 정보교환

[출처] 독일 총서12 보건의료 분야 관련 정책문서

⑥ 독일통일(1990년)

구소련의 붕괴로 사회주의 국가들은 시장경제로의 전환을 시작했다. 독일은 1990년 10월 '통일조약'이 발효되면서 동독이 서독에 통합되어 통일을 이룩하게 되었다.

(2) 독일통일 과정 속의 보건의료의 통합

① 통일 전 동 · 서독의 보건의료

독일은 제2차 세계대전 후 동 · 서독으로 분단되어 서로 다른 체제하에 사회보장체계를 구축하였다. 서독은 자본주의 시장경제를 바탕으로 사회적 소외를 극복하려는 노력의 일환으로 다양한 인구 계층을 개별적으로 보호하며, 모든 국민이 사회보장 혜택을 누릴 수 있도록 발전했다. 반면, 동독은 사회주의 원리에 따라 마르크스-레닌주의를 채택하며 사회보장보다는 최대한의 노동력을 발휘하려는 목표로, 전 국민을 대상으로 사회주의적 복지국가를 실현하려 했지만 결국 최소한의 생활 수준을 보장하는 데 그쳤다.

② 서독의 통일정책

서독의 브란트 수상이 집권하면서 추진한 '동방정책'은 동독과의 민족적 장벽을 허물기 위한 노력의 일환으로, 화해의 분위기를 조성했다. 서독은 동독 문제를 독일 내부의 문제로 인식하며, 통일이 이루어질 때까지 동독을 국제법상 독립 국가로 인정하는 것을 일관되게 거부했다. 동 · 서독 간의 교류와 협력은 동독 주민들에게 자국 체제의 문제점을 명확히 인식하게 하는 계기가 되었고, 그로 인해 동독 주민들은 서독에 대한 동경을 품게 되었으며, 이는 결국 통일을 이루는 중요한 원동력이 되었다.

③ 통일 독일 보건의료 통합과정

45년 만에 동 · 서독이 통일되면서 정치, 경제, 사회 체계의 통합 과정에서 혼란이 가중되었고, 그중에서도 가장 큰 난제는 의료보험제도의 통합이었다. 통일된 독일은 서독이 추구하는 1883년 비스마르크의 사회보험제도의 기본원칙과 동일한 원칙을 유지하고자 하였으며, 사실상 서독의 포괄적이고 의무적인 법정의료보험은 잘 정비된 세계 최고의 의료보험이었다.

(3) 독일통일에 대한 시사점

독일의 분단과 상황은 한반도와는 다르지만, 독일 통일 사례를 깊이 분석하는 이유는 한반도의 통일이 평화적으로 이루어지고, 통일 후 발생할 수 있는 부담을 줄이기 위해서이다. 독일은 통일을 준비할 충분한 시간이나 합의를 가질 여유가 없었으며, 이 상황에서 서독의 지도자들은 동독의 부정적인 상황을 전적으로 책임지려 했다. 또한, 서독 국민에게 현실적인 법안을 제시하면서 동의를 구하여 합의를 이끌어 좋은 현실적인 본보기가 되는 귀감이라 할 수 있다.

1991년 1월 1일부터 동독 지역에 서독의 의료보장제도가 도입되었고, 서독은 동독 의사들이 새로운 체제에 적응할 수 있도록 적극적으로 지원했다. 이 지원은 동독 의사들이 개인 병원으로 전환하는 데 큰 도움이 되었다. 통일 전 동독 의사들은 국립의료기관인 폴리클리닉과 외래진료소에서 고용되어 일했으나, 통일 후에도 의사 자격은 유지되었고, 서독 체제하에서 의업을 계속하려면 개인 병원을 개설할 자금이 필요했다. 서독 의사협회는 동독에 새로 설립된 의사협회의 후견인 역할을 맡아 동독 의사들이 새로운 체제에 적응하는 데 도움을 주었고, 서독의 은행과 보험회사도 필요한 지원을 아끼지 않아 동독 의사들이 빠르게 서독의 의료체제에 적응할 수 있었다.

서독 의사협회는 동독 의사들에게 적극적으로 지원과 조언을 제공했으며, 통일 직후 서독의 보험회사와 은행들도 큰 도움을 주었다. 서독의 보건의료 시스템은 동독에 대해 지속적으로 관심을 가지고 책임감을 느끼며, 통일 전과 직전 동독의 보건의료 상황과 통계치를 비교적 정확하게 파악하고 있었다. 이러한 정보는 협력과 지원을 추진하는 데 중요한 역할을 했다. 또한, 서독은 분단 상태에서도 복지를 포함한 보건의료 분야에서 모든 사람이 혜택을 받을 수 있도록 연대의 정신을 실현하려 했고, 이러한 생각은 모두가 공유하고 합의한 부분이었다는 점에서 큰 의미가 있다.

통일 이후 동서독은 여러 문제에 직면했다. 조기 화폐 통합, 서독의 행정 및 복지 제도를 동독에 급하게 이식한 것, 사유화 및 소유권 조정에서의 미비점, 그리고 동독 재건 비용을 과소평가한 점 등이 그 예시이다. 반면, 동독에서는 건강을 위한 중점적인 서비스나 입원과 외래 치료 간의 상호 협력을 통해 입원 기간을 단축시키고 시간과 경제적인 장점을 얻을 수 있었다. 독일의 통일을 통해 의료인들이 깊이 고민해야 할 부분은 통일 직후 과도기 동안 성급한 결정으로 동독의 장점들이 사라진 점이다.

2. 남북한 간호교육비교와 통합방안

1) 북한의 간호교육기관의 종류

북한의 간호 교육 기관은 고등의학전문학교, 간호 학교, 간호원 양성소, 군대 내 간호원 양성반 등 다양한 형태로 존재한다. 북한의 간호 교육 과정은 보통 6개월에서 2년 사이의 기간으로 운영되며, 남한에서 볼 수 있는 전문 간호사, 석사 및 박사 과정은 북한에서 찾아볼 수 없다. 또한, 간호조무사라는 직업 개념도 북한에서는 확인되지 않는다[표 13-5].

[표 13-5] 남북한 간호교육기관의 유형과 학제

간호인력의 유형	남한		북한	
	간호인력 교육기관	학제(년)	간호인력 교육기관	학제(년)
간호사	간호대학 간호학과 전문대학 간호과	3 또는 4	고등의학전문학교 간호원반	2
			간호원 학교	2
			간호원 양성소	0.5 또는 1
			군대 내 설치된 의료인 양성학과	?
			무자격자	-
전문간호사	대학원(석사)	2	-	-
조산사	조산사 양성기관	1	고등의학전문학교 조산원반	3
간호조무사	간호조무사 학원 국공립간호조무사양성소	1	-	-

[출처] 김지은(2016)

2) 남북한 간호교육 체계의 통합방안

(1) 상호이해와 존중이 바탕으로 한 지원

남북한의 보건의료체계와 교육체계 속에서 간호교육체계가 가진 차이점과 다양성을 인정하고 이해하려는 노력이 중요하다. 어느 한쪽이 우수하고 다른 한쪽은 열등하다는 식의 접근은 진정한 통합을 방해할 수 있다. 서로의 간호교육이 처한 상황에 맞춰 발전해 왔다는 점을 인정하고, 서로의 강점을 보완하고 지원하는 방식으로 나아가는 것이 필요하다.

(2) 교류와 협력

70년간의 분단은 남북한이 서로를 이해하는 데 큰 장벽이 되었다. 오랜 시간 동안 왕래와 접촉이 불가능했던 상황에서는 진정한 협력을 기대하기 어렵다. 서로를 이해하고 불신과 오해를 풀기 위해서는 점진적인 교류가 필요하다. 간호 분야는 국민 건강에 중요한 영향을 미치는 보건의료 인력으로, 통일 이후 북한 주민들의 건강을 유지하고 증진하는 데 큰 역할을 할 것으로 기대된다. 또한 간호 분야는 비정치적인 영역으로, 통일 이전에도 교류와 협력이 가능했던 분야였으며, 통일 이후 급증할 간호 인력 수요를 대비하는 측면에서도 교류와 협력이 필요하다.

(3) 보편적 가치 추구

성공적인 통합과 통일을 위해서는 남북한 간 상호 이해가 기반이 되어야 한다. 서로에 대한 이해는 정확한 정보에서 출발한다. 통일을 준비하기 위해서는 북한의 현황을 파악하는 노력을 게을리해서는 안 된다. 따라서 북한과의 교류를 확대하려는 노력과 함께, 북한에 대한 정보를 얻을 수 있는 다양한 경로를 통해 북한의 간호 교육 제도에 대한 보다 정확한 자료를 수집하고, 이를 바탕으로 통합 방안을 지속적으로 연구해야 한다.

3. 간호미래 세대를 위한 통일교육

통일교육의 법적 근거는 헌법, 교육기본법, 통일교육지원법, 통일교육지침, 통일교육 기본계획 등으로 이루어진 법적 체계에 기반을 두고 있다. 통일교육지원법은 제정 이후 여러 차례 개정을 거쳐 현재의 통일 교육을 뒷받침하고 있으며, 이는 국가 차원에서 통일교육의 기준을 제시하고, 모든 국민이 통일에 대한 올바른 가치관을 확립하며, 진정한 남북 통일을 위한 긍정적인 인식을 고취하도록 하기 위해 제정되었다. 대부분의 학생들은 고등학교까지는 윤리 과목을 통해 통일에 대한 교육을 받을 기회가 있지만, 대학에 진학한 후에는 통일 관련 교과목을 수강하지 못하는 경우도 있다. 따라서 간호학 전공과 관련된 통일 교육이 필요하며, 간호학 교수자들 중에서 다양한 방법으로 시도하는 사례가 늘고 있다.

간호대학생을 대상으로 한 통일 교육 후, 학생들의 경험은 다음과 같다[표 13-6]. 대학에서의 통일 교육 활성화는 우리 사회에서 통일에 대한 논의를 활발하게 하고, 통일에 대한 공감대를 확장하는 사회적 기반을 마련하는 중요한 역할을 하며, 대학은 통일을 준비하고 전공과 연계된 통일 교육을 통해 미래 세대를 양성하는 중요한 장이 된다.

[표 13-6] 간호대학생의 통일교육의 경험

긍정적 인식으로 변화	통일편익을 이해함
	의식 변화의 필요성을 느낌
	통일의 필요성을 인식함
지속적 통일교육 필요성 인식	통일교육의 필요성을 인식함
	전공과 관련된 통일교육을 요구
	체험 통일교육을 요구함
통일교육 후 적극적 태도 형성	새로운 사실을 알게 됨
	스스로 관심을 가짐
	학생 참여의 중요성 인식
통일 미래를 위한 리더를 위한	통일을 위한 방향을 제시
	점진적 협력의 관계로 나아가길 원함

[출처] 이도영(2022)

4. 통일을 위한 간호계의 준비

1) 남북한 의학용어 통합 및 의사소통 증진 방안

(1) 남북한 의학용어 및 간호학 용어의 비교

남과 북은 분단된 이후 거의 한 세기 가까운 긴 시간이 흘렀고, 이로 인해 여러 가지 이질화가 발생하고 있다. 그중에서 언어의 이질화는 상호 의사소통을 어렵게 만들 수 있다. 물론 보건의료인들이 언어의 전문가가 아니지만, 북한이탈주민의 병원 진료나 통일된 미래를 준비하는 과정에서 병원 임상현장에서의 언어 차이를 이해하고, 의사소통 문제로 발생할 수 있는 상황을 심도 있게 고민하는 것이 중요하다.

분단으로 인해 남북의 간호학 및 의학 용어에 차이가 있으며[표 13-7], 의학 분야에서는 1990년대 초부터 남북한 의학 용어 차이에 대한 연구가 진행되어 왔지만, 간호학 분야에서는 그 연구가 아직 적은 편이다.

[표 13-7] 남과 북의 의학용의 차이

영어	남한용어	북한용어
stuper	혼미	혼몽
bradycardia	서맥	지맥
anus	항문	홍문
mattress	매트리스	마드라스
high fever	고열	중증도열
cup	컵	고부

[출처] K-MOOC 강좌 중 통일과보건의료

(2) 북한이탈주민의 언어적응 실태

북한이탈주민은 신체적, 정신적으로 건강이 좋지 않은 상태로 남한에 입국하는 경우가 많아, 입국 후에는 남한의 의료 서비스를 이용하게 된다. 언론과 연구에 따르면, 북한이탈주민들이 병원에서 진료를 받는 과정에서 어려움을 겪고 있으며, 보건의료인들도 의사소통에 어려움을 느끼는 경우가 많다. 더 중요한 점은 대부분의 북한이탈주민들이 북한이나 제3국에서부터 건강이 좋지 않았고, 남한에 정착하는 과정에서 이러한 건강 문제가 사회적응에 큰 영향을 미친다는 것이다. 진료 현장에서의 의사소통 문제를 이해하려면 관련 사례를 살펴보고, 보건의료인과 북한이탈주민 간의 소통을 방해하는 장애 요인을 파악하여 이를 해결하기 위한 노력이 필요하다. 신체적, 정신적으로 건강해야 학업이나 취업이 가능하고, 무엇보다 남한 사회에 잘 적응해 행복한 삶을 살 수 있다. 그러나 만약 남한의 보건의료인들과의 의사소통이 어렵고, 시간이 지나면서 더 심각해진다면, 우리 보건의료인들이 이 문제에 대해 더 큰 관심을 가지고 전문성을 키워야 할 필요성이 있다.

아래 연구는 탈북 후 한국의 간호대학을 졸업하고 한국간호사 면허를 취득한 간호사들을 대상으로 한 질적 연구의 일부로[표 13-8], 북한이탈주민들이 한국에서 겪는 의사소통의 어려움을 이해하고, 효과적인 적응을 돕기 위한 다양한 지원이 필요함을 강조한다.

[표 13-8] 북한이탈 후 한국간호사 면허를 취득한 간호사의 임상적응 경험(질적연구)

북한 말투를 고쳐나가기(북한이탈 후 한국간호사 면허를 취득한 간호사)
대상자들은 북한이탈주민에 대한 편견과 차별을 피하기 위하여 자신이 북에서 왔다는 것을 드러내지 않도록 북한 말투를 고쳐나가는 노력을 하고 있었다.
"가장 힘든 것은 북한 사투리를 쓰는 거예요. 고향이 어디냐고 물어서 강원도라고 얘기하기도 강원도 어디냐고 물어보고… 속초라고 하면 속초 어디냐고 하고요…"(참여자 1)
"사람들이랑 만나서 사투리를 안 쓰려고 하면서 스트레스를 많이 받아요. 머리에서 몇 번이고 생각하고 톤도 조절하고..."(참여자 2)

[출처] 김희숙, 이도영, 서임선(2019)

2) 북한이탈주민의 적응 문제와 해결 방안

(1) 북한이탈주민의 현황 및 건강문제

2023년 6월 기준으로 남한에 입국한 북한이탈주민은 약 34,000명으로 추산된다. 이들이 남한에 적응하고 정착하는 과정에서 가장 중요한 요소 중 하나는 건강 문제이다. 건강에 문제가 생기면 일상생활은 물론, 경제적 자립을 위한 학업이나 취업도 어려워지기 때문이다. 따라서 안정적인 정착을 위해서는 무엇보다 건강관리가 우선시되어야 한다. 북한이탈주민의 수가 증가함에 따라 남한의 보건의료인들은 이들의 건강과 사회적응을 돕는 중요한 역할을 해야 한다.

북한이탈주민들은 신체적, 정신적으로 건강 상태가 좋지 않은 경우가 많아 입국 후 남한의 의료 서비스를 이용하게 된다. 그들이 의료기관을 이용할 때 겪는 의사소통의 어려움을 이해하기 위해 관련 사례를 살펴보고**[표 13-9]**, 보건의료인과 북한이탈주민 간의 소통을 방해하는 장애 요인을 파악하며, 이를 해결하려는 노력이 필요하다. 이러한 의사소통 문제를 잘 이해하고 해결하려는 노력이 보건의료 현장에서 매우 중요하다.

[표 13-9] 남북한 보건의료의사소통의 어려움의 원인

I. 남과 북의 보건의료 차이에 따라 발생되는 문제
1. 자가진단의 경향이 강함
2. 한국의 짧은 문진 시간에 대하여 부족하다고 느낌
3. 이미 자신의 과거 병력을 알고 있다고 생각함
4. 남한의 세분화된 진료과에 대한 이해 부족
5. 민간요법의 활용 시도
II. 심리적 어려움
1. 낯선 환경 및 체제 차이에 따른 불안
2. 의료진의 외래어 및 의학용어 사용에 대한 위축감
3. 신분 노출에 대한 우려
III. 표현의 차이
1. 증상표현의 차이
2. 과장된 증상표현
3. 심리 · 정신적 문제에 대해 미흡하게 다룸
4. 신체 증상 중심의 표현
IV. 의료 정보 부족
1. 잘못된 건강상식
2. 의료비 지원에 대한 정보 부족
3. 남한 의료제도에 대한 이해 부족
4. 건강관련 생활습관 및 지식의 부족

[출처] K-MOOC 강좌 중 통일과보건의료

(2) 북한이탈주민을 위한 진료현장 - 앞으로 마주할 미래 임상현장

북한이탈주민은 아프지 않으면 병원을 방문하지 않는 경향이 있으며, 남한에 와서 의료기관을 이용할 때 느끼는 불편함으로 인해 병원을 방문하지 않게 될 가능성도 있다. 이 경우, 보건의료인들이 북한이탈주민의 건강 상태를 제대로 파악할 수 없고, 그들의 건강은 더 악화될 수 있다. 동일한 질환이라도 의료 이용 접근성에 따라 건강 수준에 차이가 생길 수 있기 때문이다. 따라서 북한이탈주민의 건강을 개선하기 위해서는 보건의료인들의 세심한 관리와 그들에 대한 이해가 필요하다. 또한, 의료기관을 찾은 북한이탈주민에게 원활한 의사소통과 따뜻한 태도로 대하는 것이 그들의 신뢰를 얻고, 긍정적인 결과와 지속적인 건강 유지에 도움이 될 것이다. [표 13-10]은 북한이탈주민을 위한 진료 현장에서 의사소통을 위한 방안에 대한 설명이다.

[표 13-10] 북한이탈주민을 위한 진료 현장-의사소통을 위한 방안

1. 외래어나 의학용어로 된 단어는 알아듣기 어려울 수 있으니 [통일부 북한용어사전] 등을 통해 확인하여 알려주거나, 쉽게 풀어서 설명하여 줍니다. 고유어나 한자어로 말해 줄 수 있다며 이를 활용하여도 됩니다.
   예) 엘리베이터를 타시고 올라가세요 ⇒ 승강기를 타시고 올라 가세요
   승락서에 싸인을 해주세요 ⇒ 승락서에 서명을 해주세요
   오늘 컨디션이 어떠세요 ⇒ 몸 상태가 어떠세요

2. 설명 시 천천히 끊어가며, 중간에 알아들었는지 확인하며 소통하여 주세요.
   북한이탈주민들은 보건의료인의 빠른 말과 어려운 설명과 단어 때문에 의사소통이 안된다고 호소합니다. 따라서 천천히 끊어가면서 중간 중간에 잘 알아듣지 못하는 부분은 확인하면서 의사소통하면 더 원활하게 이해할 것입니다.

3. 북한이탈주민이 남한과 같은 말을 쓴다고 하여 남한 사람과 같게 대하려는 자세를 버리고, 사회 · 문화적인 부분을 처음 접하는 사람이라는 생각을 가지고 따뜻한 마음을 가지고 충분히 알려주는 자세가 필요합니다.

4. 화법의 차이가 있어 서로 오해가 있을 수 있으므로 북한이탈주민의 상황과 문화를 학습하고 이해하려는 전문보건의료인의 자세가 필요합니다.

[출처] K-MOOC 강좌 중 통일과보건의료

본 지침은 북한이탈주민 분들이 우리나라 의료기관을 이용하실 때 북한이탈주민 분들과 의료진 사이의 사회적 문화적 상호이해를 돕기 위하여 만들어졌습니다.

[우리나라 의료기관을 이용하는 북한이탈주민을 위한 10대 가이드라인]	[북한이탈주민을 진료하는 보건의료인을 위한 10대 가이드라인]
1. 정기적으로 건강검진을 받읍시다. 증상이 없다고 질병이 없는 것이 아닙니다. 2. 올바른 건강습관을 유지합시다. 단백질, 채소, 과일을 포함한 균형 있는 식사를 하시고 이틀에 한 번은 땀이 날 정도로 운동을 합시다. 과도한 술과 담배는 건강을 크게 해칩니다. 3. 몸이 아픈 것은 삶의 여건이나 주변 환경에 큰 영향을 받습니다. 몸이 아플 때 마음과 환경에 대해서 함께 생각하고 진료실에서도 이에 대해 이야기하여 주세요. 4. 마음이 아프면 몸에 병이 없어도 몸이 아플 수 있습니다. 마음을 잘 치료받으면 신체 증상도 좋아질 수 있습니다. 5. 정확한 정보가 빠르고 확실한 치료를 이끌어 냅니다. 의료진에게 병과 증상에 대한 이야기를 할 때는 더도 말고, 덜도 말고 있는 그대로만 이야기하도록 합시다.	1. 북한이탈주민은 증상의 정도로 질환의 경중을 판단하곤 합니다. 증상이 없으면 병이 없다고 생각할 때가 많습니다. 지속 관리의 중요성과 합병증에 대해서 강조하여 주세요. 2. 신체의 증상이 심리적 어려움과 관련 있는지 확인해 주세요. 내면의 아픔으로 인해 신체증상을 호소할 수도 있습니다. 3. 삶의 이야기를 들어주세요. 신체 증상 뒤에는 경제적 어려움, 가족 내 갈등, 사회문화적 고립감 등 다양한 환경적, 심리적 요인들이 있을 수 있습니다. 4. 증상 호소 표현을 잘 이해해 주세요. 남북한의 용어나 억양 차이로 인해 다소 낯설거나 과장되게 들릴 수 있습니다. 이 경우에는 구체적인 설명을 요청하여 주십시오. 5. 꼼꼼한 문진과 신체검사(P/E)를 하여 주세요. 친절하고 천천히 문진을 하고 환자의 말에 경청하여 주십시오.

6. **신뢰할 수 있는 같은 의사에게 꾸준히 치료를 받는 것이 좋은 치료결과를 이끕니다.** 여러 병원을 돌아다니는 것은 병을 악화시킬 수 있습니다. 7. **증상이 바로 없어지지 않는다고 치료 효과가 없는 것이 아닙니다.** 치료 효과는 꾸준히 치료를 받은 후에 나타납니다. 조급해하지 말고 의료진의 치료지시를 잘 따르는 것이 중요합니다. 8. **약이 효과를 나타내려면 시간이 필요합니다.** 약을 먹고 바로 효과가 없다고 마음대로 약 용량을 늘리거나 약을 바꾸면 병이 더 나빠질 수 있습니다. 9. **보약도 많이 먹으면 독이 됩니다.** 약은 의사가 지시한 처방 내용 그대로만 먹어야 합니다. 잘 모르는 약을 먹거나, 약을 무조건 많이 먹는 것은 위험합니다. 10. **의료 이용 정보에 대해서 확인해 보세요.** 나에게 맞는 의료기관 이용 및 지원혜택에 대해 하나센터와 종합복지관에서 유용한 정보를 얻으실 수 있습니다.	6. 의사-환자 사이의 신뢰관계가 치료과정에 큰 영향을 줍니다. 좋은 치료 결과를 위하여 환자와의 좋은 신뢰관계(rapport) 형성을 배려해 주세요. 7. 올바른 생활습관을 가질 수 있도록 구체적인 행동지침을 주세요. 건강에 대한 관심이 상대적으로 낮기 때문에 건강하지 않은 생활습관-지나친 음주나 흡연 등-을 지속할 가능성이 높습니다. 8. 약의 효능과 효과발현 시점 등을 환자의 눈높이에 맞춰 구체적으로 설명해 주세요. 복약 순응도를 높이기 위해, 특히 효과가 서서히 나타나는 약물인 경우 더 자세한 사전 설명이 꼭 필요합니다. 9. 약물 오남용 및 과용의 위험성을 설명해 주세요. 약의 효과와 용법에 대한 정확한 설명이 약물의 잘못된 사용을 예방할 수 있습니다. 10. 건강보험 자격을 확인해 주세요. 건강보험 자격과 의료비지원 혜택에 대해 환자분이 확인할 수 있도록 권유해 주세요.

[출처] 남북하나재단, 통일보건의료학회(2018)

3) 통일의 간호역할 정립 쟁점

(1) 보건의료분야의 새로운 분야 발굴

통일 후 남북한의 보건의료 체계는 통합과 협력을 통해 새로운 분야를 창출할 수 있다. 북한의 보건의료 시스템은 경제적 제약과 자원의 부족으로 어려움을 겪고 있으므로, 통일을 준비하면서 보건의료 분야에서 새로운 접근이 필요하다. 특히, 남한의 선진 보건의료 시스템과 기술을 북한에 도입하고, 이에 맞는 새로운 의료 서비스를 개발하는 것이 핵심이다.

이 새로운 분야는 건강 관리, 예방, 재활, 정신건강, 보건 교육 등 다양한 영역에서 확장될 수 있다. 예를 들어, 북한의 전염병 관리와 공공 보건 시스템을 강화하고, 남북 간의 의료 기술과 인력 교류를 통해 북한의 의료 인프라를 현대화하는 것이 중요하다. 또한, 남북한의 보건의료 인력을 양성하고, 의료 전달체계의 효율성을 높일 수 있는 새로운 모델을 개발하는 것도 중요한 과제가 될 것이다.

(2) 통일 후 간호역할 정립의 쟁점

통일 후 간호사의 역할 정립은 단순히 북한과 남한 간의 보건의료 시스템을 통합하는 차원을 넘어, 전문적인 간호 인력 양성, 정책 개발, 그리고 의료 체계의 효율적인 운영, 북한 간호사의 통합과 역량 강화, 보건의료 인력의 공정한 배분 등을 위한 다양한 접근이 필요하다. 간호사들은 통일 후 보건의료 분야에서 중요한 역할을 맡게 될 것이므로, 이를 대비한 교육과 훈련이 필수적이다.

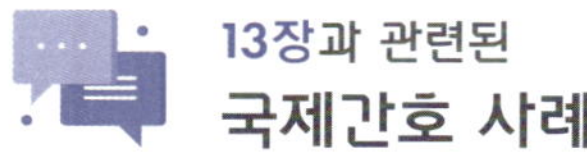

13장과 관련된

국제간호 사례

저는 창신대학교 간호학과 2학년 김혜진입니다. 저는 평소 사회 문제에 관심이 많았고, 특히 한반도 통일에 대한 깊은 관심을 가지고 있었습니다. 통일은 세계인 모두의 삶에 영향을 미칠 중요한 문제라고 생각하며, 이를 간호사로서 어떤 방식으로 기여할 수 있을지 늘 고민해왔고 지금도 여전히 하고 있습니다.

제가 회장직으로 책임지고 있는 통일 봉사동아리 With U는 한반도 통일을 주제로 다양한 활동을 펼치는 동아리입니다. 동아리 회장으로서 저는 통일에 대한 관심을 높이기 위해 1박 2일 통일 기행, 통일 한마당 대회 출전 등 여러 활동을 기획하고 이끌었습니다. 학생들과의 대화에서 통일에 대해 막연히 어렵고 거리가 멀게 느껴지는 경우가 많았는데, 이를 좀 더 친근하고 일상적으로 다가갈 수 있는 방법을 찾기 위해 노력했습니다. 다양한 세미나와 워크숍 참여, 그리고 통일 관련 문화행사들을 주최하면서 저는 사람들의 인식을 바꾸는 데 조금이나마 기여할 수 있었습니다.

회장으로서 가장 보람 있었던 순간은 동아리 활동을 통해 회원들이 통일에 대한 관심을 가지게 되고, 서로 의견을 나누며 성장하는 모습을 볼 때였습니다. 동아리 활동을 통해 다양한 사람들과 소통하고, 그들의 생각을 듣는 과정에서 통일의 필요성과 중요성에 대해 더 깊이 느끼게 되었습니다.

통일에 대한 생각을 더욱 깊이 다질 수 있었던 계기는 통일 기행에 참여했던 경험이었습니다. 2023년 11월 18일부터 19일 1박 2일 동안 떠난 기행을 통해 우리는 DMZ 근처 지역을 탐방했습니다. 특히, 파주 임진각 평화 곤돌라를 타고, 임진각 평화 전망대와 평화 등대를 직접 마주하며 통일과 분단의 역사를 생생하게 체험할 수 있었습니다. 이 경험은 저에게 간호학을 공부하면서도 통일이 보건의료 분야에 미치는 영향을 반드시 고려해야 한다는 생각을 강화시켜 주었습니다.

또한, 동아리원들과 함께 참가한 2024 통일 한마당에서의 금상 수상은 저에게 큰 영광이었습니다. 동아리 활동의 일환으로 참가한 통일 노래 개사 부분에서 우리의 노력과 열정이 인정받았다는 사실이 매우 뿌듯했습니다. 다양한 참가자들과 함께 통일에 대해 논의하고, 서로의 생각을 공유하는 과정에서 많은 영감을 얻었습니다. 특히 다른 학생들의 창의적인 아이디어와 시각은 저에게 새로운 통찰을 제공해 주었고, 통일에 대한 더 넓은 시야를 가질 수 있게 되었습니다.

간호학과 1학년 때부터 통일이 보건의료 분야에 어떤 영향을 미칠지에 대해 관심이 많았던 저는 K-MOOC에서 진행한 "통일과 보건의료" 강의 촬영에 참여할 수 있는 기회를 얻게 되었습니다. 이 과정에서 남북한의 보건의료 체계의 차이와 통일이 이루어졌을 때 예상되는 도전과 과제들에 대해 배우게 되었습니다. 통일 이후 남북한의 의료 통합 과정에서 겪게 될 다양한 문제들을 미리 예상하고 준비하는 것이 중요하다는 점을 깨달았습니다.

저는 통일 시대에 대비하는 간호사가 되고자 합니다. 통일 이후 남북한의 보건의료 통합 과정에서 가장 중요한 것은 인도적이고, 균형 잡힌 의료 서비스 제공이라고 생각합니다. 이를 위해 남북한 간의 의료 격차를 줄이고, 북한 주민들에게도 동등한 의료 서비스를 제공할 수 있는 역량을 키우고 싶습니다. 또한, 통일 이후 발생할 수 있는 다양한 보건 문제에 대비해 남북한 의료 체계의 통합을 돕는 역할을 하고 싶습니다.

우리 대학생들은 통일 이후를 준비하는 미래의 리더들입니다. 통일은 단순히 정치적, 경제적 문제에 그치는 것이 아니라, 사회 전반에 걸친 변화를 요구합니다. 따라서 우리는 더 넓은 시야를 가지고, 남북한의 상황을 이해하며, 포용력 있는 인재가 되어야 한다고 생각합니다. 특히 보건의료 분야에서는 사람의 생명과 직결된 문제이므로, 남북한 주민 모두가 동등한 권리를 누릴 수 있도록 평등하고 공정한 의료 환경을 조성할 수 있는 전문성을 갖춰야 합니다. 그리고 그 미래를 만드는 데 있어 저와 같은 간호학과 학생들이 중요한 역할을 할 수 있기를 바랍니다. 앞으로도 꾸준히 배우고, 성장하며, 통일된 대한민국을 위해 최선을 다하는 간호사가 될 것입니다.

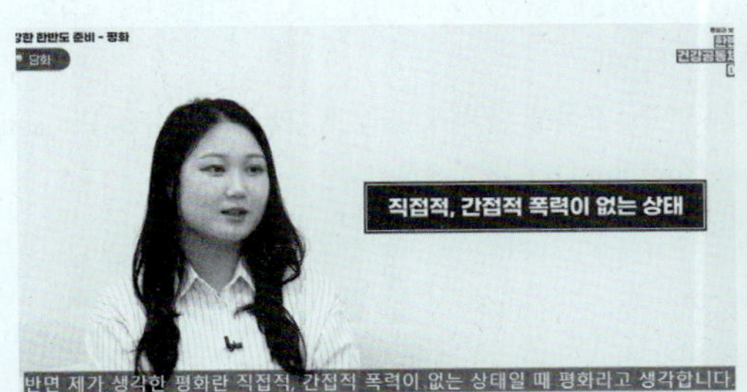

Kmooc 통일과보건 [한반도 건강공동체의 이해] 학생담화 출연

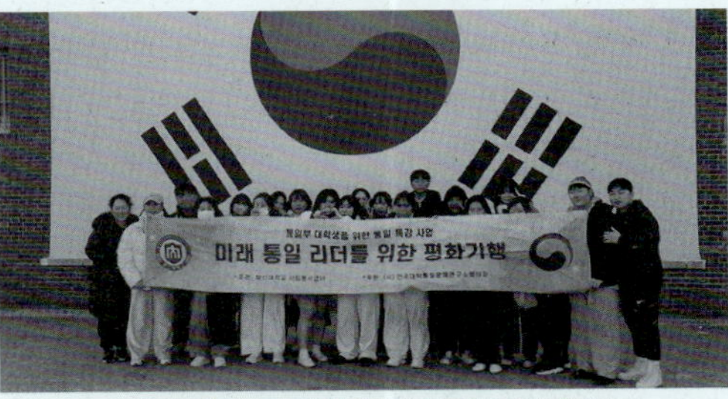

미래 통일 리더를 위한 평화기행 참여

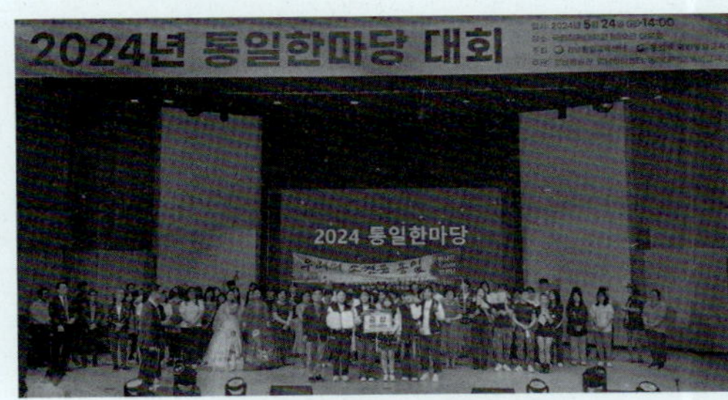

통일한마당 금상수상

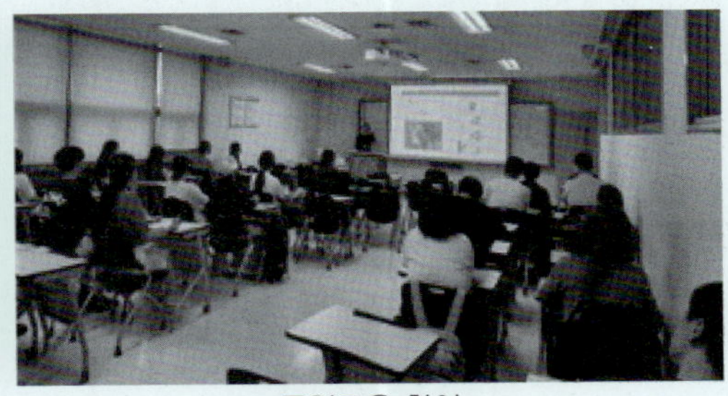
통일교육 참여

간호대학 김혜진 학생의 통일간호역량 향상을 높이기 위한 활동

참고문헌

- 김지은(2016). 북한의 간호교육체계 분석 및 통일단계별 통합방안. 서울대학교 박사학위 논문.
- 김희숙, 노기옥, 이도영 외(2018). 통일과 건강간호. 현문사.
- 김희숙, 이도영, 서임선(2019). 북한이탈 후 한국간호사 면허를 취득한 간호사의 임상적응 경험. Journal of the Korea Convergence Society, Vol. 10. No. 1, pp. 317-328, https://doi.org/10.15207/JKCS.2019.10.1.317
- 남북하나재단 홈페이지 보도자료.
- 남북하나재단, 통일보건의료학회(2018).
- 독일 총서12 보건의료 분야 관련 정책문서 48-52
- 동서독 기본 조약 - 통일로 가는 작은 길(조약의 세계사, 2014.12.22., 함규진) https://terms.naver.com/entry.naver?docId=3577520&categoryId=59024&cid=59016
- 박기정(2024). 고등학교 통합사회 통일교육 내용 분석. -2015 개정 교육과정 중심으로-. 경북대학교 교육학석사 학위논문. https://dcollection.knu.ac.kr/public_resource/pdf/000000107137_20241006021429.pdf
- 박병률 기자. 2014. 주간경향 [통일비용 천차만별, 오히려 거부감만?] https://n.news.naver.com/mnews/article/033/0000028692
- 서울대학교 통일평화연구원(2023). 2023 통일의식조사. https://ipus.snu.ac.kr/wp-content/uploads/2023/12/2023-%ED%86%B5%EC%9D%BC%EC%9D%98%EC%8B%9D%EC%A1%B0%EC%82%AC-%EB%82%B4%EC%A7%80_%EC%B5%9C%EC%A2%85.pdf
- 이도영(2022). 간호대학생의 통일교육 경험에 대한 질적 연구. 교육발전 제42집 2호. The Journal of Educational Development. Volume 42, Number 2, 601-619. https://doi.org/10.34245/jed.42.2.601
- 2024 통일문제 이해(2024). 국립통일교육원.

INDEX

찾아보기

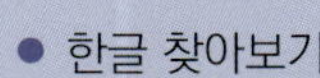

한글 찾아보기

ㅂ

ㅅ

ㅇ

ㅈ

ㅊ

ㅋ

ㅌ

ㅍ

ㅎ

기호

영어 찾아보기

I

J

K

M

N

O

P

R

S

T

U

W

Z

국제화 시대의 전문 간호 인재를 위한

국제간호

발행일	2025년 3월 2일 초판 1쇄 발행
저　자	이도영 · 노기옥 · 정은정 · 백성희 · 노진원 · 손해경 · 김윤정
발행인	박 종 성
발행처	사이플러스 Science plus
주　소	(우) 07202 서울특별시 영등포구 양평로 30길 14 세종앤까뮤스퀘어 1106호
전　화	02-332-6171
팩　스	02-332-6185
등　록	2005.10.20. 제2022-000100호

ISBN 979-11-88731-81-7 93510　　값 26,000원